聊聊孕育那些事儿

鹿 群 / 主编

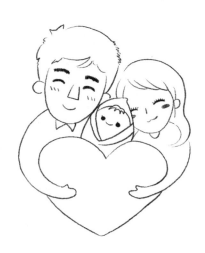

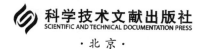

科学技术文献出版社
SCIENTIFIC AND TECHNICAL DOCUMENTATION PRESS

·北京·

图书在版编目（CIP）数据

聊聊孕育那些事儿 / 鹿群主编. —北京：科学技术文献出版社，2018.4
ISBN 978-7-5189-3242-9

Ⅰ.①聊… Ⅱ.①鹿… Ⅲ.①妊娠期—妇幼保健—基本知识 Ⅳ.① R715.3

中国版本图书馆 CIP 数据核字（2017）第 206381 号

聊聊孕育那些事儿

策划编辑：王黛君　责任编辑：陈丹云　责任校对：张吲哚　责任出版：张志平

出　版　者	科学技术文献出版社
地　　　址	北京市复兴路15号　　邮编　100038
编　务　部	（010）58882938，58882087（传真）
发　行　部	（010）58882868，58882874（传真）
邮　购　部	（010）58882873
官　方　网　址	www.stdp.com.cn
发　行　者	科学技术文献出版社发行　全国各地新华书店经销
印　刷　者	虎彩印艺股份有限公司
版　　　次	2018 年 4 月第 1 版　2018 年 4 月第 1 次印刷
开　　　本	710×1000　1/16
字　　　数	278千
印　　　张	21.75
书　　　号	ISBN 978-7-5189-3242-9
定　　　价	49.80元

编委会

主　编　鹿群

副主编　郝翠芳　刘丹丹

编　者（按姓氏笔画顺序）

丁凤娟　（滨州医学院）

万彦玲　（青岛大学医学院）

马　志　（青岛大学医学院）

王　欣　（青岛市市立医院东院）

王　静　（北京大学人民医院）

王安妮　（安徽医科大学第一临床医学院）

刘丹丹　（北京市昌平区医院）

刘国莉　（北京大学人民医院）

刘春兰　（北京大学人民医院）

刘振腾　（青岛大学附属烟台毓璜顶医院）

李　春　（北京大学人民医院）

李静然　（北京大学人民医院）

李嘉琪　（北京大学人民医院）

张　璘　（北京大学人民医院）

张玉婷　（重庆医科大学附属大学城医院）

张秀英　（北京大学人民医院）

张晓威　（北京大学人民医院）

张翠彦　（北京大学人民医院）

陈　曦　（北京大学人民医院）

武　楠　（北京大学人民医院）

郑兴邦　（北京大学人民医院）

赵　超　（北京大学人民医院）

赵　静　（山东省莱芜市妇幼保健院）

赵永平　（北京大学人民医院）

郝翠芳　（青岛大学附属烟台毓璜顶医院）

胡晓燕　（天津美中宜和妇儿医院）

贾　静　（北京中医药大学第三附属医院）

贾姗姗　（滨州医学院）

鹿　群　（北京大学人民医院）

康亚男　（中南大学湘雅医院）

韩　明　（北京大学人民医院）

戴皇冠　（青岛大学附属烟台毓璜顶医院）

　　不孕不育已经成为世界范围内的问题。统计数据表明，全球不孕不育率高达 12% ～ 15%，也就是说，大约每 7 对育龄夫妇中就有一对患不孕症，不孕不育已经成为继癌症和心脑血管疾病外的第三大疾病。在我国，随着二孩时代的到来，孕育年龄显著增加，不孕症业已成为常见病、多发病。成千上万的不孕不育患者在积极求医问诊的同时，也渴望尽可能准确地了解、掌握不孕不育的科学知识，既为自己解疑释惑，也帮助自己在战胜疾病的道路上做好准备，少走弯路，早日成就自己的人生梦想。

　　虽然我们身处知识爆炸的时代，各种知识汗牛充栋，让人应接不暇，但遗憾的是，普通人群的孕育知识仍然匮乏。近年来互联网技术发展日新月异，虽然为人们获取医学知识带来了极大的便利，但毋庸置疑的是，其中的知识芜杂不清、良莠难辨，更增加了普通人群甄别和利用这些知识的难度。而《聊聊孕育那些事儿》一书将为广大不孕不育患者带来可靠的帮助和便利。

　　《聊聊孕育那些事儿》由北京大学人民医院生殖中心鹿群主任

医师与兄弟院校、医院的一批专家学者，利用繁忙的医教研工作之余共同撰写完成。鹿群主任医师是我国较早的生殖医学博士，广泛涉猎生殖医学各领域知识，临床上钻研精进，科研上也颇多建树。本书涵盖生殖、孕育全过程，全面介绍了影响生育的因素、疾病种类、诊断和助孕方式，还纳入了生活方式、遗传优生等方面的内容。本书在准确把握医学专业知识，力求内容科学严谨的基础上，运用通俗易懂、贴近百姓生活、清晰明快的语言和幽默诙谐的句子，使读者在轻松的阅读之中收获知识，增长经验，堪称一部优秀的医学科普作品。鉴于此，我愿为之序，并向大家推荐《聊聊孕育那些事儿》一书。

北京大学人民医院副院长，妇产科主任

王建六

2018 年 3 月

C 目 录

Contents

▶ 第一章　不孕症和不良妊娠，孕育之殇 ……………………………… 001

不孕症——"大姨妈"的不了情 ……………………………………… 001

最常见的不孕症——排卵障碍性不孕症 ………………………… 003

输卵管的困惑——精子和卵子老死不相往来 ………………… 005

先生可好——关注男性不育症 …………………………………… 007

不孕症里的难断案——原因不明性不孕症 ………………… 009

年龄，生育的"殇"——与年龄相关的不孕症 ………………… 011

生化妊娠——孕还是未孕？ ……………………………………… 013

自然流产——心中的痛 …………………………………………… 014

反复流产——为什么？ …………………………………………… 017

▶ 第二章　影响孕育的因素，夫妻二人身上找 ……………………… 021

情绪会影响怀孕吗？ ……………………………………………… 021

宫颈问题与不孕不育有何关系？ ……………………………… 023

中孕期流产，小心宫颈机能不全 ……………………………… 025

感染 HPV 会影响怀孕吗？ ……………………………………… 027

宫腔粘连意味着什么？ …………………………………………… 029

子宫内膜息肉对生育的影响...........................031

子宫内膜炎对生育的影响...............................033

患子宫内膜非典型增生，还能怀孕吗？...........034

子宫内膜异位症与不孕症相关吗？...............036

子宫内膜异位症是否增加自然流产率？.........038

患子宫肌瘤还能怀孕吗？...............................040

黏膜下肌瘤会影响生育吗？...........................042

子宫肌瘤手术后多久能妊娠？.......................043

患子宫肌瘤的女性怀孕后需要注意什么？.....045

出现黑棘皮症意味着什么？...........................046

患了多囊卵巢综合征一定不孕吗？...............048

青春期患多囊卵巢综合征怎么办？...............054

多囊卵巢综合征促排卵期间需要注意什么？.....056

多囊卵巢综合征的远期并发症有哪些？.........057

卵巢储备功能下降意味着什么？...................059

年纪轻轻会卵巢早衰吗？...............................061

排卵期出血怎么办？.......................................063

闭经对生育的影响...066

体重过低会引起闭经吗？...............................069

产时大出血会引起闭经吗？...........................071

人工流产后为什么闭经？...............................073

人工流产会引起继发性不孕症吗？...............075

输卵管积水对生育有影响吗？.......................077

高催乳素血症影响怀孕吗？...........................080

肥胖能引起不孕吗？.......................................082

甲状腺疾病与不孕症相关吗？ ………………………………… 087

糖尿病病人备孕须知 …………………………………………… 090

抗磷脂综合征病人能生育健康宝宝吗？ ……………………… 092

类风湿关节炎病人能否妊娠？ ………………………………… 094

乙肝妈妈如何生个健康宝宝？ ………………………………… 096

瘢痕子宫病人能自然分娩吗？ ………………………………… 098

妊娠期高血压疾病，再次妊娠会出现吗？ …………………… 099

妊娠期肝功能异常怎么办？ …………………………………… 102

患了癌症，还能有自己的孩子吗？ …………………………… 103

化疗对生育功能有影响吗？ …………………………………… 106

放疗对生育功能有影响吗？ …………………………………… 108

无精子症病人还能有宝宝吗？ ………………………………… 110

精子"娇气"，冬天少泡温泉 ………………………………… 111

精子过多也是问题！ …………………………………………… 112

妻子自然流产，丈夫也有责任？ ……………………………… 114

男性生育，40 岁也是一个坎儿 ……………………………… 117

WiFi 会杀伤精子吗？ …………………………………………… 118

吸烟、喝酒、吃药，只是准妈咪的禁忌吗？ ………………… 120

警惕男性生育力的"隐形杀手" ……………………………… 122

精子减少与环境污染有关吗？ ………………………………… 123

第三章　孕前检查，扫清孕育障碍 …………………………… 125

哪些病人孕前需要到产科评估？ ……………………………… 125

常规妇科检查有哪些项目？ …………………………………… 129

阴道出血为什么还要做妇科检查？ …………………………… 131

什么是宫颈防癌筛查？ ··· 132

孕前为什么需要做 TORCH 检查？ ····························· 135

性激素检查的注意事项 ··· 137

AMH、AFC 是什么？ ··· 139

怎样评价卵巢储备功能？ ··· 140

为什么监测 BBT？ ··· 143

排卵监测试纸能预测排卵吗？ ···································· 147

如何寻找排卵期？ ··· 149

输卵管通畅度的检查方法有哪些？ ···························· 151

哪些不孕症病人需要做宫腔镜检查？ ························· 155

如何及早发现怀孕？ ··· 156

什么是 hCG？ ·· 159

怀孕了为什么检查 hCG、孕酮和超声？ ····················· 161

早孕期阴道 B 超的"绝"与"择" ······························ 163

怎样知道精液是否正常？ ··· 167

第四章　助孕技术，重燃家人希望 ························· 171

常见的助孕方式有哪些？ ··· 171

走近人工授精 ·· 172

试管婴儿探秘 ·· 174

哪些人适合做 PGD/PGS？ ··· 176

常用的促排卵药物有哪些？ ·· 179

常用的促排卵方案有哪些？ ·· 182

试管婴儿药物皮下注射方法和注意事项 ····················· 184

取卵前的注意事项 ··· 188

取卵后的注意事项 190

暂时不想生，冷冻卵子靠谱吗？ 191

什么是冻融胚胎移植？ 194

新鲜胚胎 vs 冻融胚胎移植，哪个更好？ 196

试管婴儿，胚胎移植几个好？ 198

胚胎移植前刮宫能否提高种植率？ 201

胚胎移植后的注意事项 202

胚胎移植后出现少量阴道流血怎么办？ 205

黄体支持为试管婴儿保驾护航 207

黄体支持药物使用注意事项 209

反复胚胎种植失败，怎么办？ 212

精卵体外受精之旅 215

试管婴儿的能量大氧吧——培养液 217

胚胎生长的摇篮——培养箱 219

精王子的奇妙之旅——精子优选 220

试管宝宝的精心培养和移植选拔 223

胚胎的冬眠 224

试管婴儿技术安全吗？ 226

试管婴儿有并发症吗？ 229

试管婴儿最严重并发症——卵巢过度刺激综合征（OHSS）........ 231

试管婴儿最常见并发症——多胎妊娠 233

做试管婴儿会杜绝宫外孕吗？ 236

不孕不育病人治疗中能有性生活吗？ 237

▶ 第五章　中医调身，孕育路上的好帮手 ……………………………… 239

中医治疗不孕症 …………………………………………………… 239

针灸治疗不孕症有哪些优势？ …………………………………… 241

艾灸能提高怀孕概率吗？ ………………………………………… 242

中医助孕自我按摩方法 …………………………………………… 244

▶ 第六章　孕育健康宝宝，重视产前"安检" …………………………… 247

服用药物后发现怀孕，怎么办？ ………………………………… 247

刚停用短效避孕药就怀孕了，孩子能要吗？ …………………… 248

避孕药停用多久可以怀孕？ ……………………………………… 248

拍 X 片后发现怀孕，怎么办？ …………………………………… 249

胎儿性别什么时候形成？ ………………………………………… 250

生男生女，能自己决定吗？ ……………………………………… 251

不良生活习惯与出生缺陷 ………………………………………… 253

如何让宝宝远离遗传病？ ………………………………………… 255

优生必须重视产前诊断 …………………………………………… 259

新生儿疾病筛查——人生第一步"安检" ……………………… 261

唇腭裂是如何发生的？ …………………………………………… 264

色盲会遗传吗？ …………………………………………………… 267

地中海贫血会遗传吗？ …………………………………………… 268

什么是血友病？ …………………………………………………… 270

▶ 第七章　食疗调补，吃出好"孕气" …………………………………… 275

不孕不育病人怎样选择食物？ …………………………………… 275

哪些食物具有雌激素调节作用？ ………………………………… 277

冰糖木瓜炖雪蛤——子宫内膜过薄病人青睐的美食 280

卵巢储备功能下降的女性如何进行生活调理？ 281

肥胖的不孕症病人如何减重？ 285

营养不良会导致不孕不育吗？ 289

偏瘦的不孕病人如何食补？ 291

孕前为什么需要补充叶酸和微量元素？ 294

备孕者不宜喝哪些饮品？ 297

食物"养精"，靠谱不？ 300

吃什么可以辅助治疗抑郁或焦虑？ 301

伴有甲状腺疾病的不孕病人如何选择食物？ 305

伴有糖尿病的不孕症病人如何调节饮食？ 309

第八章　科学运动，收获孕育惊喜 315

运动是否有助于受孕？ 315

适合不孕不育病人的运动方法有哪些？ 316

如何选择适合自己的助孕运动？ 319

不孕病人对运动环境有哪些要求？ 322

哪些不孕病人不适合剧烈运动？ 325

胚胎移植后能否运动？ 327

怀孕后是否可以继续运动？ 329

哪些孕妇不适合运动？ 331

第一章

不孕症和不良妊娠，孕育之殇

不孕症——"大姨妈"的不了情

"大姨妈"规规矩矩和我做了16年的朋友。起初是开心她比别人的"大姨妈"考勤记录成绩单优秀，但随着结婚3年要娃的心情日益紧迫，感觉她也逐渐由匀速运动变为加速运动，她每个月准点的考勤记录都惹得我泪崩。医生给我的回复是"不孕症"。我对自己一直引以为荣的"大姨妈"发问，我怎么可能是不孕症呢？

什么是不孕症？

通俗地说，不孕症就是由于某些原因导致女性没法怀孕的情况。从医学角度讲，不孕症是指夫妻在不避孕的情况下进行有规律的性生活12个月（即1年）未怀孕。但是对于35岁以上的女性来说，在不避孕的情况下进行有规律的性生活6个月（半年）受孕失败，就需要进行全面检查了。40岁以上女性如果有生育的要求，建议先到医院进行检查。

不孕症分为原发性不孕症和继发性不孕症两种。原发性不孕症是指从来没有怀孕过；继发性不孕症是指过去曾经怀孕过，但是因流产、宫外孕、死胎等或是正常生产之后，再也没有怀孕。

谁的原因导致不孕？

从治病的角色来看，不孕症常见的原因如下：女方因素占 40%～55%；男方因素占 25%～40%；夫妻双方因素占 20%；原因不明性约 10%。所以不孕症是一个家庭共同致病的结局，而不单单是女方个人的因素。

1. 女方因素

（1）卵巢功能障碍：排卵障碍占 25%，主要是由于卵巢功能紊乱，导致不能正常排卵或排出不正常的卵子，或卵巢储备功能下降，产生的卵子数量和质量下降。

（2）输卵管因素：慢性输卵管炎、输卵管发育不全、输卵管通而不畅、纤毛运动及管壁蠕动功能丧失等、盆腔粘连等导致输卵管阻塞或输卵管通而不畅，占女性不孕因素的 40%。

（3）子宫疾病：先天性无子宫或子宫发育不良、子宫内膜结核、宫腔粘连、子宫内膜息肉、子宫黏膜下或肌壁间肌瘤、子宫畸形等均可影响受孕。

（4）外阴及阴道疾病：处女膜闭锁、阴道横隔、先天性无阴道及外阴畸形均可影响受孕。

2. 男方因素

男性不育的病因较多，也较复杂，按其精液情况可分为以下几类：

（1）精液异常：如无精子或精子数过少、活力减弱和形态异常。

（2）精子运送障碍：附睾及输精管结核使输精管道阻塞，各种原因引起的阳痿，逆向射精或不射精等影响精子进入阴道，或是前列腺、精囊疾病改变精液成分并影响精子活力均能造成不孕。

3. 男女双方因素

（1）缺乏性生活知识或性生活不正常。

（2）免疫性因素：男女双方均可因体内产生抗精子抗体而致不孕。

（3）男女双方盼孕焦虑造成的精神过度紧张，引发男方阳痿、早泄，女方阴道痉挛或性交痛等。近来心理因素对不孕病人的影响，也愈来愈引起大家的注意。

4. 原因不明性不孕症

原因不明不孕症指经过多方检查，未发现导致不孕的原因。

总之，随着生育年龄的推迟以及二孩政策的放开，女性的生育越来越困难。不孕症发生率也在逐年升高，成为常见病、多发病，随之助孕的手段也越来越高，助孕技术也走进千家万户。所以呢，如果你有几个月未怀上孕，大可不必过于担忧，让医生来帮助你吧！

最常见的不孕症——排卵障碍性不孕症

如果，如果我是无花果。

如果，如果我是无花果，即使没有绚烂的花朵，我依然要在我的岁月里安好地酝酿出幸福的种子。小美一遍又一遍地在自己的笔记本里敲着这些文字。因为结婚 2 年，月经老是不准，宝宝迟迟不来报到。在医院里检查了一圈后，医生和蔼地告诉她，这是排卵障碍导致的不孕症。她有些诧异，在自己的小宇宙里她竟是一株无花果。

虽然排卵障碍在不孕的发病原因中占据较大的比重，但它是最好治疗的不孕症之一。监测排卵是现在许多"备孕君"首先考虑的备孕措施。让人感到欣慰的是，越来越多的女孩子知道在不孕的病因中有一种叫作排卵障碍的奇怪现象。正常女孩子每个月会有一颗卵子发育成熟，然后等待受孕。但偏偏有些女孩，虽然月经每月都来，但卵子却不会正常生长或者不会正常排出，甚至更多的排卵障碍的女孩子月经根本就是"乱弹琴"，像小美一样。

什么是排卵障碍？

排卵障碍是指女性不能排出正常的卵子。排卵障碍的原因有很多，如内分泌紊乱、卵巢储备功能下降，甚至一些全身性的疾病都有可能引起不排卵的发生。

排卵障碍有几种？

根据国际标准，排卵障碍可以分为 3 种。最常见的一种是促性腺激素正常的无排卵，多囊卵巢综合征就属于这种情况；另外一种就是促性腺激素水平低下，这样的病人常常是因为过度运动、低体重或精神紧张、心理压力大等原因而导致下丘脑性闭经；高促性腺性排卵障碍多由原发性、继发性卵巢功能衰竭（如卵巢手术史、输卵管手术史等）或者性腺发育不全所致。女性卵巢的功能是否正常，需要医生通过月经初始阶段（即月经第 2 ~ 4 天）的激素水平、小窦卵泡数等指标加以判断。

另外还有一种能通过激素水平判断异常的情况，就是高泌乳素血症。这种激素本来在怀孕后甚至哺乳期才会显著升高，如果它提前在备孕妈妈的体内异常升高，就会发挥负面作用而干扰卵子的发育和排出。

如何判断自己是否排卵障碍？

如果有表 1-1 中一到二项表现，就可以初步判断您可能有排卵，否则为排卵障碍（即无排卵）。除此之外，通过医生的监测，如超声动态监测卵泡的生长发育、激素水平，或是子宫内膜的病理学改变，都可以帮助您判断有没有排卵。

表 1-1　排卵障碍自我判断方法

项目	有排卵	排卵障碍
（1）是否有规律的月经？	✓	×
（2）月经中期阴道分泌物是否有拉丝样改变？	✓	×
（3）排卵期是否有下腹部的坠胀、轻微的疼痛？	✓	×
（4）基础体温是否有升高的改变？	✓	×
（5）排卵监测试纸条监测到排卵。	✓	×

排卵障碍怎么治疗？

对于肥胖的女性来说，改变生活方式、降低体重是最重要的。也许，体重一降，您就能排卵、怀孕了。所以，对于排卵障碍的肥胖女性来说，一是要减肥，一定要坚持节食、运动。如果您的体重能下降 5% ～ 7%，那您就成功了一半。二是到医院就诊，实施促排卵治疗，这是治疗排卵障碍性不孕症的有效方法。绝大多数人通过医生的治疗，最终能如愿以偿抱着宝宝回家。

输卵管的困惑——精子和卵子老死不相往来

林彤从不孕症诊室出来是满脸的疑惑：我的输卵管不通是事实，有积水也可以接受，做手术整形也还能看到希望，可为什么医生最后还补充说，如果积水的输卵管病变严重就给我彻底切除呢？我想自然怀孕，怎么越治疗越背离我的初衷呢？

什么是输卵管性不孕症？

不孕症里有一种情况，即病人不怀孕的原因是精子和卵子老死不相往来。正常精子离开男同胞的身体，就开始在女同胞的阴道里集结、赛跑。他们经过宫颈、宫腔后，通过双侧的输卵管开口，进入输卵管的壶腹部，等待卵子的到来。这是一段看似简短的旅程，但对于精子来说不亚于横跨英吉利海峡。精子也由原来的几千万条变为几百个精英。如果输卵管由于感染、结核、积水等因素出现狭窄、闭锁，精子和卵子就永远无法见面，宝宝也就无法横空出世啦。这就是输卵管性不孕症。

导致输卵管性不孕症的原因有哪些？

造成输卵管性不孕症的原因主要是衣原体和淋球菌等病原体引起的盆腔炎性疾病，其他可能干扰输卵管运输的疾病包括严重的子宫内膜异位症，既往外科手术史或非输卵管源性的感染，比如阑尾炎、炎症性肠炎所致粘连、盆腔结核以及峡部结节性输卵管炎等。总之，输卵管不通的原因不外乎各种盆腔感染、盆腔结核以及子宫内膜异位症等。

如果输卵管阻塞发生在远端，就可能会发生输卵管积水。积水时间过久或积脓长期刺激会导致输卵管管壁组织的破坏，破坏严重时就不具备手术修复的必要性。积水的存在除了阻碍精子运行外，似乎还可以通过输卵管逆流回宫腔，导致宫腔"水漫金山"，不利于胚胎的着床。所以当运输精子和胚胎的高速公路出现阻塞时，医生会建议放弃自然受孕，选择手术疏通或辅助生殖技术。

输卵管性不孕症怎么治疗？

治疗输卵管性不孕症时要根据病人年龄、卵巢储备功能（即潜在卵子的储备量）、基础疾病等情况进行具体分析，制定对病人最有利的方案。

1. 手术重建

手术重建适于双侧远端或近端输卵管梗阻，排卵好、精液正常或接近正常，居住于边远地区无法获得体外受精－胚胎移植技术助孕的年轻病人，需要进行手术修复、整形。

2. 人工授精（IUI）

人工授精适于至少有一侧输卵管通畅的女性，当合并受孕能力低下如子宫内膜异位症、男方轻度少弱精子症等时，考虑 IUI 助孕。

3. 体外受精 – 胚胎移植（IVF，也称为试管婴儿）

IVF 是高效率的助孕方法，适于存在严重输卵管疾病的女性、年龄较大以及各种原因的经过其他治疗无效的女性。

总之，得了输卵管因素的不孕症并不可怕。医生会根据您的具体情况进行具体分析，制定出最适合您的治疗方案。相信经过医生的治疗，您终能如愿。

先生可好——关注男性不育症

来到一个隐私保护性特别好的医院是正确的，刘经理暗暗地安慰自己，又恐慌该如何和太太坦白不育症检查的结果。因为医生单独和他谈了很久，他的精液检查结果是无精子症，虽然有待二次复诊检查后确诊，但这一结果着实让刘经理满头是汗。怎么可能？

自古以来，很多人都认为不生宝宝是女方的过错。其实拍拍脑袋，静静地想一分钟，就可以明白。受孕是需要精子和卵子在微观世界里紧密接触、精密地调控生命的密码后才能完成的，这必定是两人共同承担的事情。国内外研究明确提出，男性不育因素占整个不孕症的 40%，因此，我们必须了解男性不育的因素。

男同胞尽管不是孕育宝宝的"暖床"，但他必须为宝宝提供含另一半基因物质的种子，种子的加工、储存、运输甚至助推和发射均离不开伟岸高大的先生们。因此在这些过程中，无论是哪个环节出现故障，都会导致男性自尊碎一地。不过，所有的男士必须正确面对这个真实世界里看不到却真实存在的自尊，在不孕症里，请谦和、虚心、勇敢接受事实，并和太太、医生站到一起。

男性不育的原因比较复杂，主要分为以下 4 个方面：

1. 种子的生成障碍

睾丸是产生精子的工厂。当工厂地皮被别人占了，比如睾丸肿瘤、巨大鞘膜积液会影响正常精子的产出量；如果工厂的空调系统或输送原材料的系统故障，比如精索静脉曲张也会使精子生成受到影响；再比如非特异性炎症、睾丸结核、睾丸梅毒、外伤都可以给睾丸不小的打击，造成精子在产出环节受阻。

2. 种子的参数异常

精子的参数异常一般是很多男同胞第一时间发现的，包括无精子症或精子过少。当精子的浓度低于 1500 万 /ml 或者经离心后仍未发现精子（至少两次），被认为是少精子症或无精子症。这种现象常提示生育力低下或没有生育能力，但因为部分病人有时是暂时性的少精子症或无精子症，所以一定不要看到结果就悲观到底，要和男科医生紧密配合，共同努力。此外，精子的质量差还表现在无活力的精子过多或死精子过多，或精子的活动能力很差，畸形精子比例大于 96%，这些也都会影响我们要宝宝的进程。

3. 种子的助推和发射功能障碍

当精子在睾丸被制造出来后，在附睾里停留并逐渐完善成熟，等完全成熟后，在同房时就会被发射出来并开始它的"马拉松长跑"。但偏偏在发射这一关键环节，有些男同胞出问题了。比如常见的阳痿、早泄、不射精；再比如逆向射精，把精液排到膀胱里了；还有些男士先天性的输精管缺如或闭锁，导致输送"运动员"的通道关闭，这些都会导致受孕障碍。

4. 全身性因素

现代生活习惯和工作方式的改变，大气污染、噪音、放射性物质、化学毒物、高空高温超强度劳作等，均可以在损害男性健康的同时损害他们的生殖能力，而吸烟、吸毒、酗酒、性传播疾病等不但导致人体内环境紊乱，也导致患男性不育症的人数增多。此外内分泌疾病，如肥胖性生殖无能综合征、高泌乳素血症、垂体瘤等也在男性不育中扮演了重要的角色。

所以，在备孕的同时，男士不要忘了自己也是造成不孕症的重要"半边天"。而女方在得知先生的问题占主要方面的时候，如果能对其更加理解和关心，一句"先生可好"也许就是成功助孕过程中最好的问候。

不孕症里的难断案——原因不明性不孕症

不孕症里也有难断的案子，知道自己患了不孕症，接受了，面对了，去医生那里想知道为什么会出现如此让人伤心的结果，医生的回答却是他也很想弄清楚。苑晓婉，真够冤的，她甚至怀疑医生的能力和现在的科技，难道自己真的不能治疗了吗？

什么是原因不明性不孕症？

原因不明性不孕症是指对于尝试受孕 12 个月后妊娠失败的夫妇，尽管进行了全面的评估，但仍未能发现明确的原因。它在不孕症中占到了 10% 的比例。换句话说，通过现有的科学检查手段，仍有 10% 的夫妇找不到不孕的原因。这不是纯粹的医生的盲点，而是人类认识事物的局限性和事物本身的复杂性共同决定的。就像到目前为止，人类不是很清楚地球内部的全部细节变化一样，生殖医生和科学家们也没有完全破译生命萌动的全部微观密码。

　　一般情况下，当做完全面的评估后，发现结果全部正常，就可以划归到原因不明性不孕了。这些全面评估随着科技的发展不断更新，但一份全面的评估通常需要明确以下几个方面：

　　（1）卵巢功能状态良好，排卵正常。

　　（2）腹腔镜证实盆腔解剖结构未见异常，输卵管通畅。

　　（3）子宫腔正常。

　　（4）精液分析正常。

原因不明性不孕症的原因可能有哪些?

　　得到大家共识和病人接受的推测是：原因不明性不孕症多数情况下可能是多因素共同作用的结果。比如说女性子宫内膜对胚胎的接受能力不应景，并且男性精液参数恰好处在正常的底线；再比如说卵子发育的微观结构决定了自身发育质量不达标，导致受精障碍以及一些免疫因素，等等。

原因不明性不孕症有哪些治疗方法?

　　原因不明性不孕症的诊断存在未定论的缺陷，所以治疗上会有缺乏方向感的困惑。治疗通常情况下是相对困难的，但每位有经验的生殖医生还是会与病人同舟共济、共同面对的。通常开始采用改变生活方式或监测排卵、明确受孕时间等方式，然后循序渐进地进行到促排卵治疗或者人工授精，甚至采用试管婴儿技术。

　　总之，当原因不明性不孕症真的找到你的门前时，信心、信任是最好的开门神器。因为在如此精密又复杂的生殖、内分泌系统里，每一位医生和科学家真的像福尔摩斯一样，在真诚、敬业地与你一起并肩作战，研究和探索生殖界的一个又一个难题。经过系统检查和一系列的治疗，绝大多数女性还是能如愿以偿抱着宝宝回家的。

年龄，生育的"殇"——与年龄相关的不孕症

随着国家对生育政策的调整，二孩政策全面放开，更多的高龄妇女融入生育大潮。今年 41 岁的王女士也积极响应国家政策，想再生育一个"小棉袄"，可是这一年来，屡试屡败。王女士非常不甘心，以往是稍不注意就会怀孕，现在怎么怀不上了呢？年龄对生育能力的影响真的有这么大吗？

很多高龄妇女在医院就诊时，往往被医生告知：年龄是影响生育的关键因素，高龄妇女不仅怀孕难、流产率高，妊娠期并发症还高，等等。此时不禁茫然，是继续努力，还是放弃？

为什么高龄妇女怀孕难？

女性卵巢内卵子的数量是固定的，出生后只减不增。卵子数量最多的是孕 20 周的女性胎儿，数量为 600 万～ 700 万个；出生时为 100 万～ 200 万个；青春期为 30 万～ 50 万个；37 岁时约为 2.5 万个。女性的卵巢储备功能（即卵子数量和质量）逐年下降，35 岁时下降明显，37 岁以后会快速下降，而到了 40 岁，女性卵子数量只有原来的 3%。

怀孕能力在自然状况下很难统计。但是美国学者发现，在试管婴儿中，35 岁以下产妇的活产率是 41.5%；35 ～ 37 岁产妇的活产率是 31.9%；38 ～ 40 岁产妇的活产率是 22.1%；41 ～ 42 岁产妇的活产率是 12.4%；而 44 岁以上产妇的活产率低于 1%。这些数据充分说明年龄对女性生育能力的影响。除了卵巢储备功能下降因素外，随着年龄的增加，性生活质量、数量下降，同时女性患子宫肌瘤、输卵管疾病、子宫内膜异位症等疾病的概率增加，这些疾病也会影响生育能力。那些曾做过卵巢手术、化疗、放疗的女性，情况就更加糟糕了。另外，有严重的子宫内膜异位症、盆腔感染、过早绝经家族史和吸烟的女性，生育能力都会受影响。

为什么高龄妇女流产率高?

女性卵巢储备功能随着年龄增加而下降,减数分裂时纺锤体不分离概率增加,从而导致配子、胚胎出现非整倍体的概率增加,自然流产率升高。科学研究发现,35 岁以下孕妇自然流产发生率是 13%;38 ~ 40 岁发生率是 20%;41 ~ 42 岁发生率是 30%,42 岁以上发生率超过 36.6%。更明显的是 44 岁以上的孕妇,半数以上的妊娠会流产。可见,随着年龄增大,非整倍体胚胎增加,胚胎发育差,胚胎丢失率增加。

为什么高龄妇女孕期风险高?

女性随着年龄增长,糖尿病、高血压等疾病发生率增加,妊娠风险升高。除此之外,高龄孕妇发生妊娠期并发症,如妊娠期高血压疾病、妊娠期糖尿病、前置胎盘、早产、产后出血等概率高于适龄孕妇,剖宫产概率增加。故高龄孕妇应加强产检,积极治疗妊娠期合并症,预防妊娠期并发症,确保母婴安全。

为什么高龄产妇生缺陷儿风险增加?

近年来我国新生儿缺陷率不断上升,这与育龄妇女年龄大有关系。随着产妇年龄增加,新生儿唐氏综合征发病率升高。孕妇年龄为 20 ~ 40 岁,孩子患唐氏综合征的概率为 1/400,但当年龄提高到 40 ~ 50 岁时,患病率提高到 1/25 ~ 1/11。

以上介绍的是年龄对女性生育能力的影响,年龄对男性生育能力有影响吗?大家也许认为:男性生育能力不受年龄的影响,似乎 60 岁也能使妻子怀孕、生孩子。其实不然,当男性年龄超过 40 岁时,生育能力明显下降,孩子出现染色体异常的概率也会增加。

总之,年龄增加导致生育能力下降。因此想要一个聪明、健康的宝宝就要加油啦。如果 35 岁以上女性想要怀孕,试孕半年未果,就要到医院求助于大夫了。如果 40 岁以上女性想要怀孕,就要到医院检查并进

行详细的评估。男性如果超过 40 岁，也要抓紧了。生化妊娠——孕还是
未孕？

　　小玲，36 岁，看着周围同事和朋友们都进入了妈妈的行列，她有点
着急了。近日，平时规律的月经出现了问题，上月的月经超期了。小玲
急忙到药店买早早孕试纸条检测，提示弱阳性，但是随后 2 天检测发现，
试纸的颜色不仅没有加深，反而越来越弱。在停经的第 35 天，月经又再
次来潮了。小玲百思不得其解，她是怀孕了吗？到医院就诊，医生告诉
她可能是生化妊娠。

生化妊娠——孕还是未孕？

　　了解生化妊娠的有关知识还要先从受精卵开始。大家知道，精子和
卵子结合形成受精卵。大约在受精的第 7 天，受精卵分化出滋养层（就
是未来的胎盘），并植入子宫内膜；然后，滋养层的细胞就开始分泌人绒
毛膜促性腺激素（hCG）。在早孕期间，hCG 的分泌迅速增长，2～3 天
增长 1 倍。在受精后的第 14 天，即停经 30 天左右，就可以在血中检测
到 hCG，或者用早孕试纸就能测出来。

　　正常妊娠不但能检测到 hCG，而且 B 超可见孕囊。生化妊娠虽然血
hCG 大于 25U/L 或者尿中 hCG 检查阳性，但超声下检查不到孕囊，妊
娠已经终止。正是由于生化妊娠有这些特点，故又被称为亚临床流产、
亚临床早期胚胎丢失。

如何诊断生化妊娠？

　　月经规律的女性，如果基础体温的高温期超过 18 天，就提示可能
怀孕了。采用早孕试纸检测，往往能看到淡淡的测试线，随后的几天若
检测试纸的颜色越来越深，基本上就可以确定是怀孕了。如果像小玲一

样，试纸的颜色越来越浅，并且出现阴道流血，说明可能是生化妊娠。这时病人应该到医院检查血 hCG，明确是否为生化妊娠。

造成生化妊娠的原因有哪些？

由于无法收集到生化妊娠的标本，所以不能确切地知道生化妊娠的原因。通常认为造成生化妊娠的原因和自然流产的原因一致，染色体异常可能是导致胚胎发育停滞的主要原因。自然状态下妇女发生生化妊娠的概率不清楚。科学家发现，妊娠前 3 个月内发生的自然流产胚胎中，染色体异常超过 50%。可见，生化妊娠在某种意义上来说是一种优胜劣汰的自然选择。育龄妇女遇到这样的情况不要惊慌，因为生化妊娠一般不会影响以后怀孕。除非多次发生这样的情况，才有必要到医院进行进一步的检查。

生化妊娠后多久可以再怀孕？

对于生化妊娠后再次怀孕的时间，医生们有不同的观点。有的医生建议像自然流产一样，休息 3 ～ 6 个月，改善导致流产的自身不良状况和脱离对胚胎发育不利的外界环境。而国外学者发现，如果自然流产后等待 8 个月没有怀孕，妇女对妊娠的信心会减退。而在自然流产后 3 个月内再次妊娠，流产的发生率并没有明显增加，并且发现，自然流产后迅速妊娠对妇女的心理健康有益，可缩短自然流产带来的伤痛，能减少抑郁症的发生。所以，有的医生认为，生化妊娠是一种自然淘汰，不像清宫手术一样会对子宫内膜产生不良影响，故不需要特殊处理，建议继续试孕。

自然流产——心中的痛

自然流产是一种常见的现象，占全部妊娠的 10% ～ 15%。自然流产是指怀孕不足 28 周、胎儿体重不足 1000g 而终止妊娠。流产发生在怀孕

3个月之内，称为早期自然流产，发生在3个月以后称为晚期自然流产。

造成自然流产的原因有哪些？

造成自然流产的原因主要有以下几种：

1. 胚胎发育异常

50%～60%的染色体异常的胚胎发育到一定程度而终止，发生早期自然流产。少数染色体异常胚胎即使能发育到足月，也表现为畸形或功能缺陷。因此，从优生角度看，这是遵循自然界优胜劣汰的法则而进行的自然筛选。

2. 母体因素

孕妇患全身性疾病如流感、肺炎等急性传染病，细菌毒素或病毒通过胎盘进入胎儿体内，使胎儿死亡。孕妇患重度贫血、慢性肾炎和高血压等慢性病，可造成胎盘梗死而致流产。高热可引起子宫收缩而引起流产。生殖器官异常如子宫畸形、子宫肿瘤可影响胚胎儿着床和发育而导致流产。母体内分泌功能失调如黄体功能不足、甲状腺功能低下等均可引起流产。不良生活习惯如过量吸烟、酗酒、饮咖啡、使用毒品等，亦可引起流产。外伤和重大精神刺激同样可以引起子宫收缩而发生流产。母体和胎儿间存在复杂而特殊的免疫关系，使母体不排斥胎儿，但如果母儿双方免疫不适应，则出现流产。环境因素如砷、铅、甲醛、苯、氯丁二烯、氧化乙烯等化学物质的过多接触，也会导致流产。

自然流产分为哪几种？

按发展的不同阶段，自然流产可分为以下4种类型。

1. 先兆流产

妊娠28周前出现少量阴道流血，伴阵发性下腹痛或腰背痛，宫颈口未开，胎膜未破，妊娠产物未排出，妊娠有希望继续者，称为先兆流产。

2. 难免流产

先兆流产经休息及治疗后，若流血停止及下腹痛消失，妊娠可以继续。若阴道流血量增多，下腹痛加剧或出现阴道流液（胎膜破裂），可发展为难免流产。

3. 不全流产

如果病情进一步发展，妊娠产物部分排出，部分残留于宫腔内，则出现不全流产。由于部分妊娠产物留在宫腔，影响子宫收缩，子宫出血量多，甚至会发生失血性休克。此时需要入院检查，紧急清出宫腔内残余物。

4. 完全流产

如果妊娠产物全部排出，阴道流血逐渐停止，腹痛逐渐消失，发生完全流产。

除此之外，还有特殊类型流产。如果胚胎或胎儿已死亡，滞留在宫腔内尚未自然排出，为稽留流产。如果自然流产连续发生3次或以上者，则为反复流产。

自然流产如何治疗？

治疗时应根据自然流产的类型采用相应的处理方式。先兆流产孕妇应卧床休息，禁性生活；医生应对孕妇进行心理安慰，使其情绪稳定，必要时可以使用对胎儿危害小的镇静剂。对于黄体功能不足者，可以采用黄体酮治疗。对于甲状腺功能低下者，用小剂量的甲状腺素治疗。经过2周治疗后，阴道流血停止，超声提示胎儿存活，继续保胎治疗。如果阴道出血无改善，量增加，或者超声提示胚胎发育不良，流产已经不可避免，出现难免流产。如果部分妊娠产物已经排出，出现不全流产应立即到医院治疗。即使是妊娠产物已经排出，也应该到医院检查，明确妊娠产物是否完全排出，以免部分妊娠产物残留造成大出血而危及生命。

一般情况下，出现一次自然流产，首先考虑是胚胎发育不良导致的，暂时不需要特殊检查；如果反复出现 2～3 次自然流产，应到医院进行全面检查。

反复流产——为什么？

小王，2 年前结婚，婚后一直积极备孕，想生育一个健康的宝宝。可是连续 3 次自然怀孕都在早孕期发生了自然流产。为此，夫妇二人感到十分痛苦和困惑，于是到医院就诊。医生说这是反复流产，也叫复发性流产。"什么是反复流产？""为什么会发生反复流产？"他们很关心这两个问题。

什么是反复流产？

反复流产（recurrent spontaneous abortion，RSA）是指自然流产连续发生 3 次或以上者。由于连续 2 次流产的病人再次流产的危险性较高，近年也将这类病人纳入 RSA 范畴。RSA 在临床上日趋多见，根据流行病学调查，发生 2 次或 2 次以上流产的病人约占生育期妇女的 5%，而 3 次或 3 次以上者约占 1%。许多病人受 RSA 困扰，身心都经受着极大的折磨。因此，近年来科学家们对反复流产越来越重视，关于反复流产的研究日益增多。

为什么会发生反复流产？

RSA 的病因十分复杂，主要包括遗传因素、解剖因素、内分泌因素、感染因素、免疫功能异常、血栓前状态、其他因素等。RSA 的发生风险随着流产次数的增多而升高，曾有 3 次以上连续自然流产史的病人，再次妊娠后胚胎丢失率接近 40%。此外，肥胖及孕妇高龄也会使 RSA 的发生率增高。

1. 遗传因素

遗传因素可以分为夫妇染色体异常及胚胎染色体异常。科学调查显示，有 2%～5% 的 RSA 夫妇至少一方存在染色体结构异常，包括染色体易位、嵌合体、缺失或倒位等。胚胎染色体异常是 RSA 最常见的原因。根据报道，在散发的早孕自然流产中，约有半数以上的胚胎存在染色体异常，而胚胎染色体异常所致的流产通常发生在孕早期。

2. 解剖因素

解剖因素主要指子宫解剖结构的异常，包括各种先天性子宫发育畸形、宫颈机能不全、宫颈及宫腔粘连、子宫腺肌症及子宫肌瘤等。解剖因素所致的 RSA 多为晚期流产或早产，其中宫颈机能不全是晚期自然流产的主要原因之一。

3. 内分泌因素

多囊卵巢综合征（PCOS）可能通过高胰岛素血症、胰岛素抵抗、高雄激素血症等机制，使 RSA 的发生率增加。科学家们认为，高催乳素血症会影响卵母细胞发育，影响黄体功能，因此与 RSA 有关。其他诸如血糖控制欠佳的糖尿病以及甲状腺疾病等内分泌疾病，也可能导致 RSA 的发生。

4. 感染因素

各种病原微生物所致的严重感染，均可导致自然流产发生。而生殖道各种病原体感染以及 TORCH 感染与 RSA 发生有相关性，但是否确实是导致 RSA 发生的原因，目前尚无定论。细菌性阴道病（BV）是导致晚期流产及早产的高危因素。

5. 免疫因素

近年来，生殖免疫研究表明，RSA 的病因约半数以上与免疫功能紊乱有关。不同因素导致流产的免疫病理变化也不尽相同，可将免疫性流产分为自身免疫型 RSA 及同种免疫型 RSA 两种。如抗核抗体、抗磷脂抗体、抗精子抗体、抗甲状腺抗体等自身抗体的产生，均可导致自身免疫型 RSA。而同种免疫型 RSA 目前仍处于研究阶段。这一类 RAS 常被称为"原因不明复发性流产"。

6. 血栓形成倾向

血栓形成倾向包括先天性和获得性两种。前者是指由于一些基因突变而导致的凝血以及纤溶机制的异常；后者是指由于一些疾病，如抗磷脂抗体综合征等引起的血液高凝状态（详见后文抗磷脂综合征）。

7. 其他因素

环境污染、接触有毒有害及放射线物质、营养状况欠佳、吸烟、饮酒、滥用药物、过重体力劳动及孕妇的精神心理因素等，均与 RSA 的发生相关。

因此，对于像小王这样的 RSA 病人，需要从以上多个方面进行病史的详细采集，从而对病因做出初步筛查，通过细致而全面的检查可以进一步明确病因，为下一步的治疗提供指导。如果你也是一名反复发生自然流产的病人，建议尽快到正规医院就诊，在医生的指导下进行 RSA 筛查和诊治，为以后的成功妊娠提供保障。

影响孕育的因素，夫妻二人身上找

情绪会影响怀孕吗？

受"传宗接代"的传统认知的影响，不孕症给人们带来了巨大的精神压力。不孕症病人常常陷于悲伤、抑郁、焦虑等情感困惑中，并因不孕而受到歧视。科学家们研究发现，不孕症病人中有焦虑倾向的占25.3%～32%，有抑郁倾向的占11%～25%，严重影响男女双方的心理健康。尤其是受教育程度低、经济状况差、社会地位低的女性，焦虑和抑郁的不良情绪更多见，主要表现为焦虑不安、心神不宁、精神紧张、缺乏兴趣、急躁多怒、不愿或忌讳和他人谈论与生育有关的话题，等等。这些负面的情绪在不孕病人中非常常见。

一方面，女性如果长期处于焦虑紧张的情绪之中，往往会造成内分泌失调，表现为无排卵和月经周期紊乱。众所周知，排卵和月经周期受下丘脑－垂体－卵巢性腺调节轴的调节。其中下丘脑起主导作用，相当于"司令部"，"司令部"对外发布信号。当人心烦易怒、发脾气、情绪抑郁时，下丘脑的功能受到抑制，无法下达指令，使卵子不能发育、成熟和排出，怀孕就无从谈起了。

另一方面，不孕本身带来的巨大的心理压力，再加上家庭、外部环境的压力，往往使女性愈加焦躁紧张。在此情况下，女性如果不主动排解压力，而仅消极应对，焦虑、抑郁的情绪会通过上述机制影响排卵和或导致不孕，长此以往，将形成一个恶性循环。此时，建议病人到医院就诊，寻求医生的帮助。

对于因心理因素造成不孕的女性，主要依靠心理治疗。这需要夫妇双方、家人和医生多方努力，必要时可以通过心理咨询、心理疏导等方式调整心态，缓解不良情绪。

给情绪性不孕症病人的建议：

1. 了解影响受孕的各个环节，必要时寻求医生的帮助

目前，生殖医学已经有了长足的进展，医生通过检测可以准确知道排卵的时间、输卵管的状况、精液的情况，通过科学指导同房，能使大部分病人如愿。试管婴儿作为一项普及技术，能使绝大部分病人获得健康的宝宝。因此，不孕症夫妇要树立信心，相信"面包会有的"，只是时间早晚的问题。

2. 培养夫妻感情，建立和谐的家庭氛围

怀孕是夫妇双方的事情，不能一味地相互猜测、埋怨、指责，要相互体谅、分担和理解。家庭其他成员应给予关怀、宽慰，尤其是父母不要过多催促，要积极排解小夫妇的压力。宝宝不是生活的全部，小夫妇的健康、快乐才是最重要的。

3. 积极排解压力

不孕症夫妇大多敏感、自卑，担心别人会嘲笑自己，往往想把自己伪装起来，试图摆脱社会活动，避免身心创伤。建议找自己最亲近、最信任的人倾诉一下，把不良的情绪宣泄出来。如果依然感觉难以启齿，可以通过哭泣、记日记等方式排解一下，也可以通过旅游、运动、逛街

等方式，感受一下美好的事物，转移自己的注意力。

　　总之，怀孕本来就是一件自然而然的事情，不像工作、学习那样能有计划、有步骤地进行。要放松自己，调整心态，适当进行自我释放，不要对怀孕抱有很大的压力，那么，怀孕自然指日可待。

宫颈问题与不孕不育有何关系？

　　宫颈问题与不孕不育有关系吗？是的。

　　生命始于精子和卵子结合。然而生命的启始却来之不易，精子要经历千辛万苦、越过层层障碍，前赴后继、几番波折，最后只有一个幸运的精子能如愿以偿。当数千万条精子进入阴道后，即开始了对卵子的"苦苦追求"。而宫颈是精子进入宫腔的必经之路，也是最重要的关卡。在经过这一关的筛选后，数千万条精子仅剩余几百条了。可见，宫颈与不孕密切相关。

　　宫颈因素引起的不孕占不孕症的 5% ～ 10%。宫颈因素不孕症的主要机制是宫颈解剖学异常和宫颈黏液的异常。

　　正常情况下，大多数子宫处于前倾前屈位，宫颈位于后穹隆。如果宫颈出现病变或位置异常，会阻碍精子进入宫腔或影响精子在宫颈管内储存。

1. 解剖学异常

　　（1）宫颈管缺如、闭锁、狭窄和双宫颈畸形：先天性宫颈管缺如、闭锁、狭窄和双宫颈畸形多由于双侧苗勒氏管下段形成异常和融合不全所致，比较罕见，常伴有子宫发育不全，第二性征大多发育正常。如病人子宫内膜功能良好时，青春期可因宫腔积血、出现周期性下腹痛而被发现并给予诊断、治疗。

　　后天性宫颈管闭锁与狭窄多见于人工流产后或宫颈手术后，主要表现为人工流产后或宫颈手术后出现闭经，伴有周期性下腹痛。在这种情况下，应尽快到医院就诊，明确诊断并治疗。

（2）宫颈管发育不良：可伴子宫发育不良。严重发育不良的宫颈呈细长形，如宫颈长度与宫体之比为1∶1，即所谓"青春型子宫"。宫颈发育不良可导致宫颈腺体分泌功能不足。

（3）宫颈管位置异常：常伴有子宫体的位置异常。慢性盆腔炎或子宫内膜异位症等疾病可导致子宫极度后倾、后屈，使宫颈外口贴向前穹隆，致使后穹隆变浅而失去贮精池的作用，不利于精子上行和进入宫颈。此外，宫颈延长、过短或宫颈脱垂亦可能改变宫颈外口与后穹隆之间正常的位置关系，妨碍精子运行。

（4）宫颈肌瘤：子宫肌瘤生长在宫颈部位，势必导致颈管发生变形、狭窄，影响精子运行和进入宫腔。宫颈肌瘤病人可有月经不规则，经血量增多，白带增多或膀胱、直肠压迫等症状，部分病人也可以无症状。常规的妇科检查即能诊断宫颈肌瘤，明确是否是宫颈因素的不孕。

2. 宫颈黏液的异常

如果将子宫比喻为一个瓶子，那宫颈好似一个瓶口，瓶口的塞子就是黏液栓。对于精子来说，这是一道难以超越的屏障。宫颈黏液栓由糖蛋白凝胶组成，而这种糖蛋白凝胶由宫颈黏膜腺细胞分泌。腺细胞的分泌受卵巢分泌的激素影响。排卵前，宫颈黏液在雌激素作用下逐渐增加；接近排卵时，黏液不仅分泌量增加，而且变得稀薄、透明、有弹性，如水状或生蛋清状，易于精子通过，还能延长精子的存活时间，这就为精子的通过开了绿灯；排卵后，宫颈黏液因受到孕激素影响而逐渐减少，质地变得黏稠而混浊，拉丝度差，易断裂。宫颈黏液异常是宫颈因素不孕症原因之一。宫颈黏液异常包括宫颈黏液分泌过少、宫颈黏液分泌过多和抗精子抗体存在。

（1）宫颈黏液分泌过少：除了宫颈发育异常、手术导致宫颈腺体受到破坏，致使宫颈黏液在排卵期分泌量很少且很黏稠外，卵巢功能失调、雌激素分泌减少或某些药物如氯米芬具有抗雌激素的作用等，均能使宫颈黏液分泌的数量和质量发生变化，这将影响精子的活动、储存、成活和获能而致不孕。

（2）宫颈黏液分泌过多：常见的原因有慢性宫颈炎、雌激素水平过高等。慢性宫颈炎是妇科常见病，一般不影响受孕。由于病原菌的作用，导致宫颈分泌物呈乳白色状，量多，有时呈淡黄色脓性，会影响精子的运行和存活。如果雌激素水平过高，也会导致宫颈黏液分泌过多。

（3）抗精子抗体存在：科学研究发现，当宫颈黏液或精子表面有抗体存在时，即精子丧失了穿透宫颈黏液和运动的能力，仅在局部表现出摆动现象，可导致不孕。

总之，尽管上述宫颈因素可以导致不孕症，但是需要的注意的是，这种不孕症可以治疗，如通过人工授精，即通过人工的方法把精液注入宫腔，就可以解决这一问题。如果您怀疑自己有宫颈问题，请尽快到医院就诊。

中孕期流产，小心宫颈机能不全

珍珍，结婚5年，一直渴望能有个孩子。她曾怀孕2次，多次超声检查显示孩子发育很好，不幸的是先后都在5个月左右时不知不觉地流产了。这种打击太大了，珍珍再也不敢怀孕了。近期，珍珍鼓起勇气到医院就诊，医生告诉她流产可能是宫颈机能不全所致，可以治疗。

什么是宫颈机能不全？

宫颈机能不全是一种常见的妇产科疾病，病因是宫颈松弛。松弛的原因有先天性的，也有后天继发性的。先天性的居多，是由于宫颈组织本身胶原蛋白缺乏，到了妊娠中期因张力不够而无法抵御日渐增大增重的宫腔内容物（主要是胎儿、羊水等），最后宫腔内容物突破宫颈管排出体外，从而造成流产。后天性的多见于宫颈手术治疗后，宫颈受到损伤，导致宫颈松弛或者宫颈内口损害。因此，宫颈机能不全的女性在妊娠中期无痛性的宫颈扩张，最终导致流产。这是导致中孕期流产的主要原因。

导致宫颈机能不全的高危因素有女性胎儿期宫内雌激素暴露；子宫发育异常；多次扩宫、清宫、分娩创伤、宫颈裂伤、宫颈锥切术等。

宫颈机能不全有哪些特点？

宫颈机能不全可导致中孕期流产，但感染、宫缩也会引起中孕期流产。因此，诊断宫颈机能不全需要进行鉴别诊断。经典的教科书上的诊断宫颈机能不全是非孕期时宫颈 8 号扩张棒无阻力通过。但国外研究显示这并不能作为诊断的金标准，因为发现很多经产妇在非孕期宫颈口也可以无阻力通过 8 号宫颈扩张棒，所以在国际上这并不作为金标准。子宫输卵管碘油造影、宫颈内口阻力测算等其他试验都不能在非孕期明确判断宫颈机能是否不全。目前宫颈机能不全的诊断主要是临床的诊断，而缺乏客观的诊断金标准。

宫颈机能不是"全"或"无"的概念，既有程度的不同，又受一些因素影响，如隐匿性的阴道炎、宫内感染、劳累、多胎等都可能诱发宫颈机能不全。尽管诊断缺乏客观评价手段，超声能够帮助我们判断和了解宫颈机能的情况。典型的宫颈机能不全的超声表现是：自 14 ～ 16 周起动态观察到宫颈进行性缩短，内口变宽。

宫颈机能不全有哪些治疗方法？

宫颈机能不全的治疗方法分为保守治疗和手术治疗两种。

1. 保守治疗

保守治疗的方法主要是限制活动、卧床休息。还有一些新的方法，如使用宫颈托，但临床疗效并不明确。

2. 手术治疗

手术治疗多为宫颈环扎，有经阴道和经腹两种方法，常用的是经阴道 MacDonald、Shirodkar，两种术式都是于上世纪六十年代开始应用于临床，研究发现这两种术式治疗宫颈机能不全的疗效相似。经腹方法一般建议经阴道手术失败后再进行，这是因为手术需要开腹或经腹腔镜完成，并且分娩时必须行剖宫产方式分娩，还有如中孕期因为胎儿因素需要做终止妊娠，处理时会非常棘手。

经阴道的手术方式有：

（1）MacDonald 术式：经阴道，不上推膀胱，操作简单，损伤风险小。缺点是环扎线位置偏低。

（2）Shirodkar 术式：需要切开穹隆部阴道壁上推膀胱，位置高，尽量接近主韧带水平进行环扎，手术难度相对大，出血和损伤的风险大，拆除环扎线需要麻醉。

因为两种术式效果相似，所以更倾向采用 MacDonald 术式。

珍珍终于了解了什么是宫颈机能不全，对于下次怀孕生个健康的宝宝充满了信心。

感染 HPV 会影响怀孕吗？

冰冰，计划怀孕。孕前检查发现感染了 HPV，她非常着急，想知道感染 HPV 是否会影响怀孕？

人乳头瘤病毒（HPV），是一种脱氧核糖核酸（DNA）病毒。由于近年来分子检测水平的提高和检测方法的多样化，使越来越多的女性发现了宫颈的 HPV 感染。尤其是未育女性或者准备生育的女性，发现感染 HPV 后尤其感到恐慌。

大家恐慌是因为知道 HPV 感染与宫颈癌之间有关系。1974 年德国科学家 ZurHausen 首次提出 HPV 感染与宫颈肿瘤的关系。此后高危 HPV 感染与宫颈病变的相关性得到越来越多的深入研究。2004 年世界卫生组织下属国际癌症研究署（International Agency for Research on Cancer）发布一致性声明，提出 HPV 感染是宫颈上皮内瘤变（CIN）及宫颈癌发生的必要因素。实验室研究及流行病学证据均证实这一观点。

感染了 HPV 一定会患宫颈癌吗？

要想弄清楚这一问题，我们需要全面了解 HPV。HPV 病毒最普遍的传播方式是性传播。一些数据表明，有性生活的女性 70% 以上一生中曾有 HPV 感染。HPV 分为低危亚型和高危亚型，低危亚型（如 6 型、11 型）HPV 感染主要导致皮肤、黏膜疣状物生长，如尖锐湿疣；高危亚型（如 16、18、31、33、35、39、45、51、52、56、58、59、66、68 型）HPV 感染主要导致宫颈癌、阴道癌及外阴癌的发生。高危型 HPV 感染的女性，绝大多数在两年内病毒会被身体的免疫系统自行清除，只有极少一部分女性会有 HPV 的持续感染。而在这极少一部分 HPV 持续感染的女性中，又只有极少一部分将来会有得宫颈癌、阴道癌或外阴癌的可能。感染 HPV 后，大多数感染会在一定时间后自然消退，并不引起宫颈细胞的改变和致病。即使出现持续性的 HPV 感染，如果能在早期就及时进行治疗，可以避免宫颈癌的发生。女性如果存在持续 HPV 感染的情况，就属于高危人群，患宫颈癌的风险相对要高一些。

因此，检测出宫颈的 HPV 感染，只是预测了患病的风险，而不等于得了癌！在检测 HPV 感染的同时，不需要"谈毒色变"。我们要认识高危型 HPV，尤其要重视 16/18 型 HPV 感染。孕前如果查出 16 型或 18 型 HPV 感染，要尽快进行阴道镜检查，必要时应取活检以发现宫颈癌前病变。如果是其他型别的 HPV 感染，可根据情况进行细胞学或其他检测方法的分流。

因此，HPV 感染后，如果宫颈尚无高级别癌前病变及宫颈癌，是不会影响怀孕的。

宫腔粘连意味着什么？

小红以前做过 5 次人工流产手术，最后一次手术后月经量明显减少，有时甚至会两三个月不来月经。现在她想要孩子了却一直没要上，到医院做 B 超检查，发现子宫内膜薄，而且内膜回声有中断，医生考虑她可能有宫腔粘连。医生给小红做了宫腔镜手术，术中发现宫腔里面的确有大范围的致密粘连。医生在手术中分开了这些粘连，并放置了宫内环，术后让她吃 3 个月的雌激素、孕激素（即所谓的人工周期），然后再做宫腔镜复查看粘连是否复发。

宫腔粘连的原因是什么？

90% 的宫腔粘连是由于怀孕后手术损伤子宫内膜造成的，其中绝大多数是人工流产造成子宫内膜损伤，导致粘连发生。我国人工流产人次超过 1300 万例／年，位居世界第 1 位，使得宫腔粘连成为妇科、生殖门诊的常见疾病。10% 的宫腔粘连是由于其他宫腔操作如宫腔镜手术或者子宫动脉栓塞手术等造成。宫腔粘连可导致继发性不孕症、复发性流产、早产等，即便能到足月妊娠也常合并胎盘残留、胎盘植入、产后出血等严重并发症，严重影响育龄妇女的生殖健康。

宫腔粘连有哪些主要症状？

宫腔粘连病人主要表现为流产后月经量减少，与月经周期相关的周期性腹痛、不孕等，但很大一部分病人没有任何临床症状。这些症状与粘连部位、程度相关。如果是宫颈粘连，经血无法排出，每到月经来潮的时间，病人就会出现腹痛，称为周期性腹痛。如果宫腔部分粘连，部分子宫内膜有功能，则表现为月经量减少。

如何诊断宫腔粘连？

如果宫腔手术后无月经来潮、出现周期性腹痛，就应考虑宫颈管粘连。这时就会发现在预计的月经期出现腹痛，到医院检查时，超声往往表现为宫腔内有液性暗区，那就进一步提示有宫颈管粘连。如果月经量减少，超声提示子宫内膜薄或者内膜中断，那么宫腔粘连的可能性就非常大。这些情况都需要宫腔镜手术来确诊（见图 2-1）。

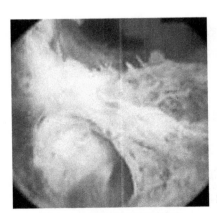

图 2-1　宫腔镜下宫腔粘连

宫腔粘连有哪些治疗方法？

宫腔粘连的标准治疗方法是宫腔镜下宫腔粘连分离术。根据病情的不同，可能需要术中超声或者腹腔镜监测，以防止手术并发症。根据病情需要，术中可能在宫腔内放置球囊、宫内环起支撑作用，避免再次粘连；术后往往使用口服雌激素促进内膜生长等措施预防粘连复发。严重的宫腔粘连治疗较为棘手，需要多次宫腔镜手术治疗仍存在复发的可能性。宫腔粘连因严重程度不同，术后妊娠率差异也很大，在 30% ~ 70% 不等。

如何预防宫腔粘连？

首先，尽量减少人工流产、中期引产等手术操作。如果不得不做，建议选择正规医疗机构，尽量不做无痛人流。其次，流产术后可以口服短效避孕药等预防宫腔粘连发生。如果不幸在流产后出现月经量明显变少、无月经来潮且有周期性腹痛等症状，建议尽早就诊，做到早发现、早治疗。

子宫内膜息肉对生育的影响

冰冰，32 岁，因"原发性不孕症、弱精子症"，已行 3 次人工授精未孕。超声检查发现宫腔内有不均回声区，约 1.3cm，考虑子宫内膜息肉。冰冰想知道什么是子宫内膜息肉？子宫内膜息肉会影响怀孕吗？

子宫内膜息肉是一种妇科常见病，是突出于子宫内膜表面的良性增生物，可能为单发或多发，大小也可从几毫米到几厘米不等。一部分病人因出现不规则阴道出血的症状前往医院就诊，通过 B 超检查发现患了子宫内膜息肉。另外大约 1/4 的病人没有任何临床表现，所以许多病人并不知道自己患了子宫内膜息肉。

子宫内膜息肉是良性疾病，但它可能导致不孕症。不孕症病人一般常规会进行妇科超声检查，研究发现其中子宫内膜息肉发生率可高达 41%。所有的息肉都会导致不孕吗？科学研究发现，小于 1.5cm 的息肉似乎不影响胚胎着床。但这也与息肉的位置有关，如在输卵管开口部位的息肉就会影响怀孕。且在临床实践中发现，切除息肉后怀孕概率提高。所以，子宫内膜息肉很可能对生育能力有一定影响。目前子宫内膜息肉影响生育能力的机制尚不明确，认为可能会阻碍精子游动，影响受精卵的着床。此外，息肉还可能导致不规则的子宫内膜出血以及炎症反应，这些都会对正常的怀孕过程产生不利影响。

通过阴道超声、子宫输卵管造影、超声下子宫造影及宫腔镜等检查方法都可以发现子宫内膜息肉。但前3种检查手段有时难以区分子宫内膜息肉和另外一种叫作黏膜下子宫肌瘤的疾病，因此准确性不算很高。宫腔镜能实时观察和定位，并可以同时取出"息肉"进行病理学检查，因此是可靠的诊断方法。此外，宫腔镜还可以切除子宫内膜息肉，将问题一并解决。因此，宫腔镜可起到诊断和治疗作用。

有些病人会担心切除息肉会破坏子宫内膜，影响以后怀孕。其实子宫内膜息肉切除术只是切除了增生的息肉部分，一般不会破坏子宫内膜再生的根基——子宫内膜基底层，是相对安全的治疗手段。因此，现在建议合并子宫内膜息肉的不孕症病人在进行助孕之前，应先在宫腔镜下进行息肉的切除，术后能提高自然怀孕率以及辅助生殖技术的成功率。

那么子宫内膜息肉是不是经过宫腔镜治疗后就一劳永逸了呢？答案是否定的。调查显示，子宫内膜息肉5年的复发率约为20%，一生中总体的复发率高达50%。这也就意味着，约有半数病人经过治疗后依然可能再次患病。而肥胖（BMI > 30kg/m²）、子宫内膜异位症的病人的患病率及复发率均有升高，是该病的高危因素。因此，以往曾经患有子宫内膜息肉的病人，尤其是具有以上高危因素的病人，应定期复查。而对没有生育要求的女性，一些研究建议可通过放置含有左炔诺孕酮的宫内节育器来预防息肉的复发，可以达到较为满意的效果。

子宫内膜炎对生育的影响

小米，33 岁，有 3 次人工流产史。1 年前因"输卵管不通"而行试管婴儿助孕，尽管胚胎质量好，子宫内膜厚度也达到 0.8cm，但是 3 次胚胎移植却都失败了。医生建议她做宫腔镜检查，病理结果提示小米患有子宫内膜炎。什么是子宫内膜炎？是它导致胚胎移植失败的吗？

如果将子宫比喻成培育婴儿的温室，那么子宫内膜便是温室里的土壤，因此，子宫内膜的状态对于能否成功受孕，以及受孕后胚胎的生长发育有着重要的意义。如果子宫内膜被各种病原体入侵，会引起子宫内膜的炎症，也就是子宫内膜炎。近年来的许多研究表明，子宫内膜炎可影响子宫内膜接受胚胎的能力，导致不孕甚至流产，因而受到越来越多生殖医生的重视。

一般情况下，女性生殖系统对外界病原体的侵害具有一定的防御功能，但有时防御功能会被破坏，机体抵抗力也可能降低，如以往有月经淋漓病史的女性（因长期阴道出血，宫颈口持续开放，导致外阴及阴道内的一些病原体入侵子宫），分娩或者人工流产后有宫腔残留的女性，残留的胎盘、胎膜组织也会影响子宫的恢复，等等，在这样的情况下，外界的病原体可能入侵而感染到子宫内膜，使女性患上子宫内膜炎。

发生了子宫内膜炎会有什么表现呢？大多数子宫内膜炎病人没有明显的不适感。在同时发生其他盆腔器官的炎症时，可能出现盆腔区域疼痛、经期腰骶部酸痛及下腹部坠胀感。除此之外还可能有不孕、白带增多、闭经以及不规则的阴道出血等表现。如果出现以上不适，应及时就诊，以免病情发展。

子宫内膜炎的诊断方法包括病原微生物检查、病理学检查、宫腔镜检查，等等。病原微生物检查用来检测生殖道分泌物内的病原体，既可以帮助诊断子宫内膜炎，又可以根据病原体的种类来指导药物治疗中抗生素的选择。宫腔镜下直视观察子宫内膜形态变化以及取部分子宫内膜进行病理学检查，是诊断子宫内膜炎的金标准。

有研究表明，不孕症病人中约有 1/3 可检出慢性子宫内膜炎，尤其是反复胚胎种植失败者发病率更高。而患有慢性子宫内膜炎的病人在进行辅助生殖技术助孕时，其妊娠率明显降低，且流产率明显升高。子宫内膜炎导致不孕的机制目前尚不明确，研究发现可能与子宫内膜炎导致子宫收缩增加相关。

子宫内膜炎的治疗相对棘手，治疗时最好能了解感染的病原体，进行有针对性的抗感染治疗。但是临床上往往无法培养出病原体，只能采用经验性治疗。抗感染治疗时建议联合用药，疗程至少 2 周。治疗时也可以联合中医、孕激素、手术治疗等。经过系统、规范化的治疗后，多数病人的妊娠率会明显提高。所以，患了子宫内膜炎也不要过分惊慌，关键是要到正规医院进行治疗。相信经过正规治疗后，您会早日如愿的。

患子宫内膜非典型增生，还能怀孕吗？

闺蜜小吴，30 岁，因为月经不调、经血淋漓不尽去医院检查，彩超提示子宫内膜增厚，行诊断性刮宫术，术后病理示子宫内膜非典型增生。她赶紧查资料，资料中说这是癌前病变，这可把她吓坏了。医生根据她的病情、生育要求，向她说明保留生育功能的利弊。后来在医生的帮助下，经过系统药物治疗后，多次行宫腔镜检查证实是"子宫内膜非典型增生"好转，再通过辅助生殖技术助孕后很快怀孕，现在宝宝已经有 6 个月啦！那什么是子宫内膜非典型增生呢？一旦发生这种情况，都需要切除子宫吗？还有其他方法能保留生育能力吗？

众所周知，子宫内膜分为基底层及功能层。基底层与子宫肌层相连，不受卵巢激素周期性变化的影响；功能层靠近子宫腔，随着卵巢分泌的雌、孕激素而发生周期性变化。月经期后，内膜在雌激素的作用下生长，此时称为增生期；排卵后，在黄体分泌的孕激素作用下，使内膜出现分泌期改变，此时称为分泌期。

如果子宫内膜长期受到雌激素刺激（也就是说持续生长），缺乏孕激素对抗，久而久之，子宫内膜会增生，甚至有发生癌变的倾向，如子宫内膜非典型增生，称为子宫内膜增生症。如果子宫内膜非典型增生的病情继续进展，就有可能发生子宫内膜癌。因此说子宫内膜非典型增生是癌前病变。根据腺体结构形态改变和有无腺上皮细胞异型性分为 2 型：①子宫内膜增生不伴非典型；②子宫内膜增生伴非典型。前者属于良性病变，后者属于癌前病变。

子宫内膜增生症的发病因素尚不清楚，长期雌激素刺激、缺乏孕激素对抗是其主要发病因素。子宫内膜增生病变多见于青春期女孩、下丘脑－垂体－卵巢轴的某个环节失调、多囊卵巢综合征等不排卵的病人、原发性不孕症、肥胖、高血压、糖尿病、未婚未产的妇女及绝经后延的女性，或长期服用外源性雌激素而未同时服用孕激素的病人，特别是有子宫内膜癌家族史的女性，均要高度警惕。

月经异常是本病突出症状之一，常表现为阴道不规则出血、月经稀发或闭经一段时间后，继而出现长期大量的阴道出血。妇科检查一般无特殊发现，有时子宫增大，稍软。超声提示子宫内膜厚或有不均回声区。因此，当上述女性出现阴道不规则出血时，应高度警惕，建议行诊断性刮宫术。确诊需依赖于子宫内膜病理学诊断。

对于子宫内膜增生症的治疗，首先要明确病因，若伴有多囊卵巢综合征、卵巢功能性肿瘤、其他内分泌功能紊乱，应行对因治疗；同时要针对子宫内膜增生症即刻开始治疗。如果是子宫内膜增生不伴非典型，采用孕激素药物治疗或手术治疗。如果是子宫内膜增生伴有非典型，年龄大无生育要求者，可考虑切除子宫。如果是年轻、有生育要求的子宫内膜增生伴有非典型者，需要经过医生严格的筛选，部分人可以考虑保留生育功能的治疗。经过系统、规范化的药物治疗，逆转子宫内膜非典型增生状况后，建议尽早到生殖中心进行助孕治疗。

如果您不幸患了子宫内膜非典型增生，也不要绝望，应尽快到正规的医院，找有这方面治疗经验的大夫就诊，看您是否适合进行保留生育功能的治疗。经过系统治疗和助孕后，也许您能如愿。

子宫内膜异位症与不孕症相关吗？

小叶，36 岁，打算近期怀孕，到医院检查，发现卵巢上有"巧克力囊肿"。小叶想了解这是子宫内膜异位症吗？是否会影响怀孕？

子宫内膜异位症通俗来说就是在生理状态下子宫内膜跑到子宫外面去生长发育。如果生长在卵巢上，就形成卵巢子宫内膜异位症（形成含巧克力色液体囊肿，又称为巧克力囊肿）；如果生长在盆腔，就形成盆腔子宫内膜异位症；异位的子宫内膜还可以生长在身体的其他部位。以上统称子宫内膜异位症。子宫内膜异位症是妇科常见的疾病之一，生育年龄女性的发病率为 10%，在不孕症病人中的发病率为 25%～50%。因子宫内膜异位症导致的不孕症，被称为子宫内膜异位症相关不孕症。

子宫内膜异位症有哪些表现？

子宫内膜异位症主要表现为慢性疼痛和不孕。其中慢性疼痛主要是进行性加重的痛经、慢性盆腔疼痛和深部性交痛。如果您在月经来潮前两天一直到月经来潮的两天，出现下腹部坠胀疼痛，或伴有肛门的坠胀、腹泻，并且这种疼痛一次比一次加重，也就是进行性加重，要考虑到有子宫内膜异位症的可能。除了痛经，有人经常感觉下腹部坠胀疼痛，抗炎治疗无效，即为慢性盆腔痛。还有部分人表现为性交时疼痛，并且部位固定，这些都是子宫内膜异位症的表现。

子宫内膜异位症的另一个主要症状就是不孕。子宫内膜异位症造成不孕的原因很多。首先是子宫内膜异位症使子宫、输卵管、卵巢及其周围组织粘连，造成输卵管梗阻或输卵管扭曲等，导致不孕。其次卵巢子宫内膜异位症影响卵子的发育、排出以及卵子和精子的结合等多个环节，从而影响生育。子宫内膜异位症病人的子宫在位的内膜往往发育不良，功能失调，也会影响胚胎的种植等。除此之外，子宫内膜异位症病人的免疫功能失调，也会影响生育功能。

患子宫内膜异位症会不孕吗？

是的，约 50% 的女性会出现不孕。但是科学研究发现，通过系统治疗，绝大多数子宫内膜异位症病人是可以怀孕的。因此，您大可不必过分担心，更不能丧失信心。

子宫内膜异位症如何治疗？

治疗子宫内膜异位症性不孕症时，应根据病人病变的程度、年龄、不孕的时间及是否合并其他不孕原因等，权衡利弊，采用个体化的方案。理想的治疗效果是获得妊娠，延缓疾病的进展。专家们建议开始治疗合并不孕症的子宫内膜异位症时，应首先考虑到不孕症。治疗方案主要分为期待疗法、药物治疗、手术治疗及辅助生殖技术。

对于微型或轻度子宫内膜异位症，如果您的年龄不超过 35 岁，经过医生检查提示卵巢储备功能好，可以不采取治疗措施，并定期随访，这就是期待疗法。期待疗法的 6 个月累积妊娠率约为 24%，3 年的累积妊娠率为 67%。期待疗法的优点是经济方便，避免了药物治疗抑制排卵而延误自然妊娠的机会和不良反应；缺点是子宫内膜异位病灶可能会逐渐加重，反而加大不孕不育的概率。因此，采取期待疗法时持续时间不宜太长，否则病情加重、年龄增加对病人卵巢储备功能产生不良影响，进而使怀孕困难。

治疗子宫内膜异位症传统的药物如孕激素、17α乙炔睾酮、孕三烯酮、GnRHa等，则是通过"假孕"或"假绝经"抑制卵巢功能，有效缓解子宫内膜异位症引起的盆腔疼痛。该方法不但不能改善生育能力，而且因药物治疗期间抑制排卵，延误自然妊娠的机会，不提倡单独应用。

手术治疗不仅可以明确子宫内膜异位症的诊断、分期，还可以去除可见病灶，纠正盆腔异常解剖关系，改善盆腔环境，有助于提高妊娠率。由于手术有损伤卵巢的风险，所以应先请医生评估是否有手术指征。腹腔镜手术治疗具有微创、住院时间短、术后恢复快等优点，可作为子宫内膜异位症的首选手术方法。手术后病人能很快恢复生育能力，绝大多数妊娠发生在术后1年内，特别是术后半年内。但是生育力随着术后时间的推移而降低，因此，子宫内膜异位症病人一定要好好把握术后半年的"黄金时期"，积极采取助孕措施，达到妊娠的目的。

近年来，辅助生殖技术已成为治疗子宫内膜异位症性不孕症的重要方法。对于轻度或微小病变的子宫内膜异位症，促排卵联合宫腔内人工授精能提高生育能力。对于高龄、不孕时间长、卵巢储备功能下降，合并多因素的不孕症以及反复宫腔内人工授精失败、复发子宫内膜异位症病人，建议直接施行体外受精–胚胎移植助孕。

子宫内膜异位症是否增加自然流产率？

小美与爱人结婚3年，生活一直甜蜜幸福，可是小美的肚子却一直"没动静"。随着年龄越来越大，夫妻俩开始着急了。几家大医院都认为小美的不孕可能与子宫内膜异位症（卵巢巧克力囊肿）有关，建议小美做腹腔镜手术。可是，就在准备住院手术时，小美发现自己怀孕了，这可乐坏了夫妻俩。然而好景不长，一周以后小美突然流产了。小美的流产与卵巢巧克力囊肿有关系吗？

众所周知，巧克力囊肿属于子宫内膜异位症的一种。子宫内膜异位症不仅可以导致不孕，而且科学家们研究发现，子宫内膜异位症可以导致自然流产。患子宫内膜异位症女性的自然流产率为30%，明显高于正常人的自然流产率。那么，子宫内膜异位症为什么容易导致自然流产呢？让我们来分析一下。

子宫内膜异位症的病因不明，通常认为与氧化应激水平升高、免疫紊乱、内分泌失调（如孕激素抵抗）等相关。子宫内膜异位症除了导致不孕外，还可能导致卵子质量差、胚胎发育不良、子宫内膜容受性差等，进而导致胚胎发育阻滞，出现自然流产。

科学研究发现子宫内膜异位症氧化应激的水平升高，如8-羟基脱氧鸟苷（这是氧化应激导致DNA损害的标志）浓度升高与形态异常胚胎的比例增加相关。目前有学者认为子宫内膜异位症是一种免疫性疾病，多种细胞因子表达异常，如肿瘤坏死因子α、IL-6、IL-8等水平升高，这些细胞因子升高会导致卵子、胚胎质量下降。这些因素都会导致自然流产的发生。

尽管子宫内膜异位症造成孕激素抵抗的机制不明，但孕激素抵抗就会影响内膜的分化和胚胎着床、发育。此外，颗粒细胞上许多类固醇激素合成酶表达异常，导致孕激素合成下降。这也是导致自然流产的原因。

由于异位的内膜合成前列腺素增多和分解排出缓慢，使前列腺素在盆腔局部蓄积，前列腺素的增加也可以引起子宫收缩，导致流产的发生。

患子宫内膜异位症女性的息肉高发，而子宫内膜息肉会影响胚胎的种植。另外，子宫内膜异位症的内膜容受性下降，胚胎种植下降，妊娠概率下降，自然流产率升高。

总之，子宫内膜异位症从各个方面影响卵子质量、胚胎的发育和种植等，不仅导致不孕症，而且使自然流产率升高。因此，建议患子宫内膜异位症的女性尽早就诊，以便在医生的帮助下顺利地妊娠、分娩。

患子宫肌瘤还能怀孕吗？

一名年轻女子刚走进诊室就问："大夫，你看看我的超声结果，超声大夫说我子宫有肌瘤了"。"我平时月经特别准，也没什么不舒服，本来就想做个孕前体检，怎么就查出肌瘤了，我还能怀孕吗？"

子宫肌瘤是由子宫平滑肌细胞增生而成，是 30 ～ 50 岁生育期女性最常见的良性肿瘤。据科学家们统计，子宫肌瘤的发病率为 20% ～ 25%。但是随着超声技术的提高，子宫肌瘤在很小（大概 1cm）的时候就被查出来了，再加上现代女性生育年龄的推迟，因此，像前面这位病人怀孕前查出患子宫肌瘤的情况非常常见，尤其是高龄合并子宫肌瘤者更为常见。

虽然子宫肌瘤的发病率如此之高，但大约 2/3 的病人并没有什么症状，就像前面这位病人，体检时才被发现；有的子宫肌瘤甚至可以沉默多年而不被发现。

子宫肌瘤病人能怀孕吗？

子宫肌瘤病人能否怀孕需要综合考虑多种因素，例如子宫肌瘤的大小和生长部位、单／多发、凸向宫腔的程度及病人本身的情况等。要评估以上指标，除了进行彩色超声和妇科检查外，必要时需要行宫腔造影、CT 或磁共振成像等检查，以便更准确地评估子宫肌瘤与子宫内膜、浆膜的关系。

子宫肌瘤常见类型有哪些？

根据子宫肌瘤生长的部位，可以将子宫肌瘤分为肌壁间肌瘤、黏膜下肌瘤和浆膜下肌瘤。

1. 以肌壁间肌瘤为主

肌壁间肌瘤病人能否怀孕与肌瘤的大小、肌瘤是否造成宫腔变形有关。如果子宫肌壁间肌瘤小于 5cm，无论单发或多发，未影响子宫腔的正常形态，也没有其他症状，一般不影响怀孕。此时，35 岁以下的年轻女性可以选择先怀孕。但如果伴有轻度异常子宫出血、月经量多时，应采用药物治疗后再怀孕。年轻女性在没有其他不孕因素、丈夫精液检查正常的情况下，可以试孕 6 个月。如果仍未怀孕，应进行不孕症的评估，排除其他不孕因素后，可以先进行子宫肌瘤的切除手术，再怀孕。

如果肌瘤大于 5cm，多发或单发肌瘤，造成宫腔变形；或肌瘤大导致尿频、尿急、下坠等压迫症状；或伴有严重子宫出血、月经量多或贫血者，均需要先进行药物或手术治疗。由于手术过程中可能会影响到卵巢的血运，进而影响卵巢储备功能，所以建议先到专业的不孕症门诊（即生殖中心）进行评估，决定是先手术还是先采取一些助孕措施。

2. 以黏膜下肌瘤为主

由于黏膜下肌瘤可引起子宫出血、感染或宫腔变形，一般认为黏膜下肌瘤会对怀孕造成一定影响。如果病人无症状，或有轻度异常出血症状，可先进行药物治疗；如果症状好转，可以先怀孕。但如果黏膜下肌瘤伴有严重异常子宫出血、月经量多或贫血，需要先进行对症治疗及宫腔镜手术，术后再考虑怀孕。

3. 以浆膜下肌瘤为主

浆膜下肌瘤一般不影响怀孕。如果病人没有症状，肌瘤不大，无扭转、出血、感染等并发症，辅助检查也未发现异常，病人可以先怀孕。

由于子宫肌瘤常常为多发肌瘤，以上二种或三种情况往往同时存在，应综合评估子宫肌瘤的症状、是否造成异常出血和宫腔变形后再决定是否怀孕。此外，还需要到生殖中心进行检查，明确是否合并其他不孕因素。如果没有其他不孕因素，子宫肌瘤较大、反复流产或反复进行人工助孕均不能成功的女性，可以先进行子宫肌瘤切除手术后再计划怀孕。

无论什么情况，病人在决定怀孕之前，均需要排除子宫肌瘤恶变等。同时考虑子宫肌瘤病人的全身情况，例如是否合并妇科其他疾病、严重的内外科疾病等，需要进一步进行检查和治疗后，再评估是否适合怀孕。

总之，被诊断患有子宫肌瘤后先不用像前面那位女性一样担心，应先找到医生，个体化地分析子宫肌瘤及全身情况，不同情况不同对待，相信在正规医院医生的全面评估和监护下，大部分子宫肌瘤女性可以顺利妊娠和分娩。

黏膜下肌瘤会影响生育吗？

黏膜下肌瘤是子宫肌瘤的一种，向宫腔方向生长，突出于宫腔，仅被黏膜层覆盖。由于肌瘤表面覆盖着子宫内膜，增加了子宫内膜面积，使经血量增加；且在宫腔内占位，影响经血排出，可引起子宫异常收缩，发生痛经，并伴有周期紊乱。随着黏膜下肌瘤向宫腔内生长，子宫异常收缩，使肌瘤突出于宫腔，进而脱垂到宫腔。由于重力的作用，肌瘤还会从子宫颈管脱出至阴道内，妇科检查时肉眼就可看到。

黏膜下肌瘤占所有子宫肌瘤的 10% ～ 15%。因此要怀孕的女性，也经常面临黏膜下子宫肌瘤是否影响生育的问题。

黏膜下肌瘤由于大小和部位的不同而引起不同的症状，也导致治疗方式选择和预后的不同。国际上有学者将黏膜下肌瘤进行了更细的分类，分别是 0 型、1 型和 2 型。0 型是带蒂的肌瘤，整个肌瘤位于宫腔内；1 型是 < 50% 肌瘤位于肌壁间，也就是凸向宫腔的部分更多些；2 型是 > 50% 的肌瘤位于肌壁间，凸向宫腔的部分更少些。

目前专家普遍认为，与肌壁间和浆膜下子宫肌瘤相比较，黏膜下肌瘤可引起不孕，尤其是 0 型和 1 型黏膜下肌瘤对生育有明显的影响。

有研究显示，有黏膜下子宫肌瘤不孕症病人与无肌瘤不孕症病人相比，胚胎着床、＞12周妊娠及活产率更低。在行黏膜下肌瘤切除术后，流产率降低（从 69.1% 降至 23.3%），活产率明显增加（从 5.0% 提高至 65.5%）。

在子宫肌瘤引起不孕不育的病人中，黏膜下肌瘤引起的不孕病人占绝大部分，这与子宫肌瘤本身及其并发症有关，具体可能有以下几种原因。

首先，黏膜下肌瘤凸向宫腔或生长在子宫腔内，特别是生长在子宫角附近的肌瘤会压迫输卵管开口，导致输卵管口堵塞，影响精子的进入；其次，黏膜下肌瘤影响宫腔的形态及宫内环境，导致宫腔容积减小、子宫内膜萎缩或内膜炎症，使血液供应减少，从而影响胚胎的着床和进一步发育；第三，子宫肌瘤作为异物，刺激子宫收缩，引起流产；第四，肌瘤表面的黏膜及肌瘤都不适合胚胎着床，如果胚胎着床在肌瘤部位，不能满足胚胎生长、发育所需的营养，就会造成流产、早产等。此外，黏膜下肌瘤表面出血、溃疡或子宫异常出血，可继发宫腔感染，释放一些对胚胎有害的物质，造成不孕和不育、流产、早产等。感染严重时甚至出现盆腔的感染，从而影响怀孕。

虽然子宫肌瘤在生育年龄女性中发病率较高，但相对其他不孕因素来说，真正因为子宫肌瘤引起的不孕症比例并不太高。不过由于黏膜下肌瘤可引起不孕的证据比较充分，因此对有黏膜下肌瘤病人，尤其是 0 型和 1 型病人，一般直接采用宫腔镜下子宫肌瘤切除术。如果黏膜下肌瘤较大，也可以先使用药物使肌瘤变小后再进行宫腔镜手术。手术后怀孕的概率增加，活产率提高。

子宫肌瘤手术后多久能妊娠？

子宫肌瘤是生育期女性最常见的良性肿瘤，手术治疗是其主要的治疗方式。随着人们健康理念的改变，选择保留生育功能的子宫肌瘤手术的女性越来越多，子宫肌瘤术后要求妊娠的女性也明显增加。尤其是许多女性年龄偏大，卵巢储备功能下降，在子宫肌瘤手术后迫切想要怀孕。

子宫肌瘤手术后多久能妊娠呢？这要根据子宫肌瘤手术时肌瘤的大小、数目、部位、手术方式、是否穿透宫腔及术后恢复情况进行综合评估。

如果子宫肌瘤手术后无切口缝合不良、血肿、感染和二次手术，一般建议宫腔镜手术后避孕 3 ～ 6 个月、腹腔镜手术后避孕 1 年可妊娠。目前的研究显示，以上术后时间妊娠是安全的。肌瘤切除术后阴道分娩的女性和剖宫产女性相比较，子宫破裂的发生率没有差异，均有良好的安全性。

对于宫腔镜下黏膜下肌瘤手术而言，如果子宫肌瘤大小为 3 ～ 5cm，无子宫穿孔等并发症，手术创伤小，术后子宫肌层和子宫内膜迅速生长，术后很快恢复，所以建议宫腔镜术后避孕 3 ～ 6 个月就可以怀孕。此外，由于宫腔手术创面问题，术后可能出现宫腔粘连，也不主张病人等待很长时间再怀孕。

随着腹腔镜技术在妇产科的广泛应用，医生的手术技能也大大提高，因此手术后的并发症明显减少。既往认为子宫肌瘤手术后需等待 2 ～ 3 年再怀孕的观念已经发生了变化。目前专家推荐，在确保子宫切口良好愈合的情况下，不主张等待较长时间再怀孕。这主要是基于下面两点来考虑的：首先，随着女性年龄的增加，受孕能力下降，不孕症或胎儿畸形率增加；其次，无论哪种手术方法，均存在肌瘤复发的可能。术中不能识别的小肌瘤也可能快速生长，肌瘤复发率增加，从而再次影响怀孕。此外，术后盆腔粘连也可影响怀孕。因此，不主张病人等待较长时间后再怀孕。

虽然肌瘤切除术后妊娠相对安全，但据报道，源于子宫肌瘤切除术的子宫破裂的发生率为 0.5% ～ 0.7%，其中腹腔镜切除术后阴道分娩子宫破裂的发生率为 0.6%。鉴于子宫肌瘤切除术后妊娠均有一定的子宫破裂风险，因此孕期要严密随访。有证据显示，子宫破裂多见于未定期产前检查的病人。可见，孕期随访非常重要，一定要重视。

综上所述，子宫肌瘤切除手术后无切口缝合不良、术后血肿、感染、肌瘤直径较大（大于10cm）、术中失血量增多等高危因素，可根据不同的手术方式选择妊娠时间。但怀孕前需要综合评估子宫瘢痕愈合情况，超声检查可作为评估手段，根据综合评估结果指导妊娠。妊娠期应严密监测，并适时终止妊娠，以减少子宫破裂的发生。

患子宫肌瘤的女性怀孕后需要注意什么？

由于患子宫肌瘤女性怀孕后可能出现流产、早产、产后出血，增加剖宫产的概率等，因此，患子宫肌瘤的女性怀孕后属于高危妊娠，顾名思义，就是孕产妇及胎婴儿有较大危险性。科学家们研究发现，患子宫肌瘤女性的流产率、早产率、难产率和剖宫产率均明显增加。因此，患子宫肌瘤女性怀孕后应加强产前检查，在医生的严密监护下妊娠，及时发现异常情况并进行处理，以确保母儿安全。

首先，在妊娠早期，由于子宫肌瘤可能影响孕卵的着床和生长，易造成流产，因此患子宫肌瘤女性怀孕后应注意休息，并注意有无阴道出血、腹痛等迹象，避免剧烈活动，禁止性生活，发现异常情况及时就医。

其次，在妊娠中晚期，应严密监测子宫肌瘤的生长，定期行超声检查，以明确子宫肌瘤的大小、部位及有无变性等。从理论上讲，由于子宫肌瘤为激素依赖性肿瘤，随着妊娠周数的增加，激素水平急剧升高，肌瘤就有可能加快生长。如果肌瘤生长过快，血液供应不足或血管被压迫，肌瘤缺血、坏死、血栓、栓塞及溶血，血液渗入瘤体，出现肌瘤内出血，临床上称之为红色变性。病人可能出现严重腹痛伴发热、恶心、呕吐等急腹症症状，发热一般在38℃左右，白细胞增高，肿瘤局部有明显的压痛，应及时就医。虽然孕期出现红色变性者较多，但绝大多数病人经保守治疗一周左右可恢复，可继续妊娠。此外，带蒂浆膜下肌瘤在妊娠期间有发生蒂扭转的可能，如出现急腹症症状，应立即就医。

随着妊娠周数的增加，子宫肌瘤增大，使胎儿在宫内的活动受到影响，造成胎位不正，影响分娩方式的选择。同时，增大的肌瘤可影响胎盘的血液供应，造成胎儿生长受限，因此应定期进行产前检查，及时监测胎儿的生长发育情况并对症治疗。如果胎盘位于子宫肌瘤部位，增大的肌瘤压迫血管，血管脆性增加，易出现胎盘后血肿，甚至胎盘早剥，引起子宫张力增大、腹痛和阴道出血，胎动减少甚至消失，出现胎死宫内。若出现上述症状，应及时就医。

此外，患子宫肌瘤的女性怀孕后，应避免外伤、剧烈活动、跳跃等，避免孕期体重过度增长，以减少妊娠期糖尿病、妊娠期高血压等高危妊娠的发生。

至分娩期，患子宫肌瘤女性应做好身体和心理的准备，评估子宫肌瘤的情况是否会对分娩造成影响。如果根据子宫肌瘤的大小和部位初步判断子宫肌瘤不影响产道，也没有影响阴道分娩的因素，可经阴道分娩。如果肌瘤占据产道、影响胎儿的娩出，或有其他剖宫产指征，应行剖宫产结束分娩，术中根据情况决定是否一起行子宫肌瘤的切除。

由于妊娠合并子宫肌瘤可能影响产时和产后的子宫收缩，造成子宫收缩乏力和产后出血，因此分娩后也要密切观察，及早使用促进宫缩的药物，以免造成不良后果。

虽然从理论上讲，妊娠后子宫肌瘤会长大，但目前的研究显示，部分女性孕期肌瘤大小保持不变，因此，患子宫肌瘤女性怀孕后应加强产前监护，定期进行产前检查，预防并发症，以减少子宫肌瘤对母体和胎儿的影响。

出现黑棘皮症意味着什么？

娜娜，27岁，平时月经周期一直都不规律，月经量也不正常。近半年来总是心情不好，体重增加了 5kg，现在身高 1.6m，体重 80kg。前几天娜娜发现自己脖子下面的皮肤开始有色素沉着了，去医院检查后医生告诉她，这是黑棘皮症。

黑棘皮症为胰岛素抵抗的皮肤表现，肥胖病人多见，常见于患多囊卵巢综合征（PCOS）的女性。表现为外阴、腹股沟、腋下、颈后等皮肤皱褶处出现皮肤角化过度增厚，成灰棕色至黑色，故称黑棘皮症。受累皮肤增厚呈乳头瘤样斑块，外观像天鹅绒，或片状角化过度，有时呈细小疣状改变。那么黑棘皮症的出现意味着什么呢？

"危险"信号

就像娜娜一样，平时月经不正常却从来没有引起重视，黑棘皮症的出现确实是一种危险的"信号"。虽然一些遗传性综合征以及类肿瘤综合征的情况会导致黑棘皮症，但最常见的还是 PCOS 病人。黑棘皮症是 PCOS 病人合并严重的胰岛素抵抗、严重的高胰岛素血症的一种皮肤病变。PCOS 合并肥胖病人黑棘皮症的发病率是 50%，PCOS 不肥胖病人黑棘皮症的发病率是 5% ～ 10%。对于胰岛素抵抗引起黑棘皮症的机制尚不清楚，但有假说认为，肥胖病人的黑棘皮症发病机制在于血液中与 IGF-1 受体结合的胰岛素过多，使得角化细胞和皮肤成纤维细胞增生。

诊断容易

黑棘皮症的诊断较容易，即在病人的皮肤皱褶处，包括颈部、腋窝、腹股沟以及乳房下方有表面呈绒毛状的灰棕色色素沉着，触之有天鹅绒的感觉，即可诊断。

治疗难

黑棘皮症很难治疗，调整生活方式是主要的治疗手段，如鼓励病人健康饮食、规律锻炼及减肥等。科学研究发现，病人平均体重减轻9.7kg，可以明显改善多毛和黑棘皮症。如果减少体重无效，可以药物治疗。

综上所述，黑棘皮症是多囊卵巢综合征病人合并严重的胰岛素抵抗和高胰岛素血症的一种皮肤病变。爱美之心人皆有之，出现黑棘皮症后病人也不要过度担心、焦虑，要主动地调整生活方式，积极地配合治疗，相信能取得好的效果。

患了多囊卵巢综合征一定不孕吗？

小丽，32岁，某公司职员，工作轻松。丈夫为某公司经理，夫妻恩爱。近来让小丽烦恼的是，月经周期越来越长，由原来的40天来潮一次，逐渐变为2个月来潮一次，现在已经3个月没有来月经了，这让小丽夫妇的生宝宝计划变得越来越遥遥无期了。除此之外，随着月经周期的延长，小丽的体重也在飞速增长，近3个月来又增加了3kg，体重已经达到70kg了，让身高1.6m的小丽看起来显得有点臃肿了，并且脸上还出现了小痘痘。到医院检查后，医生建议她进行性激素水平测定和B超检查。最后，根据小丽的症状和检查结果，医生诊断为多囊卵巢综合征。

多囊卵巢综合征（也称为PCOS）在1935年由斯坦因和李文撒尔首次报道，故又称斯－李综合征。该病发病率为10%左右，是生育期妇女月经紊乱的最常见原因。近年来，随着对多囊卵巢综合征认识的深入，发现它是一种以持续性无排卵、高雄激素及胰岛素抵抗为特征的内分泌、代谢紊乱症候群。该病病因不明确，与遗传、体重增加以及环境因素相关。

多囊卵巢综合征有哪些表现？

多囊卵巢综合征的临床表现呈多样性，多于青春期开始发病，常见于育龄妇女。

1. 月经失调

月经不调是多囊卵巢综合征最常见的症状。正常月经周期是 21 ～ 35 天。超过 35 天为月经稀发；月经停止 6 个月或按自己原来的月经周期计算，停止 3 个月以上，称为继发性闭经。多囊卵巢综合征病人多数表现为月经稀发、继发性闭经，闭经前常有月经稀发或过少。部分人虽然有规律月经，但是无排卵，称为无排卵月经。

2. 不孕

生育年龄的多囊卵巢综合征病人因排卵少、无排卵而导致不孕。以原发性不孕症（从未怀孕者即为原发性不孕）较多见。除此之外，自然流产概率也增加。不孕和自然流产是许多多囊卵巢综合征病人就诊的主要原因。

3. 多毛、痤疮

多毛、痤疮由高雄激素引起，是多囊卵巢综合征最独特的临床表现。常呈男性型毛发分布，以性毛增多为主。主要表现为上唇部多毛似胡须；前臂及小腿毛增多；阴毛浓密，向上延伸至腹中线，向后延及肛周，向两侧延伸到腹股沟、大腿的内侧；偶尔乳晕周围也有长毛等。多毛症女性中约 78% 为多囊卵巢综合征。油脂性皮肤和痤疮也常见，这与体内高雄激素刺激皮脂腺分泌有关。

4. 肥胖

约 50% ～ 70% 的多囊卵巢综合征女性合并肥胖。通常采用体重指数（BMI）进行肥胖的分级。BMI= 体重（kg）／身高（m^2）。我国人群

BMI 在 $18.5 \sim 22.9 kg/m^2$ 为正常，$\geqslant 23 kg/m^2$ 为超重，$\geqslant 25 kg/m^2$ 为肥胖症。如体重 70kg，身高 1.6m，BMI 为 $27.3 kg/m^2$，即为肥胖症。

5. 黑棘皮征

黑棘皮征表现为颈背部、腹股沟等处的皮肤皱褶处的皮肤增厚，出现灰褐色色素沉着，质地柔软。黑棘皮征与胰岛素抵抗有关，是糖尿病潜在的标记。

如何诊断多囊卵巢综合征？

多囊卵巢综合征根据月经稀发、闭经、不孕、多毛等表现，做出初步判断。如需要确诊，还需要以下检查：

1. 无排卵或稀发排卵的证据

（1）基础体温测定：在清晨刚睡醒还没有进行任何活动之前，测量舌下体温 5 分钟，即基础体温。如果月经周期后半期基础体温无升高，即单相，则说明无排卵。

（2）诊断性刮宫：于月经前 2 ~ 3 天至月经来潮 6 小时内到医院进行刮宫，取子宫内膜行病理学检查。如果子宫内膜是增生期改变，则说明没有排卵。

（3）采用 B 超、排卵试纸等连续监测提示无排卵，均应考虑患有多囊卵巢综合征。

2. B 超检查卵巢呈多囊性

一侧或双侧卵巢直径 2 ~ 9mm 的卵泡数量增加，大于 12 个；卵巢体积增大，常常大于 10ml。

3. 血液激素水平测定

一般在月经的第 2 ~ 第 4 天空腹到医院抽血，检查卵泡刺激素

（FSH）、黄体生成素（LH）、雌二醇（E₂）、催乳素（PRL）、睾酮（T）。多囊卵巢综合征以雄激素水平高为主要特征；伴有黄体生成素／卵泡刺激素 ≥ 3。如果睾酮的水平增高，需要进一步检查游离睾酮和硫酸脱氢表雄酮。如果长时间不来月经，也可以直接行性激素检查，除了上述项目外，还要包括孕酮（P），主要用来判断是否排卵。多囊卵巢综合征的孕激素水平常常较低，低于 16nmol/L，提示无排卵。促黄体生成素及雌二醇都没有正常排卵前的高峰，约 30% 的病人催乳素也增高。

目前公认的多囊卵巢综合征的诊断标准为：①稀发排卵或无排卵；②高雄激素的临床表现和（或）高雄激素血症；③卵巢多囊性改变。上述 3 条中符合 2 条，并排除其他高雄激素病因，即可诊断为多囊卵巢综合征。根据小丽月经周期延长、闭经、不孕、痤疮、肥胖以及 B 超和性激素检查的结果，不难得出多囊卵巢综合征的诊断。

多囊卵巢综合征对女性健康有哪些影响？

1. 不孕症

由于多囊卵巢综合征病人长期无排卵，育龄女性最明显的表现是不孕症。

2. 子宫内膜增生、子宫内膜癌

由于多囊卵巢综合征病人无排卵，子宫内膜长期受到雌激素的刺激，子宫内膜增厚，在月经来潮时可能出现月经量增多，表现为功能失调性子宫出血，严重时会导致贫血。更严重的是，没有孕激素对抗的子宫内膜过度增长，易出现子宫内膜增生，进而可能发展至子宫内膜癌。

3. 糖尿病、高血压、心血管疾病等

多囊卵巢综合征常常合并胰岛素抵抗。所谓胰岛素抵抗是指人身体的组织、器官对胰岛素敏感性下降，为了纠正这种状况，人体代偿性增

加胰岛素分泌，导致胰岛素水平增加，呈高胰岛素血症。胰腺长期处于高负荷工作状态，随着时间的延长，分泌功能受损、失代偿，即出现2型糖尿病。肥胖、胰岛素抵抗是高血压、心血管疾病的高发因素，因此多囊卵巢综合征病人将来患高血压、心血管疾病的可能性增加。

多囊卵巢综合征如何治疗？

目前对多囊卵巢综合征病人一般采取综合性治疗措施，目的是促进生育，并能预防远期并发症。

1. 生活方式干预

即饮食控制和运动治疗。这是首选的治疗方式，尤其是合并肥胖的人，减肥是一切治疗的基础。科学家们发现，多囊卵巢综合征病人的体重减轻5%～10%，排卵率增加，可提高胰岛素敏感性，改善高胰岛素血症，减少远期并发症的发生。合理的饮食、适量运动是多囊卵巢综合征病人最安全、最廉价的治疗手段。饮食原则是低盐（小于6g/天）、低胆固醇（小于300mg/天）、低热量（根据日常活动量、肥胖程度计算每日所需热量）、高纤维素（大于20mg/天）饮食。简单地说就是多吃蔬菜、水果、粗粮、植物油（橄榄油最佳）、鱼类，辅以少量蛋类、肉类、坚果等。科学运动是减肥的另一项重要手段。建议选择有氧运动，如慢跑、踏车、游泳等。运动强度以中等强度最为适宜。每次运动时间至少持续30分钟，每周运动3～5次。运动强度一般以心率为指导，最简单的计算方法是安静时心率＋20次/分钟；或者采用年龄预计法，即170－年龄（岁）。生活方式改变是减肥和维持体重的主要措施。只有在上述治疗无效时，才考虑使用药物减轻体重。

2. 纠正内分泌失调

主要是降低体内雄激素水平，常用达英－35。达英－35是一种口服避孕药，自月经第 5 天开始服用，连续服用 21 天，停药 3 ～ 5 天后月经来潮。通常需要服用 2 ～ 3 个周期，能有效降低体内雄激素的水平。除此之外，还有妈富隆、糖皮质激素等药物，均有降低雄激素的作用。

3. 改善胰岛素抵抗

首选甲福明（也称二甲双胍）。该药可以改善胰岛素抵抗，使病人睾酮水平下降，痤疮减少，恢复排卵。常用剂量为 1500 ～ 2000mg／天，连续应用 4 ～ 6 周。其次还有罗格列酮和吡格列酮等药物。

患了多囊卵巢综合征可以生育吗？

多囊卵巢综合征病人是可以生育的，但是往往需要医生的协助。促进生育是多囊卵巢综合征治疗的重要方面。诱导多囊卵巢综合征病人排卵，首选氯米酚（也叫克罗米芬）。通过氯米酚的治疗能使 70% 以上的人排卵。具体用法是从月经周期第 3 ～ 5 天开始，每天服 50mg，连续用 5 天。通常在用药后 7 ～ 10 天出现排卵。若治疗 1 ～ 2 个周期无效时，每天剂量增加 50mg。治疗期间测基础体温，观察是否有排卵性双相曲线。也可以 B 超检测排卵，准确把握排卵时间。经过氯米酚治疗 3 ～ 6 个周期若无效，改用促性激素。常用尿促性素（hMG）或重组人促卵泡素（果纳芬等），建议在医生的指导下应用。如果经过上述治疗无效，也可采用手术治疗，如腹腔镜下卵巢打孔术。体外受精－胚胎移植是促进多囊卵巢综合征病人生育的有力措施，近年来兴起的卵母细胞体外成熟培养也是治疗多囊卵巢综合征和促进生育的有效措施。

如何预防远期并发症？

多囊卵巢综合征的糖尿病、心血管疾病以及子宫内膜癌等远期并发症严重危害女性的健康，日益受到人们的重视。通过改变生活方式、改善胰岛素抵抗等一系列措施，能有效减少远期并发症的发生。

总之，尽管多囊卵巢综合征的病因不明，但是通过一系列的综合性治疗，不仅能够使小丽这样的多囊卵巢综合征病人排卵并顺利怀孕，而且能减少远期并发症的发生。

青春期患多囊卵巢综合征怎么办？

朵朵，16 岁，月经初潮后 2 年，月经不规律，周期为 3～6 个月。因为正值青春期，朵朵脸上的痘痘看起来也比较多。后来去医院检查，医生诊断为多囊卵巢综合征（PCOS）。朵朵心里害怕极了，不明白为什么得了这样的病，更苦恼的是她不知道接下来该怎么办。

青春期 PCOS 有什么表现？

很多人都认为女孩刚来月经的那几年，月经不正常可以不用管，其实这是不对的。青春期 PCOS 的主要表现有以下几点：①月经不规律，稀发或继发性闭经；②脸上或身体其他部位持续性生痘、长痤疮，多毛；③肥胖，指女性体质指数 $\geqslant 25\mathrm{kg/m^2}$，胰岛素抵抗表现如腹型肥胖、黑棘皮症等；④高雄激素血症；⑤卵巢增大或多囊状态。若有以上 4 种情况，要引起高度重视，并及时到医院就诊。

青春期 PCOS 怎么治疗？

青春期 PCOS 的治疗主要包括近期目标和远期目标。近期目标主要是控制多毛、痤疮及体重，调节月经周期等。远期目标主要是预防肥胖、不孕、糖尿病、子宫内膜增生及心脏疾病等。

1. 非药物治疗

PCOS 是一种与生活方式相关的疾病，对于超重、肥胖的青春期 PCOS 病人来说，调整生活方式是首要的治疗方式。现在由于生活水平提高了，孩子们喜欢吃而不爱运动，所以提倡饮食疗法和运动疗法，例如经营养师合理调配的饮食食谱、中等强度的有氧运动（跑步、跳绳、瑜伽等）都有利于青春期 PCOS 的改善。科学研究显示，青春期 PCOS 病人通过生活方式的干预，体重、黄体生成素（LH）、睾酮（T）明显降低，胰岛素抵抗和月经不规律现象得到显著改善。另外，青春期孩子心理极其脆弱，所以除了饮食疗法和运动疗法之外，还应对其进行心理教育，消除其焦虑、抑郁等负面情绪，使其平稳度过青春期。

2. 口服避孕药（OCs）治疗

口服避孕药是公认的可改善多毛、痤疮等临床症状的方法，不但能够有效抑制雄激素的分泌，同时通过多种方式对抗雄激素，往往在用药 3 个周期后可有效降低睾酮、雄烯二酮和 LH/FSH 比值，在第 6 个周期后可改善多毛和痤疮等症状。常用的避孕药主要包括达英 -35、妈富隆及优思明等。

3. 胰岛素增敏剂治疗

胰岛素增敏剂主要包括双胍类的二甲双胍、噻唑烷二酮类化合物如罗格列酮等，可有效改善内分泌及代谢异常。二甲双胍可降低肝脏葡萄糖的生成及高胰岛素血症水平，增加胰岛素的敏感性，从而达到促进卵泡发育和排卵的目的。罗格列酮和匹格列酮可有效改善外周葡萄糖利用，降低血糖水平。

4. 其他

其他治疗方法有中医中药治疗、联合用药治疗等。

总之，生活方式改变是青春期 PCOS 的一线治疗方式，避孕药及胰岛素增敏剂虽能改善生殖功能和内分泌代谢，但有不良反应，应根据病人的不同情况实施个体化治疗。

多囊卵巢综合征促排卵期间需要注意什么?

思思,32岁,患多囊卵巢综合征(PCOS)4年。近期为了实现怀宝宝的梦想,打算接受促排卵治疗,目前心情既紧张又忐忑。思思在促排卵治疗期间需要注意什么呢?

有生育要求的多囊卵巢综合征病人,在调整内分泌治疗的前提下,促排卵治疗成为首选的治疗方法,其目的是成功排卵,顺利怀孕。在应用促排卵药物的过程中采用超声监测卵泡大小十分重要,不仅可以了解卵泡的发育情况,适时加减调整药物剂量,并且及时地指导同房。另外还需注意以下几项。

1. 轻松愉悦的心情

要想优生优育,首先准爸爸妈妈必须保持良好、稳定的情绪,如果经常烦躁、急躁、忧郁,会使大脑皮质功能紊乱,从而造成神经系统和内分泌失调。

2. 均衡的营养,强健的身体

合并肥胖的PCOS病人首先要减轻重量,节制饮食和运动是基本方法。在运动的同时,要保证充足的营养和睡眠,这样才能提高卵子的质量,达到优生优育的目的。

3. 注意预防并发症发生

PCOS促排卵治疗时要注意预防并发症,最常见的并发症是多胎妊娠和卵巢过度刺激综合征。基于PCOS本身的特点,卵泡对促性腺激素(Gn)敏感,在促排卵过程中容易出现多个卵泡的发育,易造成多胎和卵巢过度刺激综合征(OHSS,对促排卵药物过度反应所致,轻者腹胀胸闷,腹水,少尿;重者出现脑血栓、肾功能障碍)。因此,医生在促排卵期间会非常谨慎，Gn 用量小，观察次数多。此时，你要做到以下三点：第一，要有耐心，不要催促医生，以免扰乱他的诊疗计划。第二，注意观察身体变化，如出现腹胀等不适症状及时告诉医生。第三，谨遵医嘱，不能随意增加或减少药物用量。

温馨提示：（1）对于 PCOS 病人来讲，促排卵治疗可以增加受孕概率，但并不是每一次都会顺利"长卵"，成功"排卵"，"如期"怀孕，每一次"成功排卵后妊娠"的概率大约为 25%。（2）在促排卵治疗中，病人应该注意心理压力对治疗效果的影响，不要过分纠结卵泡的大小、同房的时间，好像赶火车似的争分夺秒，这样只会影响内分泌的水平，从而影响怀孕。（3）两次促排卵治疗时间应间隔 1～2 个月经周期，虽然着急怀上自己的宝宝，但也要注意休养生息。（4）不要因为一两次的失败，而像霜打的茄子一样垂头丧气，要保持轻松愉悦的心情，从容地面对。相信随着科学技术的发展，尤其是试管婴儿技术的成熟，绝大多数 PCOS 女性能顺利怀孕。

多囊卵巢综合征的远期并发症有哪些？

唐唐，33 岁，结婚 8 年一直未孕，医生诊断为多囊卵巢综合征（PCOS）。一年前行体外受精 - 胚胎移植（IVF-ET）顺利产下一男婴，全家兴奋不已，唐唐也觉得自己终于完成了生育的任务。此后唐唐就不再关注多囊卵巢综合征的治疗，现在她已经又 3 个月没有来月经了。唐唐这样做对吗？

像唐唐一样的 PCOS 病人常常因生育问题而就诊，当完成生育计划之后，就对已有的疾病放任不管或任其发展，但是 PCOS 所引起的内分泌、代谢功能紊乱及其远期健康风险的问题不容忽视。由于 PCOS 病人存在高雄激素血症、胰岛素抵抗及高胰岛素血症等代谢紊乱的情况，这些代谢紊乱一直存在且相互影响，并形成恶性循环，如不进行有效地控制，随着病情的进展，这些病人除了本身的疾病以外，还将不得不面临由这些紊乱造成的代谢综合征及相关疾病的高发病风险。

代谢综合征及相关疾病

1. 糖尿病

PCOS病人存在胰岛素抵抗状态，有发生2型糖尿病的风险。大量的流行病学资料显示，PCOS病人2型糖尿病的发病风险是正常人群的5～10倍；肥胖的PCOS病人中，20～44岁的PCOS病人葡萄糖耐量降低或2型糖尿病患病率达20%～40%，远高于同龄正常妇女的患病率。

2. 高血压

PCOS病人的肥胖、胰岛素抵抗、肾素血管紧张素系统活跃等因素使高血压的发病风险增加。高血压是一种慢性渐进性发展性疾病，因此PCOS病人高血压的发病率也呈如下倾向：30岁之前与正常人群差异不大；30～45岁的发病率为正常同龄人群的3～5倍。

3. 冠心病

高胰岛素血症、代谢综合征等为冠心病的高危因素。如果同时已伴有糖尿病和高血压，则冠心病发病风险将大大增加。高胰岛素血症除引起血脂异常外，血管内皮功能损害是引起动脉硬化的原因之一。

4. 血脂异常

PCOS病人常伴有三酰甘油、总胆固醇、低密度脂蛋白、极低密度脂蛋白、载脂蛋白C-Ⅲ等浓度升高，高密度载脂蛋白、ApoA1浓度降低。肥胖PCOS病人较不肥胖PCOS病人更为明显。

肿瘤

1. 子宫内膜癌

肥胖、糖尿病及高血压是子宫内膜癌的高危因素，称为子宫内膜癌三联征。长期无排卵、高血压、糖尿病、肥胖及不育是 PCOS 及子宫内膜癌的共同特征。PCOS 病人患子宫内膜癌的风险较正常人高 5 倍以上；未经治疗的 PCOS 病人，子宫内膜增生的发生率高达 35%，子宫内膜癌的发生率则达 8%。

2. 乳腺癌及卵巢癌

PCOS 与乳腺癌的关系尚不明确，有研究认为，PCOS 病人绝经后乳腺癌的发病风险是正常妇女的 3～4 倍。关于 PCOS 与卵巢癌的关系目前也无明确的观点，有学者认为 PCOS 病人由于过度促排卵，使卵巢受到持续刺激而发生卵巢癌，这个观点有待于进一步研究加以证实。

总之，PCOS 是一个可以导致远期健康危害的疾病，应该提醒病人注意加强锻炼、长期控制体重、坚持药物治疗，以减少发生远期并发症的风险。

卵巢储备功能下降意味着什么？

湘湘，37 岁，夫妻两个一直努力想要个宝宝，结果每次都没有"中奖"，医生诊断她患有"卵巢储备功能下降"，湘湘觉得害怕极了。

卵巢储备功能是指卵子的数量和质量，反映了女性的生育潜能。卵巢储备功能下降是指卵巢内存留的可募集卵泡数目减少，卵母细胞质量下降，导致生育能力降低或有过早绝经倾向。一般女性一生只有 400～500 个卵泡能够发育成熟并排卵。每次月经周期都会损耗一批卵泡，随着女性年龄的增长，卵巢内卵泡数量越来越少，直到绝经后卵巢萎缩。

卵巢储备功能下降会有哪些危害呢？

"中奖率"直线下降

卵巢储备功能降低是女性生育力降低的危险信号。当卵巢储备功能下降时，病人虽然有正常的月经出现，但是卵子的数量和质量下降，受孕率降低。另外，卵巢对促排卵药物也表现出低反应，即促排卵后获得足够的优质卵子的数量减少，以至于选择质量好的胚胎进行移植的概率降低，妊娠率也随之明显降低。

异常子宫出血

卵巢储备功能下降的病人，因卵巢功能状态的波动而容易出现无排卵性的异常子宫出血，常表现为月经紊乱、经量增多等；严重者可能出现突发性的大量子宫出血，而引起严重贫血、休克等。长期的无排卵或稀发排卵，也容易导致子宫内膜过度增生甚至引发癌变，严重影响女性的健康。

心情变得"不美好"

卵巢储备功能下降对于女性心理通常是一个严重的打击，会影响女性的情绪和心理状态，病人一般会出现焦虑、烦躁、郁闷等情绪。另外卵巢储备功能下降也会导致性激素的波动或下降，雌激素降低会引起潮热、盗汗，部分病人也会出现精神神经症状，包括注意力不集中，情绪激动易怒或情绪低落、无法自控等情况，严重影响女性的工作和生活。

远期影响

卵巢储备功能下降最终将会导致绝经的提前出现，从而引起一系列绝经的远期影响，比如记忆力减退、认知障碍、骨质疏松、心脑血管疾病、性功能减退等。

卵巢是女性真正年轻的一面"镜子"，就像一位学者说过的一样："尽管现代的美容技术已经能够让女人从外表很难明辨实际年龄，然而女性体内最实在的，也是最重要的器官——卵巢，却像树木的年轮一样，一天一天忠实记录着女性的人生经历。"所以，女性朋友们，在适当的时候行动起来，可别让卵子错过了最佳"保质期"。

年纪轻轻会卵巢早衰吗？

玥玥，35 岁，事业型女性，结婚 1 年多一直没怀上宝宝。玥玥的月经经常推迟，近半年来愈演愈烈，现在停经半年了。到医院检查后，医生诊断为"卵巢早衰"。玥玥这么年轻卵巢怎么会早衰？

什么是卵巢早衰？

女性在 40 岁以前发生卵巢功能衰竭、卵巢生殖功能寿命终止的高促性腺激素性（血 FSH 水平超过 40IU/L）闭经，称为卵巢早衰（POF）。

卵巢早衰发病率占全部妇女的 1% ～ 3%，近几年有上升的趋势。目前卵巢早衰的病因不清，认为可能与下列因素有关：先天卵泡储备少或遗传病所致；化学因素，如化疗、放疗、手术、环境内毒物等；病毒感染，如 5% 的女性腮腺炎病人因卵巢受累而致卵巢早衰；免疫功能异常，卵巢自身抗体和抗原结合，破坏了卵泡组织而引起功能衰竭；卵巢抵抗综合征，又称卵巢不敏感综合征；其他，如吸烟、喝酒、失眠、染发等。

卵巢早衰有哪些临床表现？

1. 月经失调及闭经

继发性闭经是卵巢早衰的主要临床表现。40 岁以下女性出现月经稀发、经期缩短、经量减少渐至闭经，或月经规律正常者突然闭经。

2. 不孕不育

表现为原发或继发性不孕不育，以继发性不孕不育多见。

3. 围绝经期表现

病人出现雌激素缺乏的表现，如潮热、出汗、情绪改变、感觉异常、失眠、记忆力减退、生殖器官萎缩等。

4. 伴发自身免疫性疾病的临床表现

伴发自身免疫性疾病，如桥本甲状腺炎、重症肌无力、系统性红斑狼疮等临床表现。

卵巢早衰怎么诊断？

40 岁以下女性出现至少 4 个月以上闭经，并有 2 次或 2 次以上血清 FSH > 40IU/L（两次检查间隔 1 个月以上），LH 升高，E_2 水平 < 73.4pmol/L，伴有子宫、卵巢萎缩，卵巢内缺乏窦卵泡。

卵巢早衰怎么治疗？

治疗时应针对不同年龄和病人的需求制定不同的治疗方案。

1. 一般治疗

指导病人正确认识疾病，取得家属的关心和对治疗的配合。指导病人积极参加体育运动和社会交往，加强营养，并应定期随访。

2. 激素替代治疗

（1）青春期女性：主要是促进性征发育，诱发月经来潮，保护生殖功能，改善性心理状况。

（2）生育期女性：维持女性性征发育及正常的性生活，改善低雌激素引发的症状，预防骨质疏松。

有生育要求的病人可在激素补充疗法的基础上进行促排卵治疗。

（3）辅助生殖技术：卵细胞馈赠，这些病人接受赠卵行试管婴儿的妊娠成功率为 40% ~ 50%。

（4）钙剂和维生素 D：补充钙剂和维生素 D，可有效遏制和预防由于雌激素水平低下导致的骨质疏松症。

哪些人需警惕卵巢早衰？

家族中有月经延迟、月经紊乱，甚至卵巢早衰病人的女性应该引起重视，14% 的有卵巢早衰家族史的女性和 6% 的卵巢早衰病人存在 FMR1 基因的变异。

有自发性骨折病史的年轻女性，如果月经不规律或者有雌激素缺乏的表现，也要当心了，可能是卵巢早衰的征兆。

卵巢对于女性有着不一样的意义，所以莫把卵巢不当回事。由于目前对卵巢早衰的认识还不够清楚，现代女性如何保护好自己的卵巢功能确实是个难题。但是记住时刻给自己一个微笑，身体也会给你一个微笑。

排卵期出血怎么办？

冰冰，27 岁，打算怀孕。可是在正常月经过后的一个星期，又出现少量阴道流血。她忧心忡忡，认为这种异常的阴道流血，会导致不孕的发生。

什么是排卵期出血？

排卵期出血是指女性在月经中期，即排卵期，阴道出现点滴或少量出血，是月经中期出血的最常见类型，属于排卵性功能失调性子宫出血。就 28 天的月经周期而言，排卵期出血通常发生在月经的第 14 ~ 第

16 天，随个体月经周期的不同而有所变化。对许多动物来说，排卵期出血是一种自然现象，是排卵的标志。但是对人而言，一般生理情况下不会出现排卵期出血，但排卵期出血并非罕见，很多女性朋友都可能遇到。如果只是偶尔出现排卵期出血，不必太在意，更不必忧心焦虑。但是，如果这种情况反复出现，就应该到医院就诊。

排卵期出血有哪些临床表现？

1. 子宫出血

子宫出血发生在月经中期，出血时间从 2 ～ 3 小时到 1 ～ 2 天不等，可以自行停止；出血量一般少于正常月经量，可表现为点滴样或白带中带血丝；出血颜色从淡红到红色不等，有时仅为咖啡色分泌物。如果出血量同月经量，或出血时间超过 3 天，就需要到医院检查，以排除其他疾病，如阴道、宫颈、子宫内膜及卵巢的病变。

2. 腹痛

腹痛可轻可重，表现为周期性月经中期下腹部疼痛或不适感，有的还可向腿部放射，即所谓的排卵痛，一般持续几个小时。如果出血同时合并排卵痛，应考虑排卵期出血。

3. 不孕

不孕是因排卵期出血而中止性生活，错过受孕时机所致。

排卵期出血的原因是什么？

关于排卵期出血的原因目前尚无定论，考虑可能与以下因素有关。

1. 雌激素下降

在正常情况下，月经周期由卵泡生长发育、排卵以及黄体的形成、退化所控制。随着卵泡的生长，卵泡分泌的雌激素逐渐增加，在排卵前形成一个高峰。当成熟卵泡破裂即排卵之后，雌激素水平急骤下降，不能维持子宫内膜生长，引起子宫内膜表层局部溃破、脱落，发生突破性少量出血。之后，随着黄体的形成，分泌足量的雌、孕激素，溃破的子宫内膜表层得以迅速修复而停止出血。

2. 排卵前成熟卵泡分泌较多雌激素

个别学者认为，排卵期出血是由于排卵前成熟卵泡分泌了较多的雌激素，导致子宫内膜高度充血，部分红细胞外漏而出血。

怎样诊断排卵期出血？

出现经间期出血，首先需要到医院就诊，进行妇科检查和B超观察，以排除各种引起阴道出血的器质性疾病，如宫颈息肉、子宫内膜息肉、子宫内膜炎、子宫肌瘤等。在排除了器质性疾病后，再考虑排卵期出血。

1. 根据月经周期判断

根据出血发生在月经的中期，伴有轻微的下腹部疼痛，不难做出排卵期出血的诊断。对于月经规律的女性来说，容易识别排卵期出血；如果月经不规律，就很难区分是排卵期出血还是月经。由于排卵通常发生在下次月经来潮前14天左右，因此，对于月经不规律的女性来说，如果出血发生在下次月经来潮前14天左右，也应考虑排卵期出血。

2. 测量基础体温

如果是双相体温，出血发生在体温由低向高转化期间，也就是说在排卵期，也应考虑是排卵期出血。

3. 请医生帮忙

请医生监测卵泡发育以及检测血液中激素水平的变化，分析出血是否发生在排卵期。

如果阴道出血时间较长，出血量也比较多，就不一定是排卵期出血的问题，建议你注意观察出血的量、性状以及持续的时间等。如果出血量多或持续时间长（超过 3 天），甚至出现严重的腹痛等其他症状，提示有妇科疾病，就要及早去医院就诊。

排卵期出血如何治疗？

排卵期出血一般出血量少，时间短，偶尔出现一两次，对健康并无妨碍，多数人能够自愈，无须特殊治疗。

在出血期间应注意多休息，避免过度劳累；注意保持外阴清洁，防止感染；腹痛重时可予腹部热敷；禁食辛、辣、燥等刺激性食品，以免使出血量增多或出血时间延长。

倘若排卵期出血频繁出现，且出血量多，给生活带来不便，影响到性生活与受孕，则需要治疗。如果没有明确的原因，可在排卵前 3 天开始服用低剂量的天然雌激素，如补佳乐，直到超过通常的出血期。对于有明确病因者，需积极去除病因，如切除宫颈和子宫内膜息肉等。针对卵泡发育不良、黄体功能不足，可行促排卵治疗，促进卵泡的发育。

女性须认识到排卵期出血是一种常见的现象，发生时不要过度紧张，应保持情绪稳定。在平素生活中须加强体育锻炼，增强体质，预防排卵期出血的发生。

闭经对生育的影响

闭经为常见的妇科症状，表现为无月经或月经停止。没有月经，生育更是无从谈起。根据既往有无月经来潮，可分为原发性闭经和继发性闭经。原发性闭经指年龄超过 14 岁，第二性征未发育；或年龄超过 16 岁，第二性征已发育，月经还未来潮。继发性闭经指正常月经建立后停止 6 个月，或按自身原有月经周期计算停止 3 个周期以上。青春期前、妊娠期、哺乳期及绝经后的月经不来潮属于生理现象，这里不作讨论。

原发性闭经仅占全部闭经病例的 5%，远不如继发性闭经常见，但因前者多数存在遗传异常（性染色体异常）或先天性生殖器官发育缺陷（无子宫、无阴道、阴道横隔、输卵管缺如、处女膜闭锁等），对生育影响较大，预后一般比继发性闭经差。

目前临床上针对原发性闭经的治疗，若病人存在生殖器官发育缺陷，主要是通过手术尽力恢复生殖器官的正常解剖关系，同时辅以内分泌治疗，以达到恢复正常月经周期及满足生育要求的目的。如果生殖器官发育缺陷大，疗效欠佳。若病人生殖器官发育无严重缺陷，则主要通过激素替代治疗促进生殖器官和第二性征的发育，达到恢复月经周期及生育的目的。

继发性闭经的发生率明显高于原发性闭经，且病因复杂，以下丘脑性闭经最常见，依次为垂体、卵巢、子宫性及下生殖道发育异常闭经。

继发性闭经分为哪几类？

1. 下丘脑性

下丘脑性闭经由中枢神经系统及下丘脑各种功能和器质性疾病引起，功能性原因为主。特点是下丘脑合成和分泌促性腺激素释放激素（GnRH）缺陷或下降，进而引起卵泡刺激素（FSH）和黄体生成素（LH）分泌功能低下，体内无法形成周期性的激素水平变化、卵泡成熟障碍、闭经。精神应激（突然或长期精神压抑、紧张、过度劳累、情感变化等）、体重急剧下降和神经性厌食、长期剧烈运动以及长期服用某些药物（甾体类避孕药等）均引起闭经。

2. 垂体性

腺垂体器质性病变可影响促性腺激素分泌，继而影响卵巢功能引起闭经，包括产后大出血休克引起的垂体梗死、垂体肿瘤和空蝶鞍综合征等导致的闭经。

3. 卵巢性

卵巢分泌的性激素水平低下，子宫内膜不发生周期性的变化而导致闭经，主要由卵巢早衰、卵巢功能性肿瘤和多囊卵巢综合征等引起。

4. 子宫性

由感染（如子宫内膜结核感染）、创伤（人工流产刮宫过多、宫颈锥切、放疗等）导致宫腔粘连而引起，病人月经调节功能正常，第二性征发育也正常。

5. 其他

内分泌功能异常，如甲状腺、肾上腺、胰腺等功能紊乱也可引起闭经。常见的引起闭经的疾病有甲状腺功能减退或亢进、肾上腺皮质功能亢进、肾上腺皮质肿瘤等。

继发性闭经有哪些治疗方法？

1. 全身治疗

全身治疗占重要地位，包括积极治疗全身性疾病，改善体质，供给足够营养，保持标准体重。运动性闭经者应当适当减少运动量。应激或精神因素引起的闭经，应对病人进行耐心的心理治疗，消除精神紧张和焦虑。药物性闭经者，一般停药后均可恢复月经。

2. 激素治疗

明确病因后，给予相应激素治疗以补充体内激素不足或拮抗其过多，达到治疗目的。当病人有生育要求时，可加用促排卵药物治疗。

3. 辅助生殖技术

对于有生育要求者，诱发排卵后未成功妊娠，或合并输卵管问题的闭经病人，或男方因素不孕者可采用辅助生殖技术治疗。

4. 手术治疗

针对各种器质性病因，采用相应的手术治疗。

临床导致闭经的原因多种多样，对生育的影响也不尽相同，只有在仔细分析病因的基础上，明确诊断，给予个体化治疗，才能从根本上解决生育难题。

体重过低会引起闭经吗？

小芳，27岁，一家外资企业高管，身材苗条、气质优雅。为了保持身材，小芳一直在节食。近期工作压力大，她的胃口越来越不好，身体也越来越瘦了，体重指数小于 $17kg/m^2$。令小芳奇怪的是：原来正常的月经逐渐变得不规律，现在已经闭经4个月了，要宝宝的计划也只好搁浅。这是什么原因？小芳心急火燎地来到医院咨询。医生说她是因为太瘦导致了闭经。这是真的吗？

月经受下丘脑－垂体－卵巢轴的调节，其中任何一个部位出现异常，就会导致闭经。下丘脑性闭经是由中枢神经系统包括下丘脑各种功能和器质性疾病引起的闭经，是最常见的闭经。此类闭经的特点是下丘脑合成和分泌促性腺激素释放激素（GnRH）缺陷或下降，导致垂体促性腺激素（Gn）即卵泡刺激素（FSH）和黄体生成素（LH），特别是LH的分泌低下，无法刺激卵泡发育和内膜生长，导致闭经。

下丘脑性闭经有哪些原因?

下丘脑性闭经在临床上按病因可分为功能性、基因缺陷或器质性、药物性三大类，其中以功能性闭经为主。

1. 功能性闭经

此类闭经是因各种应激因素抑制下丘脑 GnRH 分泌引起的闭经，及时治疗可逆转。

（1）应激性闭经：巨大的精神打击或环境改变等可引起内源性阿片类物质、多巴胺和促肾上腺皮质激素（ACTH）释放激素水平应激性升高，从而抑制下丘脑 GnRH 的分泌。

（2）运动性闭经：运动员在持续剧烈运动后可出现闭经，与病人的心理、应激反应程度及体脂下降有关。若体质量减轻 10%～15%，或体脂丢失 30% 时将出现闭经。

（3）神经性厌食所致闭经：因过度节食导致体质量急剧下降，最终导致下丘脑多种神经内分泌激素分泌水平降低，引起垂体前叶多种促激素，包括 LH、FSH、ACTH 等分泌水平下降。临床表现为厌食、极度消瘦、低 Gn 性闭经、皮肤干燥，低体温、低血压、各种血细胞计数及血浆蛋白水平低下，重症可危及生命。

（4）营养相关性闭经：慢性消耗性疾病、肠道疾病、营养不良等导致体质量过度降低及消瘦，均可引起闭经。

2. 基因缺陷或器质性闭经

（1）基因缺陷性闭经：是指因基因缺陷引起的先天性 GnRH 分泌缺陷，主要存在伴有嗅觉障碍的 Kallmann 综合征与不伴有嗅觉障碍的特发性低 Gn 性闭经。

（2）器质性闭经：罕见，主要由颅咽管瘤引起。

3. 药物性闭经

长期使用抑制中枢或下丘脑的药物，如抗精神病药物、抗抑郁药物、避孕药、甲氧氯普胺（其他名称：灭吐灵）、鸦片等可抑制 GnRH 的分泌而致闭经。

下丘脑性闭经有哪些治疗方法？

功能性闭经时，全身治疗占重要地位，如对神经、精神应激起因的病人应进行有效的心理疏导；低体质量或因过度节食、消瘦所致闭经者应调整饮食，加强营养；运动性闭经者应适当减少运动量及训练强度。

对于基因缺陷导致的闭经，应根据具体情况给予相应激素治疗以补充体内激素不足。对于有生育要求的病人给予促排卵治疗，效果不理想时可借助辅助生殖技术。

药物性闭经者，一般停药后均可恢复月经。

由上述内容可见，小芳属于体重过低、体脂过低引起的闭经，这属于下丘脑性闭经。对于这种闭经要进行详细体格检查，排除器质性疾病，建议她立即停止节食、增加体重，改善身体的营养状况，相信月经会来潮，要宝宝的计划也会很快实现。

产时大出血会引起闭经吗？

随着二孩政策全面放开，很多妈妈又进入了孕妇的行列。小米的妈妈也想再要宝宝了。但是在生小米时，妈妈产后大出血，经过医生的抢救才脱险，可谓是九死一生。自第一次分娩后，小米妈妈就闭经了。到医院检查后，医生告诉她可能是垂体性闭经。那么什么是垂体性闭经呢？

垂体性闭经病变在垂体，以器质性病变为主，导致促性腺激素（Gn）

分泌减少或停止，继而影响卵泡发育，引起闭经。

垂体性闭经的原因有哪些？

1. 席恩综合征

席恩（Sheehan）综合征是由于产后大出血、休克导致的腺垂体急性梗死和坏死，可引起腺垂体功能低下，导致低血压、畏寒、嗜睡、食欲减退、贫血、消瘦、产后无泌乳、脱发及低 Gn 性闭经。像小米妈妈就属于席恩综合征。

2. 垂体肿瘤

位于蝶鞍内的腺垂体中各种腺细胞均可发生肿瘤，最常见的是分泌催乳素（PRL）的腺瘤，闭经程度与 PRL 对下丘脑促性腺激素释放激素（GnRH）分泌的抑制程度有关。

3. 空蝶鞍综合征

由于蝶鞍隔先天性发育不全，或肿瘤及手术破坏蝶鞍隔，使充满脑脊液的蛛网膜下腔向垂体窝（蝶鞍）延伸，压迫腺垂体，使下丘脑分泌的 GnRH 和多巴胺经垂体门脉循环向垂体的转运受阻，从而导致闭经，可伴 PRL 水平升高和溢乳。

4. 先天性垂体病变

先天性垂体病变包括单一 Gn 分泌功能低下的疾病和垂体生长激素缺乏症。前者可能是 LH 或 FSH α、β 亚单位或其受体异常所致，后者则是由于脑垂体前叶生长激素分泌不足所致。

垂体性闭经有哪些治疗方法？

1. 一般治疗

注意休息、保暖，给予高热量、高蛋白、高维生素饮食。

2. 病因治疗

对于垂体肿瘤病人，应根据肿瘤部位、大小及性质确定治疗方案。对于催乳素瘤病人常采用药物治疗，手术多用于药物治疗无效或巨腺瘤产生压迫症状者。其他中枢神经系统肿瘤，多采用手术和（或）放疗。

3. 激素替代

明确病因后，给予相应激素治疗以补充体内激素不足，达到治疗目的。

4. 促排卵治疗

对于像小米妈妈一类有生育要求的病人，可以进行促排卵治疗，使其有机会获得妊娠。如果治疗效果不理想，可以借助辅助生殖技术。

人工流产后为什么闭经？

玲玲，30岁，是一位年轻的妈妈。4个月前，玲玲又怀孕了，考虑到孩子才1岁，再生育后会照顾不周，就行人工流产术。玲玲术后一直没有月经来潮，并且每隔一个月左右下腹会坠胀、疼痛。到医院检查，医生考虑可能是术后出现宫颈或宫腔粘连，导致继发性闭经。医生告诉她这属于子宫性闭经。

子宫性闭经的原因有哪些？

子宫性闭经分为先天性和继发性两种。

先天性子宫性闭经的病因包括苗勒管发育异常的 MRKH 综合征和雄激素不敏感综合征；继发性子宫性闭经的病因包括感染、创伤导致宫腔腔粘连引起的闭经。

1.MRKH 综合征

该类病人卵巢发育、女性生殖激素水平及第二性征完全正常，但由于胎儿期双侧副中肾管形成的子宫段未融合而导致先天性无子宫，或双侧副中肾管融合后不久即停止发育，子宫极小，无子宫内膜，并常伴有泌尿道畸形。

2. 雄激素不敏感综合征

病人染色体核型为 46，XY，性腺是睾丸，血中睾酮为正常男性水平。但由于雄激素受体缺陷，使男性内外生殖器分化异常。雄激素不敏感综合征分为完全性和不完全性两种。完全性雄激素不敏感综合征病人自幼均按女性生活，成年后原发闭经，女性体态，青春期乳房发育，乳头发育差，无阴毛，腋毛无或稀少，女性外阴，大小阴唇发育较差，阴道呈盲端，无宫颈和子宫。不完全性雄激素不敏感综合征病人可存在腋毛、阴毛，但外生殖器性别不清。

3. Asherman 综合征

为子宫性闭经最常见原因。多因人工流产刮宫过度或产后、流产后出血刮宫损伤子宫内膜，导致宫腔粘连而闭经。流产后感染、产褥感染、子宫内膜结核感染及各种宫腔手术所致的感染，也可造成闭经。因宫颈上皮内瘤变而行宫颈锥切手术所致的宫颈管粘连、狭窄也可致闭经。玲玲系手术后闭经，首先考虑是 Asherman 综合征。

4. 其他

手术切除子宫或手术去除子宫内膜也可导致闭经。

子宫性闭经有哪些治疗方法？

1. 心理疏导

先天性子宫性闭经病人多存在性器官发育异常及假两性畸形，严重影响到正常的性生活及生育功能；宫腔粘连等继发性子宫性闭经治疗效果差，这些都严重危害到女性生殖生理及身心健康，病人容易出现沮丧、自卑、抑郁和丧失自信心等。医生应指导病人正确认识疾病，重视心理调节。

2. 手术治疗

手术为子宫性闭经的主要治疗手段。

MRKH 综合征病人由于没有子宫，无法实现生育，阴道成形术可为病人再造一个在解剖和功能上都接近正常的阴道，解决病人婚后性生活的问题。近年来国外学者尝试为 MRKH 综合征病人行子宫移植术并获得活产儿，但是目前该技术尚处于研究阶段，未能在临床上广泛应用。

完全性雄激素不敏感综合征病人女性化程度高，临床治疗的关键在于适时的睾丸切除（因有发生肿瘤的风险）和必要的阴道重建。

对于 Asherman 综合征病人，根据损伤部位进行粘连分离手术可作为首选治疗手段。目的在于恢复宫腔解剖学形态及宫腔容积，治疗相关症状（不孕、疼痛等），预防再粘连形成，加用雌激素可促进子宫内膜再生修复，使病人尽可能恢复生育能力。

人工流产会引起继发性不孕症吗？

27 岁的小丽身体一直很好，备孕近一年来却没有怀孕。不久前她到医院就诊，经详细了解后，医生得知原来小丽之前曾经做过 3 次人工流产（药物流产 1 次、无痛手术流产 2 次）。经检查发现，小丽的双侧输卵管不通。医生告诉小丽，输卵管不通是导致不孕的主要原因。

人工流产可分为药物流产和手术流产两种方法。无论是药物流产还是手术流产都可导致继发性不孕症。导致继发性不孕症的因素包括盆腔炎、输卵管炎症、子宫内膜损伤、子宫内膜异位症和月经失调等，这些因素正是人工流产术后的常见并发症。

药物流产是指通过使用米非司酮和米索前列醇两种药物，而达到终止妊娠的方法，适用于孕 7 周以内的早期妊娠，一般认为孕周越小药物流产的效果越好。药物流产常见的近期并发症包括流产失败、出血量多、出血时间长、不全流产、贫血和感染等；而远期并发症包括慢性盆腔炎、子宫内膜异位症和继发性不孕症等。

手术流产包括负压吸宫术和钳刮术。在静脉麻醉下行负压吸宫术，俗称"无痛人流"。负压吸宫术适用于孕 10 周以内的早孕者，而孕 10 ～ 14 周者则需要行钳刮术。手术流产常见的近期并发症包括子宫穿孔、出血、吸宫不全、术后感染等；远期并发症包括宫颈和宫腔粘连、慢性盆腔炎、月经异常、子宫内膜异位症及继发性不孕症等。

近年来，我国 30 岁以下的女性重复人工流产可高达 50%。随着人工流产的次数增多，流产并发症的发生率也随之增高。科学家们发现，88.2% 的继发性不孕症病人有人工流产史，并且人工流产次数越多，继发性不孕症的发生率越高。无论是药物流产还是手术流产，流产者都承担着一定的风险。因此，呼吁育龄期女性采取高效、安全的避孕措施，避免重复人工流产。

育龄期的女性一旦出现停经，要及时去有资质的正规医院施行终止妊娠手术，千万不能听信一些网络、广告的宣传而去"黑诊所"。意外妊娠的女性在药物或手术流产前，除了接受相关的体格检查和辅助检查外，自身还要注意营养、休息，避免感冒，以免影响或延误手术。无论是药物流产还是手术流产后的女性，均需严格按照医生的要求按时来医院复诊。一旦出现异常出血、腹痛、发热等情况，要及时到医院就诊。术后除注意休息、营养及个人卫生外，一个月内禁止性生活，禁止盆浴。科学避孕、坚持避孕是远离人工流产伤害，避免发生继发性不孕症的关键。

输卵管积水对生育有影响吗?

小云，32岁，婚前曾经做过2次人流手术，但结婚后试孕了2年，一直没怀上孩子，到医院查了子宫输卵管造影，医生告诉她左侧输卵管有积水，右侧输卵管周围粘连，建议她手术。于是她接受了腹腔镜手术，术中顺利将左侧积水输卵管做了整形，重新造了输卵管伞，右侧输卵管周围粘连也得到了彻底的分离。术后半年小云顺利怀孕了。

什么是输卵管积水?

输卵管积水是慢性输卵管炎症的常见类型。输卵管出现炎症后，输卵管伞端闭锁，输卵管黏膜细胞分泌的浆液性渗出物聚集于管腔内，或因输卵管脓肿内的脓液吸收后被浆液性渗出物代替，最终均会形成输卵管积水。输卵管积水的高危因素有性传播疾病感染史如淋病、沙眼衣原体感染，多次人流手术或药物流产，手术史如阑尾切除术、宫外孕手术、卵巢肿瘤手术，以及盆腔结核等。积水输卵管表面光滑，根据管壁厚薄又分为薄壁积水和厚壁积水。由于输卵管系膜不能随积水输卵管囊壁的增长扩大而相应延长，故积水输卵管向系膜侧弯曲，形态似腊肠状或曲颈蒸馏瓶状，多与周围组织粘连。

输卵管积水为什么会引起不孕症?

输卵管积水等输卵管因素约占女性不孕症病因的40%。输卵管积水时伞端往往完全闭锁，导致输卵管不通，从而导致不孕。即便伞端不完全闭锁，由于输卵管积水会破坏输卵管黏膜，影响黏膜层纤毛功能，黏膜皱襞减少，影响输卵管拾卵、运输卵子和受精等功能；并且输卵管积水时常并发输卵管周围严重粘连，影响输卵管蠕动功能，因而导致不孕。近年来有研究表明，积水输卵管内液体返流入宫腔还会对胚胎产生毒害作用，影响子宫内膜容受性，导致受精卵无法着床，这已经引起人们关注。

输卵管积水有何症状？

输卵管积水病人既往可能有腹痛等急性盆腔炎病史，而当输卵管积水形成时，炎症往往早已慢性化，所以病人平时多无自觉症状，仅仅以不孕症为唯一临床表现，少数病人会有轻度的下腹不适或者腰酸等症状。

输卵管积水如何诊断？

子宫输卵管造影是目前确诊输卵管积水最简便可靠的方法。造影过程中输卵管全程显影并见伞端增粗扩张，弥散片中提示一侧或双侧输卵管残留造影剂，盆腔内无造影剂弥散（图2-2）。某些大的积水可以在超声上显示出来，表现为子宫一侧或者双侧出现不规则液性暗区，呈腊肠状，管内可见异常回声等。但超声诊断的敏感度不高，小的输卵管积水常无法诊断。腹腔镜检查可直接确诊输卵管积水，准确度最高，但由于是有创检查且费用昂贵，一般不作为首选检查，多在造影确诊后治疗时应用。

输卵管积水如何治疗？

输卵管性不孕的治疗有两种方法，一是手术治疗，二是体外受精－胚胎移植（试管婴儿）。

1. 手术治疗

在腹腔镜下可以疏通堵塞的输卵管，分解输卵管周围的粘连，使输卵管恢复正常的结构和功能。如输卵管积水手术时，可以打开积水的输卵管，放出里面的积水，然后重新造瓣，外翻缝合伞端成型（图2-3）。

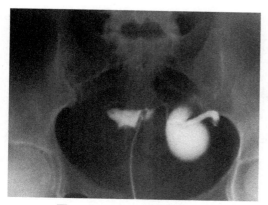

图 2-2　输卵管积水造影

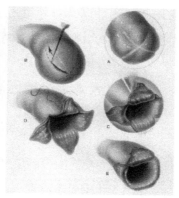

图 2-3　输卵管积水手术模式图

绝大多数人在术后 1 年内怀孕，因此病人术后应抓紧时间妊娠，必要时可监测排卵，指导同房或接受宫腔内人工授精来提高妊娠率。但是由于输卵管积水会影响输卵管纤毛功能，所以即使术后输卵管恢复通畅，也无法保证输卵管功能一定恢复正常，因此术后仍然存在不孕或者宫外孕可能。据报道术后成功妊娠率为 20% ～ 40%，宫外孕发生率为 5% ～ 18%。手术效果与输卵管积水类型、大小等因素相关。薄壁积水、积水直径小于 3cm，术后成功妊娠率较高。如果输卵管管壁全层受累，管壁增厚变硬或黏膜形成瘢痕，术后妊娠率则较低。病人接受腹腔镜手术前应充分认识到术后积水复发、术后发生宫外孕等可能。对于严重积水的输卵管，病人可选择直接腹腔镜下切除或结扎输卵管后接受试管婴儿治疗。

2. 辅助生殖技术

体外受精－胚胎移植（试管婴儿）技术能有效地解决输卵管堵塞、精卵不能相遇的问题，是治疗输卵管性不孕的有效手段。输卵管积水严重、术后 1 年仍未妊娠、丈夫严重少弱精，以及盆腔结核造成输卵管积水病人自然妊娠概率渺茫，应行试管婴儿助孕。但积水输卵管会降低子宫内膜容受性以及对种植胚胎造成毒性作用，因此在做试管婴儿前，常常需要切除或结扎积水输卵管，以提高试管婴儿的成功率。

高催乳素血症影响怀孕吗？

小宁，29 岁，结婚 1 年半未生育。平常月经不规律、月经量少，最近 3 个月没有月经来潮。性激素六项检查示"垂体催乳素（PRL）67μg/L"，医生诊断为高催乳素血症。

其实，像小宁这种情况在不孕症病人中并不少见。很多朋友可能问：高催乳素血症是怎么形成的？对怀孕有影响吗？该如何治疗呢？下面我们就来谈谈高催乳素血症对怀孕的影响。

什么是高催乳素血症？

各种原因导致血催乳素（PRL）水平持续增高（> 25μg/L）的状态称为高催乳素血症。测定 PRL 水平时，对于采血有严格的要求：早晨空腹或进食纯碳水化合物早餐，于上午 9 ～ 11 时到达医院，先清醒静坐半小时，然后取血。

导致血催乳素异常增高的原因有哪些？

1. 下丘脑疾病

颅咽管瘤、炎症等病变影响催乳素抑制因子（PIF）的分泌，导致催乳素升高。

2. 垂体疾病

垂体疾病是引起高催乳血症最常见的原因，以垂体催乳素瘤最常见。1/3 以上病人为垂体微腺瘤（直径 < 1cm）。空蝶鞍综合征病人血清催乳

素也升高。

3. 原发或继发性甲状腺功能减退

原发或继发性甲状腺功能减退病人促甲状腺激素释放激素增多，刺激垂体催乳素分泌。

4. 药物影响

抗精神性药物、镇静剂、止吐剂、抗抑郁药、雌激素、避孕药和抗胃溃疡药等均可引起血清催乳素轻度或明显升高。

5. 其他

多囊卵巢综合征、自身免疫病、创伤（垂体柄断裂或受损）以及其他不明原因也可引起催乳素升高。

高催乳素血症对怀孕有什么影响？

过高的催乳素抑制下丘脑－垂体－卵巢轴功能。血催乳素升高致下丘脑产生多巴胺增多，抑制下丘脑促性腺激素的合成和释放，降低卵巢对促性腺激素的反应，抑制卵泡的发育与成熟，影响雌激素合成，不能形成排卵前的黄体生成激素峰，导致排卵障碍、月经稀少或闭经；使性欲减退、生殖器萎缩，严重者致骨质疏松；还可干扰受精和胚胎发育，导致不孕、流产等。此外，还会导致特征性的溢乳。垂体催乳素瘤增大明显时，病人会出现头痛、眼花及视觉障碍等症状。

高催乳素血症怎么治疗？

有怀孕意愿的病人应积极治疗，目标是使 PRL 水平恢复正常，缩小垂体催乳素肿瘤体积，恢复正常月经和排卵，减少并发症并预防复发。

在正常人群中，10% 的人有微腺瘤，对微腺瘤病人随诊 10 年，发现只有 7% 的人腺瘤增大，因此无症状的微腺瘤不需治疗。药物性高催乳血症停药 3 天后复查血 PRL，如无明显升高一般不需治疗。血 PRL 水平轻度升高的病人若无明显症状，有规律排卵、月经，可密切随访。若病人已有明显症状，需积极治疗，使 PRL 水平恢复正常，并密切随访。

具体治疗方法如下。

1. 药物治疗

常用的药物包括溴隐亭、卡麦角林以及克瑞帕。溴隐亭疗效与个体敏感性有关，不良反应包括恶心、头痛、嗜睡及体位性低血压等。卡麦角林与溴隐亭的不良反应相似，但症状较轻，持续时间较短。溴隐亭在孕妇的研究中有较高的安全性，出于安全性考虑，有生育要求的病人以选择溴隐亭为主。

2. 手术治疗

当垂体肿瘤产生明显压迫及神经系统症状或药物治疗无效时，就要考虑手术切除肿瘤了。手术前短期服用溴隐亭能使垂体肿瘤缩小、术中出血减少，有助于提高疗效。

3. 放射治疗

放射治疗用于不能坚持或耐受药物治疗、不愿手术、不能耐受手术的病人。放射治疗显效慢，可能引起垂体功能低下、视神经损伤、诱发肿瘤等并发症，不主张单纯放疗。

相信大家了解到这些之后，对之前的问题应该有了明确的答案。患了高催乳素血症后不必过分紧张，但也不可忽视，应调整好心态，在专业医生的帮助指导下积极进行个体化治疗，相信一定能孕育出健康的宝宝！

肥胖能引起不孕吗？

小玲，30 岁，身高 160cm，体重 75kg。婚后 2 年未孕。平时月经不规律，基础体温检测提示没有排卵。拟近期生育而到医院检查，性激素检查未见明显异常。医生认为肥胖是导致不排卵、不孕症的原因，建议小玲减轻体重。小玲非常震惊，没想到肥胖除了影响形象外，还影响生育。

社会经济的发展使人们的生活方式发生变化，如饮食结构的改变（摄取高热量的食物）、坐车多走路少、坐式工作等，使越来越多的人加入肥胖的行列。像小玲这样的肥胖女性常常月经不规律，甚至闭经，怀孕更是无从谈起。肥胖能引起不孕吗？

肥胖是一种疾病吗？

肥胖症是指体内脂肪细胞数目增多或体积增大。早在 1948 年，肥胖就被认为是一种疾病，但直至 1980 年才引起人们的重视。肥胖症与多种慢性疾病，如代谢综合征、高血压、2 型糖尿病、血脂代谢异常、冠心病、胆道疾病、睡眠呼吸暂停综合征、骨关节炎等有关。对于女性而言，肥胖症可以引起无排卵或稀发排卵、月经失调、不孕等，甚至引起肿瘤，如子宫内膜癌等。

如何诊断肥胖症？

目前对于肥胖症的诊断尚缺乏世界统一规范的标准，主要诊断方法分为两大类：体重测定法和体脂测定法，常用前者。

1. 体重测定法

（1）体重指数（body mass index，BMI）

BMI = 体重（kg）／身高（m²），是临床上最常用来评价肥胖症程度的指标。1998 年，世界卫生组织（WHO）肥胖顾问委员会按 BMI 对肥胖症进行了分类，但是由于人种的不同，这种基于欧洲白人的标准并不适用于亚太地区和中国。所以，国际肥胖研究协会（IASO）和国际肥胖工作组（IOTF）于 2000 年共同制定了《对亚太地区肥胖及防治的重新定义》，提出该地区肥胖症与超重的诊断标准（表2-1）。

表 2-1　亚洲成人根据 BMI 对体重的分类

分类	BMI（kg/m²）	相关疾病的危险性*
体重过低	< 18.5	低（但其他疾病危险性增加）
正常范围	18.5～22.9	平均水平
超重	≥ 23	有所增加
肥胖前期	23～24.9	增加
Ⅰ度肥胖	25～29.9	中度增加
Ⅱ度肥胖	≥ 30	重度增加

注：*相关疾病指糖尿病、高血压、冠状动脉粥样硬化性心脏病。

（2）标准体重计算法

身高< 165cm 者，标准体重（kg）= 身高（cm）-100；

身高为 166～175cm 者，标准体重（kg）= 身高（cm）-105；

身高为 176～185cm 者，标准体重（kg）= 身高（cm）-110；

正常人体重波动在 ±10% 左右。标准体重的 120% 为肥胖症，其中 ≥ 120% 为轻度肥胖，≥ 150% 为重度肥胖。

2. 体脂测定法

测量方法有水下测定身体密度法（hydrodensitometry）、生物电阻抗分析法、双能 X 线吸收法（DEXA）、整体电传导法（TOBEL）、超声波检查法、计算机 X 线断层摄影术(CT)或磁共振显像法(MRI)等多种方法。体脂测定法准确，但测量困难，多应用于临床基础研究中。

肥胖症如何分类？

脂肪分布决定肥胖症相关的危险性。根据脂肪分布的不同，临床上提出了女性型肥胖和男性型肥胖的概念。女性型肥胖病人脂肪主要分布于臀部和大腿，又称为"非向心性"肥胖。男性型肥胖病人的脂肪组织主要分布于腹部皮下和腹腔内，又称为"向心性"肥胖，这类肥胖更易表现为脂代谢紊乱、糖代谢紊乱及心血管疾病。WHO（1995）推荐的测量腰围（WC）、臀围（HC）的方法如下：穿薄内衣，测量腰围时，被测量者的双脚分开 25 ～ 30cm，体重均匀分布在双腿上，测量位置在水平为髂前上棘与第 12 肋下缘连线的中点。测量者坐在被测者一旁，将皮尺紧贴身体，但不能压迫软组织。臀围则通过环绕臀部最突出点测量周径而得到。中国肥胖问题工作组建议：男性腰围 ≥ 85cm，女性腰围 ≥ 80cm 为腹型肥胖。

研究发现，"向心性"肥胖女性的生殖功能更易受到影响，腰臀比（WHR）＞ 0.8 的腹型肥胖妇女较腰臀比 ≤ 0.8 的下半身肥胖妇女相比，月经不规律及闭经的相对危险分别为 1.56 和 2.29，乳腺癌及子宫内膜癌的危险也增加。

肥胖症对生殖功能有影响吗？

正常月经和生殖功能的维持需要一定的脂肪储存量和足够的营养环境，体重对生殖功能的影响呈倒 U 字型，即体重极高和极低时生育能力下降。

肥胖尤其是"向心性"肥胖，易造成胰岛素抵抗和高胰岛素血症。胰岛素抵抗可以通过多种机制引起高雄激素血症，影响卵泡的生长和发育。除此之外，肥胖症病人还存在瘦素抵抗。瘦素通过中枢和外周两种调节作用，阻断卵泡刺激素（FSH）对卵泡生长的刺激作用，抑制卵泡发育、排卵，导致肥胖妇女生育能力降低。高浓度的瘦素抑制卵泡膜细胞产生雄烯二酮，阻止雄烯二酮芳香化作用，减少雌二醇合成，影响子宫内膜发育，从而导致不育。

研究发现，部分不育或生殖功能下降的病人表现为肥胖或超重。流行病学资料显示，肥胖对生育能力影响很大，可以导致月经失调、无排卵、不育、流产、妊娠结局不良等。肥胖妇女无排卵和多囊卵巢发生率为 35%～60%。与正常体重的妇女相比，肥胖妇女在自然周期和不育治疗周期中的妊娠率均低，诱导排卵率和试管婴儿的成功率亦低。肥胖症病人在促排卵的过程中，需要的促性腺激素量大，排卵率低，甚至内膜的生长受到影响。可见，肥胖对不孕症的治疗结局也存在负面影响。

不孕的肥胖症病人首要的治疗措施是什么？

改变生活方式可以减轻体重和胰岛素抵抗，是不孕的肥胖症病人首要的治疗措施，也是最安全和廉价的有效治疗手段。研究发现，体重减轻 5%～10%，肥胖症病人生殖内分泌的异常得到明显改善，胰岛素抵抗被纠正，排卵恢复，对促排卵药的反应提高。

减轻体重采用"饮食控制 + 运动 + 行为"的综合方法。以运动、饮食调整为基础，行为改变为关键。以日常生活为基本场合，家庭成员、肥胖者共同参加，创造一个轻松环境，使之持之以恒。

1. 饮食疗法

饮食疗法的目的是通过减少食物中的热卡，对人体摄入的总热量加以控制，以减轻体重。建议每天摄入热能 3344～5016 千焦耳，可以请营养师进行营养素搭配。

2. 运动疗法

运动疗法是通过使脂肪组织中储存的三酰甘油分解，其分解释放的脂肪酸作为能量来源被肌肉组织所消耗，使人体对热量的收支呈平衡或负平衡状态，从而达到减少脂肪、控制肥胖的作用。建议采用有氧运动方式，如慢跑、踏车、游泳等。运动强度以中等强度最为适宜，低强度运动达不到治疗效果。运动强度一般以心率为指导，即靶心率（次 /min)= 安静时心率 +20 次 /min，或者采用年龄预计法，即靶心率（次 /min)=170 － 年龄。每次运动时间至少持续＞30min，每周运动 3～

5 次。运动疗法减重效果肯定，又能增强体质，历来是减重的基本方法。

3. 行为疗法

行为疗法（behavior therapy）是在心理医师的指导、家属的帮助和监督下，使病人逐步自觉地改掉易于引起疾病的心理状态和生活习惯，而代之以有利于疾病治疗的心理状态和生活习惯。研究发现，肥胖病人因为肥胖而愈加自卑，不愿与人交往、不愿运动，以免使自己暴露在大家面前；月经失调、不育使她们对自己的生育能力感到质疑，从而产生自卑、抑郁、焦虑的情绪，有人甚至自暴自弃，暴饮暴食，不愿运动。其实，在实际生活中，减轻体重并不困难，困难的是保持体重。在心理医师的指导、家属的帮助和监督下，使病人逐步自觉地改掉不良生活习惯的行为治疗显得尤为重要。

4. 其他

通过上述治疗，多数病人能有效减轻体重，个别无效病人也可以考虑药物、针灸等治疗方法。

总之，肥胖症不仅与不孕症密切相关，而且危害远期的健康。通过一系列措施减轻体重，不仅可改善生殖内分泌异常和不孕，而且有利于身体健康和生活质量的提高。

甲状腺疾病与不孕症相关吗？

小刘，32 岁，结婚 3 年了，看着周围的同事姐妹们接二连三地当上了妈妈，心里越来越着急，希望自己也能赶快生一个漂亮宝贝。可小两口努力了几年，至今未能如愿。在父母及朋友们的建议下，小刘也多次去医院检查过不孕的原因，仍找不出病症所在。1 个月前体检时，发现有两项甲状腺功能的指标不正常。难道是因为甲状腺出了问题而造成不孕的吗？平常能吃能睡自认为很健康的小刘，带着满脑子的疑虑去咨询了内分泌科医生。

其实，大多数人对甲状腺缺乏了解。殊不知，甲状腺疾病十分常见，这是育龄期妇女常见的内分泌疾病，发病率仅次于糖尿病。正常的甲状腺不仅仅在身体能量代谢及生长发育等方面发挥作用，而且与女性的生殖功能息息相关。临床常见的甲状腺疾病，如甲状腺功能亢进和甲状腺功能减退等，均可干扰人类的生殖过程，减少受孕的机会，且对妊娠的结局不利，值得引起我们的重视。

甲状腺功能亢进症与不孕症

1. 何为甲亢？

甲状腺功能亢进症，简称甲亢，是由于甲状腺合成释放过多的甲状腺激素，造成机体代谢亢进和交感神经兴奋，病人出现心悸、出汗、易饥和排便次数增多且体重减少等表现。男、女均可发病，但以中青年女性多见，女性患病率是男性的 4～6 倍。精神压力大、免疫功能异常者患甲亢的可能性增大。

2. 甲亢如何引起不孕症？

甲亢不仅容易引发其他的激素分泌异常，还会造成营养紊乱和情感变化等情况。患有甲亢的女性常常合并有月经紊乱。甲亢初期，卵巢激素的合成和分泌增加，引起子宫内膜增生过长，表现为月经过多、月经频发、经期延长等，以及痛经和经前紧张症，这些都使她们的生育能力有所下降。甲亢晚期可导致排卵功能障碍和性激素分泌紊乱，导致卵泡发育停滞、无排卵，月经稀发甚至闭经。严重甲亢可导致不孕不育。此外，甲亢病人即使怀孕后，发生胎儿发育迟缓、死胎、流产及早产等不良妊娠结局的风险也大大增加。

甲状腺功能减退症与不孕症

1. 何为甲减？

甲状腺功能减退症，简称甲减，是由于甲状腺激素合成或分泌减少，机体代谢活动下降所引起的一组内分泌疾病。女性较男性多见，20～40岁育龄期女性甲减的发病率约为2%～4%。有研究发现，不孕症病人中甲减的患病率显著升高。

2. 甲减如何引起不孕症？

甲减的病人通常表现为畏寒、少言懒语、疲乏无力、表情淡漠、唇厚舌大、厌食、心动过缓、记忆力及性欲减退等。女性甲减病人还容易出现月经不调、经血过多或闭经、排卵障碍及卵巢萎缩等。女性甲减病人性欲减退、对性生活不满意等，也是间接引起不孕的原因。妊娠合并甲减病人易发生流产、子痫前期、子痫及胎盘早剥等不良妊娠结局，即使能够顺利生下宝宝，其婴儿也容易发生先天性甲状腺肿或呆小病及其他先天性畸形，所以应及早发现孕前或孕期的甲减，及时治疗，提高受孕能力，保证胎儿生长发育正常。

哪些备孕女性是甲状腺疾病的高危人群？

目前，我国建议孕妇在怀孕前最好筛查甲状腺功能，尤其有以下高危因素，如甲状腺功能不全病史、甲状腺手术史、甲状腺抗体阳性、甲状腺疾病家族史、反复流产史、不孕、年龄30岁以上、肥胖、头颈部放射治疗史、曾使用影响甲状腺功能药物、患有1型糖尿病或其他自身免疫性疾病者，更应该提前进行甲状腺相关的检查，一旦查出问题应尽快给予治疗，为成功受孕并生育健康宝宝打下基础。

糖尿病病人备孕须知

小李，34 岁，结婚 2 年，工作虽然紧张忙碌，但二人生活过得幸福甜蜜，生儿育女的事情暂时还没有排到他们的议事日程上。然而，今年体检发现小李的空腹血糖值为 8.2mmol/L，医生建议她尽快去医院复诊。复诊后，医生确认她患上了 2 型糖尿病，让她服用降糖药物治疗。一时间，不光是患上糖尿病这件事让小李受到了很大打击，得了糖尿病还能不能生孩子？用降糖药会不会导致孩子畸形？糖尿病会不会遗传给孩子？一连串的疑问让小李和她的家人焦虑不安。

我国是糖尿病大国，随着社会经济的快速发展及生活方式的改变，年轻的糖尿病病人越来越多，不少年轻女性面临着糖尿病与生育的问题。的确，糖尿病对孕产妇及围产儿均有较大的危害，如易并发妊娠期高血压、胎膜早破和产后出血等，自然流产率、巨大儿发生率和畸形率均明显升高。因此，"糖妈妈"计划怀孕是一件要慎重对待的事情，需要做好充分的准备。

怀孕前血糖应该控制在什么水平？

我国制定的糖尿病及妊娠相关指南建议，糖尿病病人怀孕前应将餐前血糖控制在 3.9 ～ 6.5mmol/L，餐后血糖控制在 < 8.5mmol/L，糖化血红蛋白控制在 < 7.0%，在避免低血糖的情况下尽量控制在 6.5% 以下。那些在第一次怀孕期间曾有妊娠期糖尿病史的妇女，再次怀孕仍然会面临着高血糖的风险，计划生育二孩时，应提前做一次糖耐量试验，以明确自己的血糖状态。

怀孕前的血糖应如何控制？

首先是通过生活方式的调整（包括饮食和运动）来达到血糖控制

目标。如果单纯的生活方式控制不能达到目标，建议使用胰岛素控制血糖。目前我国的指南还不推荐怀孕期间使用口服降糖药物；孕前使用口服降糖药的病人，建议改为胰岛素治疗，一方面能够使血糖安全降到正常水平；另一方面也不会对胎儿造成不良影响。当然，这一调整需要您和内分泌科医生和产科医生共同讨论后决定。

除了控制血糖，"糖妈妈"还需要做好哪些准备？

对"糖妈妈"来说，怀孕是一个很大的挑战。这是因为怀孕后各个脏器的负荷都要比孕前明显增加。对于那些已经出现或有潜在的糖尿病并发症的女性，完成这个艰巨任务的风险更高。所以，在您准备怀孕时，我们要提前对这些并发症进行评估，包括糖尿病视网膜病变、糖尿病肾病、糖尿病周围神经病变及心脑血管疾病等。例如，"糖妈妈"在计划怀孕前应接受一次眼科检查，如果发现有明显的视网膜出血，应预防性行眼底光凝治疗，能有效避免病情的发展。

另外，糖尿病病人由于容易同时患上高血压或高血脂等慢性病而采用了一些药物治疗，在怀孕前应咨询相关的专科医生，停止使用孕期禁忌的药物，调整为孕前的用药方案，并早期补充叶酸及多种维生素，为生育健康宝宝打下良好的基础。

所以，建议"糖妈妈"在备孕前进行一次全面的体检，至少应检查以下几个项目：空腹和餐后 2 小时血糖、糖化血红蛋白、尿常规、肝肾功能、血脂、血压、心电图及眼底检查等，由内分泌科和产科医师一起对病情进行综合评估和治疗方案的调整，只有那些符合条件的病人才能放心地怀孕。

"糖妈妈"会将糖尿病遗传给孩子吗？

很多"糖妈妈"在备孕时都咨询医生，担心她的糖尿病会遗传给下一代。在这个问题上，"糖妈妈"们不用过分恐慌。就目前所知，只有极少数单基因突变所致的糖尿病具有较高的遗传性。大多数"糖妈妈"都属于常见的1型或2型糖尿病，其发病与遗传、环境和免疫等多种因素有关。"糖妈妈"的后代将来患上糖尿病的概率确实会大一些，但未必一定会得糖尿病。通过健康的生活方式（比如合理饮食、规律运动、做好体重控制等）调整，可以延迟患上糖尿病的时间，或降低患上糖尿病的可能性。

总之，只要"糖妈妈"做好充分的孕前准备，平稳控制好孕前和孕期的血糖，不发生心、脑、肾、眼及其他严重的并发症，生一个健康宝宝是完全能够实现的。

抗磷脂综合征病人能生育健康宝宝吗？

小王今年33岁了，结婚5年，但是始终没有孩子。与别人不同的是，小王至今已经有3次胎停育（即自然流产）的历史，每次都在怀孕8周左右，无论小王如何在意，都避免不了悲剧的发生。一次次怀孕带来的喜悦、流产带来的悲伤让小王悲痛不已。在产科医生的推荐下，小王来到了风湿免疫科。医生在给小王进行了免疫相关的检查后，发现她的抗心磷脂抗体是阳性的，并确诊她患有抗磷脂综合征。

"抗磷脂综合征？"小王简直不敢相信自己的耳朵，自己平时并没有任何不舒服，怎么会得这种病呢？以后还能生育健康的宝宝吗？带着这些问题，小王和风湿科医生进行了一次深入的交谈。

什么是抗磷脂综合征？

抗磷脂综合征是以病态妊娠、血栓形成、血小板减少等为临床表现，伴有抗磷脂抗体阳性的一组综合征，多继发于系统性红斑狼疮、类风湿关节炎等自身免疫病，也可单独存在。多见于年轻人，女性多见，男女发病比例为1：9。

抗磷脂综合征与妊娠密切相关。它可以导致反复流产，还可以导致胎儿生长发育迟缓、羊水减少、子痫和先兆子痫，甚至导致早产。抗磷脂综合征孕妇可发生严重的并发症，如先兆子痫，严重时可伴有溶血、肝酶升高及血小板减少，即 HELIP 综合征，这是危及母亲和胎儿的严重疾病。

确诊抗磷脂综合征需要做哪些检查？

确诊抗磷脂综合征需要完善血清磷脂抗体谱的检查，目前临床上可检测的抗磷脂抗体包括抗心磷脂抗体、β_2- 糖蛋白 I 及狼疮抗凝血因子试验。部分病人合并有自身免疫病，因此还需要进行抗核抗体、抗 ENA 抗体等自身免疫的相关检查。

抗磷脂综合征病人能否生育健康宝宝？

目前认为，抗磷脂综合征导致反复流产的原因主要与磷脂抗体阳性，胎盘部位形成微小血栓有关系。但是孕期经过积极的治疗，大部分病人可以生下健康的宝宝。

有些合并系统性红斑狼疮、类风湿关节炎等自身免疫病的病人，只要病情控制稳定，没有重要脏器的受累，使用低剂量激素，停用霉酚酸酯等免疫抑制剂半年以上都可以考虑妊娠。

抗磷脂综合征病人妊娠期用药是否影响宝宝的健康？

抗磷脂综合征妊娠期用药主要包括小剂量阿司匹林、低剂量激素、低分子肝素、羟氯喹等药物。在这些药物中，大家最担心的就是羟氯喹的应用了。羟氯喹是目前风湿免疫科最常用的治疗自身免疫病的基础用药之一。大量科学研究显示，羟氯喹并不增加不良妊娠的风险。因此，目前国内及欧洲的抗磷脂综合征的诊治指南都将羟氯喹纳入妊娠期可以用药之一。还有部分病情较重的孕妇可能需要应用丙种球蛋白治疗，这也是妊娠期可以使用的。

随后，小王在风湿科医生的指导下规律地应用了羟氯喹、阿司匹林及低分子肝素进行治疗。经过风湿科医生及产科医生的共同努力，小王终于生下了一个健康的宝宝。

类风湿关节炎病人能否妊娠？

看着周围的邻居都抱了孙子，于大妈最近为一件事情犯了难：女儿今年 30 岁了，有一份稳定的工作，与丈夫相处和睦，但因为自己得了类风湿关节炎，担心类风湿关节炎治疗会对孩子有影响以及可能把病遗传给孩子，而迟迟不肯怀孕。这可难坏了想抱外孙子的于大妈。热心的邻居给于大妈支了一招，于是于大妈带着女儿的病历，来到了风湿免疫科。于大妈这次是有备而来，带着自己准备好的问题跟大夫谈了起来。

什么是类风湿关节炎？

类风湿关节炎是一种以慢性进行性关节病变为主的全身性自身免疫病。主要表现为对称性关节肿胀、疼痛，关节僵硬。同时，部分病人可出现发热、贫血、皮下结节、血管炎、心包炎、肺损害等关节外表现。血清中可查到类风湿因子、抗环瓜氨酸多肽抗体、抗核周因子、抗角蛋白抗体等多种自身抗体。

类风湿关节炎是否遗传？

类风湿关节炎是一种多种因素参与致病的自身免疫病，遗传、环境、内分泌、感染等多种因素均可能在发病中起到一定的作用。近年来，类风湿关节炎的遗传学研究进展较快，研究发现多个基因位点都可能参与了类风湿关节炎的发病。同卵双胞胎共同发病的概率并非 100%，仅为 30% 左右。很多人虽然携带了可能的致病基因，但是并不发病。因此，于大妈和女儿完全没有必要担心将来可能把病遗传给孩子。

随着诊治水平的提高，目前绝大部分类风湿关节炎的病人可以和正常人一样生活、工作，拥有幸福美满的家庭，并且很多人在事业上还取得了巨大的成功。其中，大家比较熟悉的就是美国第 26 任总统罗斯福，以及法国著名油画家皮埃尔·奥古斯特·雷诺阿，他们都是类风湿关节炎病人。

类风湿关节炎病人能否妊娠？

答案是肯定的。类风湿关节炎的病人可以和正常人一样结婚、生子，其病情会在妊娠期间好转。

类风湿关节炎病人什么情况下可以怀孕？

如果类风湿关节炎病情稳定，病人停用可能致畸的抗风湿药物半年以上可以考虑妊娠。类风湿关节炎并不影响受孕率。大多数类风湿关节炎病人妊娠后病情缓解，不需要抗风湿药物治疗，但病情持续活动的病人仍需要治疗。

在治疗类风湿关节炎的药物中，小剂量糖皮质激素对母亲及胎儿均安全。有些老百姓一提到激素就非常抵触，有些人甚至因为拒绝应用激素而耽误了治疗。从母亲的角度讲，一般治疗类风湿关节炎应用的激素量都比较小，导致血压、血糖、血脂的异常，甚至骨质疏松的概率都非常小，并且仅在妊娠期前后应用，对母体的影响比较小。从胎儿的角度讲，胎盘中的 $11-\beta-$ 脱氢酶可以将有活性的糖皮质激素转化为无活性的 $11-$ 酮 $-$ 皮质醇，从而避免胎儿暴露于活性糖皮质激素产物中。其他药物如羟氯喹是风湿科的常用药物之一，目前并未发现其对妊娠有不良反应。硫唑嘌呤在系统性红斑狼疮病人妊娠中有良好的安全性，在部分重症类风湿关节炎病人中也可以考虑应用。

了解了这些情况，于大妈对女儿的妊娠非常有信心，满意地回家了。

乙肝妈妈如何生个健康宝宝？

小王，30 岁，是乙肝病毒携带者。今年小王想怀孕，但是又怕把乙肝病毒传染给孩子，甚是纠结。

在我国，母婴传播是乙型肝炎主要的传播途径，因此很多人误认为是妈妈把乙肝遗传给孩子。其实，乙型肝炎不是遗传性疾病，而是一种传染性疾病，是乙肝妈妈在分娩过程中把乙肝病毒传染给孩子的。随着医学的发展，在目前医疗条件下，通过合理的孕期监测、治疗以及分娩时联合免疫阻断，乙肝妈妈完全可以生育一个健康宝宝。以下就是乙肝妈妈如何生个健康宝宝的全攻略。

备孕及孕期监测

所有感染乙肝病毒（HBV）的育龄女性应到专业医疗机构进行孕前检查，建议进行血常规、肝功能、乙肝病毒载量（即 HBV-DNA 定量）、甲胎蛋白、肝胆脾彩色多普勒超声等检查，充分评估妊娠及母婴传播的风险。母体内乙肝病毒载量是母婴传播重要的危险因素，病毒载量越高，母婴传播的风险就越大。因此，病毒载量较高（HBV-DNA 定量高于 10^6 IU/ml）的孕妇应在妊娠晚期酌情口服抗病毒药物，以阻断乙肝病毒宫内传播。开始抗病毒治疗的判断以及抗病毒药物的选择应在肝病专科医生的指导下进行。有些乙肝妈妈是在抗病毒治疗中意外怀孕的，专家们建议：如果孕妇正在应用的药物为干扰素，建议终止妊娠；如果孕妇正在口服的抗病毒药物为妊娠 C 类药物（如恩替卡韦、阿德福韦酯），需经专科医生全面评估药物对胎儿的影响；如能继续妊娠，可酌情换为妊娠 B 类药物（如拉米夫定、替比夫定、替诺福韦酯）；如孕妇正在服用妊娠 B 类药物，可酌情继续按原方案进行治疗。

分娩方式选择

目前的资料表明，剖宫产分娩不能降低乙肝病毒的母婴传播风险。因此，肝功能正常或轻中度异常、无内科并发症的乙肝妈妈，建议根据产科情况决定分娩方式。对于肝功能持续异常或肝硬化的乙肝妈妈，应充分评估肝脏功能，适时剖宫产结束分娩。

分娩时免疫阻断？

新生儿的免疫功能尚未健全，对乙肝病毒的免疫力较低，一旦感染乙肝病毒大部分转为慢性感染者。对于乙肝妈妈生的宝宝，应在出生 24 小时内尽早应用乙型肝炎免疫球蛋白和乙型肝炎疫苗联合免疫，即在宝宝的一侧臀部注射乙肝免疫球蛋白，另一侧臀部注射第 1 针乙肝疫苗；之后，在宝宝月龄 1 个月和 6 个月时分别接种第 2 针和第 3 针乙肝疫苗（即按 0、1、6 个月程序完成 3 针乙肝疫苗的注射）。

关于母乳喂养

很多证据证明，母乳喂养并不增加乙肝病毒母婴传播风险。因此，正规接受乙肝免疫球蛋白及乙肝疫苗联合阻断的新生儿可以接受母乳喂养，但是要注意清洁和正确哺乳。产妇患乳腺炎、乳头破裂、婴儿口腔内有皮肤黏膜破损和消化道炎症时应暂停哺乳。如产妇正在口服抗病毒药物且不能停药，则不建议母乳喂养。

综上所述，乙肝疫苗和乙肝免疫球蛋白的联合免疫接种已经显著降低了乙肝病毒母婴传播。在此基础上，对高病毒载量的孕妇进行抗病毒治疗，能够进一步降低母婴传播的风险。最后不要忘记在宝宝 7 个月龄以后通过乙肝五项的检测来评估免疫阻断是否成功。另外，宝宝每年都要查一次乙肝抗体滴度，如抗体滴度明显下降，需在专科医生的指导下接种乙肝疫苗加强针。

瘢痕子宫病人能自然分娩吗?

丽丽积极响应国家的二孩政策,现怀孕 3 个月了。丽丽生第一胎时因怕疼而强烈要求做了剖宫产。现在她学习完孕妇学校的课程,得知自然分娩有这么多好处,这胎想试试自然分娩。这能行吗?会不会子宫破裂?她心里直打鼓。瘢痕子宫病人到底能不能自然分娩呢?

哪些瘢痕子宫病人适合尝试自然分娩?

要想知道瘢痕子宫病人能不能自然分娩,先要了解哪些女性可以阴道试产,哪些应该直接行剖宫产术。符合以下条件者,可以考虑阴道试产。

(1) 既往只有 1 次剖宫产史,且手术顺利,术后无异常情况。

(2) 子宫未做过其他手术,如无子宫肌壁间肌瘤剥离和多次人流术。

(3) 这次妊娠距前次剖宫产间隔 18 个月以上,胎儿为头位,胎儿小于 4000g。

(4) B 超检查子宫前壁下段肌层连续。

(5) 最重要的是孕妇及家属有阴道分娩意愿,有信心及忍耐力。

然而,对于有 2 次及以上子宫手术史,前次剖宫产术式为古典式剖宫产术、子宫下段纵切口或 T 形切口,骨盆异常,有子宫破裂史／穿透宫腔的子宫肌瘤剔除术史,超声检查胎盘附着于子宫瘢痕处,以及不适宜阴道分娩的内外科合并症或产科并发症者,则建议还是选择剖宫产术。

瘢痕子宫病人自然分娩有哪些优势和风险?

自然分娩前要充分了解剖宫产后自然分娩的优势和风险。自然分娩有以下优势:产后出血概率低,需要输血的风险低于剖宫产;住院时间短;血栓性疾病发生率低;可以减少孕产妇多次剖宫产所造成的远期的胎盘异常问题，比如前置胎盘、胎盘植入、胎盘早剥等。而剖宫产术后再次妊娠阴道分娩的风险主要是子宫破裂，所以分娩时一定要去具备施行紧急剖宫产条件的医疗机构，如有异常可以立即行剖宫产术终止妊娠。

哪些情况有利于瘢痕子宫病人自然分娩？

在剖宫产前或剖宫产后有阴道分娩史；产妇 BMI < 30kg/m^2、前次剖宫产手术指征消失；孕周小、入院时宫口扩张好或颈管消失 75% ～ 90%，胎头入盆低、宫颈成熟（即宫颈已经做好自然分娩的准备）等，都可使剖宫产术后再次妊娠阴道分娩成功率提高。

瘢痕子宫女性产前需进行哪些评估？

最后需要强调的是：有剖宫产史的孕妇必须到具备施行紧急剖宫产条件的医疗机构进行正规的检查、分娩。在孕 36 ～ 37 周时，由高年资（即有经验的）产科医师为孕妇评估孕妇骨盆情况、胎产式、胎方位、胎儿体重等，以及是否存在头盆不称及生殖道畸形等。妊娠满 36 周开始，超声评估子宫切口处肌层的连续性，以便确定分娩方式、计划的分娩日期、是否引产等，确保母儿安全。

总之，剖宫产术后再次妊娠阴道分娩可行，但也有风险，所以需要建立严格的评估和监测规范来最大限度保证母儿安全。其实，为了降低剖宫产术后再次妊娠阴道分娩的风险，最关键的是要合理、科学地降低初产妇剖宫产率。

妊娠期高血压疾病，再次妊娠会出现吗？

玲玲如愿以偿地怀孕了。在全家人兴高采烈地庆祝的同时，玲玲却愁眉苦脸，一夜无眠。第二天她急匆匆来到医院，诉说她怀第一胎时得了妊娠期高血压疾病，全身水肿、头痛，后期因病情重而行剖宫产术，但是因孕周小，孩子未存活，玲玲因此极度伤心。她很想知道这次妊娠会不会再次出现高血压？发生的风险有多大呢？

什么是妊娠期高血压疾病？

妊娠期高血压疾病多发生于妊娠 20 周以后，以高血压 [收缩压 ≥ 140mmHg 和（或）舒张压 ≥ 90mmHg]、蛋白尿为主要特征，可伴全身多器官功能损害或功能衰竭，同时胎儿会因胎盘功能减退而出现发育迟缓，导致早产和未成熟儿，严重者出现胎死宫内。妊娠期高血压疾病包括妊娠期高血压、子痫前期、子痫、慢性高血压并发子痫前期及妊娠合并慢性高血压。前 3 种疾病病人产后 12 周内能恢复正常。

妊娠期高血压疾病的好发因素有哪些？

（1）高龄、双胎妊娠、肥胖、营养不良、精神高度紧张者。

（2）有高血压病家族史，曾有妊娠期高血压史，有慢性高血压、慢性肾炎史；有多囊卵巢综合征病史。

（3）天气骤冷、骤热时易发病。

（4）本次妊娠方式为体外受精 - 胚胎移植。

妊娠期高血压疾病再发的相关因素有哪些？

（1）子痫前期病史：第二次妊娠时子痫前期的再发率较第一次妊娠增加 5 倍以上。各家报道复发率不等，为 12.8% ~ 45.6%。

（2）孕前体重改变及再孕时体重增加：孕前体重正常甚至偏低，但妊娠期体重增长过多的女性，子痫前期的发生率更高。于两次妊娠期间，体重指数（BMI）降低者子痫前期的再发率约为 12.8%，BMI 维持不变者再发率为 14.8%，BMI 增加者再发率则升至 18.5%。可见，妊娠期适当控制体重的增加确实能够降低子痫前期复发的风险。

（3）两次妊娠的间隔时间：将前次妊娠的终止时间至再次妊娠的分

娩时间作为妊娠间隔时间。相关研究提出，2～5年是相对理想的妊娠间隔时间；长达5～10年或者短至18～24个月的妊娠间隔时间均伴随着更高的妊娠不良结局复发率。

（4）孕期需要药物控制的慢性高血压会使子痫前期再发的风险明显增加。

（5）对于有子痫前期病史的女性，建议再次妊娠前进行免疫系统疾病（如系统性红斑狼疮、抗磷脂综合征、干燥综合征等）及易栓症的筛查，有针对性地进行干预治疗，可降低再次妊娠时高血压疾病的再发风险。

（6）是否有睡眠呼吸暂停综合征（如打鼾）。如有相应症状，最好再次怀孕前进行血氧饱和度的监测，必要时进行多导睡眠图检查，确诊后即可进行干预治疗，这对降低再孕时高血压疾病的再发风险将大有好处。

预防妊娠期高血压疾病再发的方法有哪些？

（1）妊娠前开始补充钙剂、复合维生素。

（2）如果孕前的BMI（正常BMI：18～23kg/m²）超标者，建议先减肥后再怀孕。

（3）对于有34周前的子痫前期史或重度子痫前期史，有胎盘疾病史如胎儿生长受限、胎盘早剥病史，存在肾脏疾病及高凝状况等高危因素者，可以在妊娠12～16周开始每日服用小剂量阿司匹林（50～100mg），至妊娠28周停药（国内指南），国外指南建议至分娩前停用阿司匹林。

（4）要加强营养并适当休息，每周监测体重，每周体重增加＜500g。

（5）睡眠时取左侧卧位，至少保证每天睡眠时间为8～10小时。

（6）定期产检，谨遵医嘱。如果孕期出现体重增加过快，或有头晕、头痛、视物模糊、胸闷、憋气、上腹部不适、恶心呕吐、下腹疼痛、阴道出血或流液、尿量减少或尿色呈咖啡色或酱油样尿，或者已有血压升高应及时就医；要自测胎动，一旦发现胎动减少，应立即就诊。

只要你保持良好的心态，健康饮食，定期产检，加强自我监护，积极配合医师的治疗，即使妊娠期高血压疾病有一定的再发风险，绝大多数人还是能够平安地度过怀孕、分娩期的。

妊娠期肝功能异常怎么办？

妊娠时女性体内各系统在持续变化，各主要脏器尤其肝脏的负担会加重。代谢、解毒和排泄均增加了母体肝脏负担，并且妊娠后孕妇体内酶系统有一定的改变，使某些药物的代谢受到影响而不易清除或解毒，使药物作用的时间延长、毒性增加，存在药物性肝损伤的风险。妊娠期间的肝脏损伤主要有以下两种情况。

妊娠期特有的肝损伤

妊娠期特有的肝损伤包括妊娠早期发生的妊娠剧吐（多为妊娠 4～10 周），妊娠中晚期肝内胆汁淤积症，妊娠晚期发生的急性脂肪肝、溶血肝酶升高血小板下降综合征（HELLP 综合征）等。妊娠期剧吐多见于第一胎，由于反复呕吐和饥饿，可引起脱水、电解质紊乱等。随着早孕反应的消失（妊娠 20 周）以及补充水分纠正电解质紊乱后，孕妇肝功能可以好转。其他的疾病均属于妊娠期严重的并发症，要立即到医院就诊，进行治疗。

妊娠合并肝损伤

原有肝脏疾病在妊娠期间持续存在或加重，如病人有慢性病毒性肝炎、肝硬化、自身免疫性肝病等。

在妊娠过程中出现的肝损伤包括药物性肝损伤、病毒感染等。目前孕期用药比较慎重，由此引起的肝损伤较少见，但是部分孕妇自行口服保健品也是造成药物性肝损伤的原因之一。

严重肝功能损伤可能增加母亲和胎儿的发病率和死亡率。所以针对肝损伤进行预防和早期干预显得尤为重要。首先，计划怀孕的育龄期女性要做好常规体检，增强免疫力；如有基础肝病，需请专科医生进行全面评估，在病情控制稳定的情况下才能备孕。其次，孕妈妈应做好饮食计划，多进食优质蛋白、高热量和高维生素类的食物，避免乱用保健品；适当增加动物肝脏和坚果类食物的摄入，多食新鲜果蔬，避免进食辛辣和刺激性食物；注意防寒保暖，积极预防感冒。最后，孕妈妈要定期产检，如发现肝功能异常，应尽早明确病因。如为轻度肝功能异常，应停用可疑伤肝药物并注意休息，在全面权衡利弊的情况下酌情口服保肝药物，并严密监测肝功能直至肝功能恢复。如有明显乏力、恶心、食欲不振等消化道症状，甚至出现眼黄、尿黄等黄疸表现，提示肝损伤严重，需在肝病科医生和产科医生共同指导下进行治疗。

患了癌症，还能有自己的孩子吗？

小玲，32岁，打算怀孕，到医院做孕前检查时，发现患了乳腺癌。真是雪上加霜！是要命还是要孩子？小玲一筹莫展，是否有两全的方案？

事实上，肿瘤生育学就是两全的方案，是可行的。

随着肿瘤治疗学的发展，多种恶性肿瘤如白血病、乳腺癌、肠癌等能达到治愈水平，肿瘤生育学方兴未艾。在一些发达国家，治疗前医生应告知年轻的肿瘤病人治疗会对生育能力造成损伤，建议他们到相关专科进行生育能力保存的咨询，这已经成为常规，也是病人的权利。

什么是肿瘤生育学？

肿瘤生育学（Oncofertility）是2006年出现的名词，是肿瘤学和生殖医学之间出现的新兴交叉学科，由生物物理学家、生物材料专家、临床肿瘤专家、生殖生物学家、心理学家、伦理学家和法律学者等组成。肿瘤生育学目标是加深癌症治疗影响生育的认识，探索保存生育力的新技术、手段和观察生育力在癌症生存方面所扮演的心理角色等。肿瘤生育学已经超越了传统的保留生育能力的概念，延伸到为癌症病人提供的生育选择，并建立了协助病人选择治疗的支持平台，如The oncofertility consortium等。

肿瘤病人怎样保存生育能力？

1. 男性生育能力的保存

男性生育能力保存相对简单。对于成年男性来说，冷冻精液即可。

2. 女性生育能力的保存

（1）胚胎冷冻保存：胚胎冷冻保存是可靠的生育能力保存方式，是辅助生殖技术中的常规。每对夫妇在接受体外受精－胚胎移植治疗时，除了移植的胚胎外，实验室会将多余的胚胎冷冻保存起来。目前冻融胚胎的移植成功率为40%～50%，因此在肿瘤的放疗、化疗治疗之前冷冻胚胎是肿瘤病人愈后实现生育最可靠的保障。然而，胚胎冷冻保存技术的应用亦有一定的局限性。首先，胚胎意味着需要精子和卵子的结合，只能在已婚的夫妇中进行。对于那些单身的想保留生育功能的年轻女性，这一常规的技术往往无法实施。

（2）卵子冷冻技术：卵子冷冻是从女性体内取出卵子进行低温冻存。在肿瘤化疗或放疗前实施促排卵治疗，获得10个左右卵子进行冷冻。2013年美国生殖医学协会（ASRM）指出，玻璃化冷冻卵子复苏率高，能达95%以上受精率，胚胎发育潜能几乎能和新鲜卵子媲美，并且不增加染色体异常、出生缺陷的发生率，已经成为一种成熟的技术并进入临床应用。尽管目前国内一些研究资料显示，我国卵子冷冻技术比国外略逊色些，复苏后卵子受精和胚胎发育潜能略低于新鲜卵子，但是也有诸多活产的报道。相信不久的将来，卵子冷冻会成为未婚的年轻肿瘤病人保留生育能力的有效方法。

（3）卵巢组织冷冻：卵巢组织冷冻是将女性全部卵巢或部分卵巢组织通过外科手术的方式切除并冷冻保存，待时机成熟时融解卵巢组织并进行移植的一项技术。卵巢组织冷冻分为卵巢皮质冷冻、部分卵巢以及整个卵巢冷冻。卵巢组织自体移植不受免疫排斥影响，根据移植部位不同，分为自体原位移植和异位移植。尽管有学者报道自体卵巢组织原位移植成功怀孕、产子，但是卵巢组织冷冻依然是一门实验性技术，有待于进一步研究。ASRM 在《2014 年卵巢组织冷冻保存共识》中指出：目前卵巢组织冷冻保存是那些需要立即行性腺毒性治疗病人的一种选择，而且是青春期前女孩的唯一选择。但是目前只有卵巢皮质原位移植的病人成功妊娠和活产。这个数据可能存在混杂，因为妊娠有可能来自原来卵巢的排卵，即来自保留在原处没有经手术处理的卵巢。目前还没有冻融卵巢组织移植到盆腔以外部位成功妊娠的报道，也没有整个卵巢解冻移植后成功妊娠的报道。

女性生育能力保存有哪些优缺点？

与卵巢组织的冻存相比，胚胎冷冻和卵子冷冻需要进行促排卵治疗。促排卵治疗一般需要 10 ～ 15 天，可能会延迟肿瘤的治疗。但是科学家们发现，如果肿瘤手术切除彻底，推迟化疗或放疗 2 周到 1 个月，一般不会影响病人的预后。促排卵治疗会导致体内雌激素水平升高，这对雌激素依赖性肿瘤如乳腺癌等治疗不利。近年来学者们改进了促排卵方案，在不影响获卵量的情况下，通过药物尽可能降低雌激素水平。由此可见，上述两种方式是年轻的肿瘤女性保留生育能力的有效方法。

卵巢组织冷冻尽管有不影响肿瘤治疗以及保存大量始基卵泡等优势，但是卵巢组织冷冻以及冻融移植仍有许多难点尚待克服，卵巢组织冷冻目前依然是实验性技术。

总之，不孕症是年轻肿瘤病人面临的严峻问题。生育是年轻肿瘤病人除了肿瘤治疗之外需要考虑的问题。如果肿瘤病人保留了生育功能，在完成肿瘤治疗后再生育，会使病人生活更完美，这无疑赋予了他们第二次生命。

化疗对生育功能有影响吗?

玲玲，30岁，结婚1年，丈夫体贴关爱，二人生活甜蜜。玲玲今年打算怀孕，可是在医院进行孕前查体时，发现患了乳腺癌。玲玲想了解乳腺癌化疗是否对生育能力有影响?

化疗是恶性肿瘤主要治疗措施之一。化疗药物在杀伤肿瘤细胞的同时，对人体正常的组织细胞也具有毒性作用，其中生殖细胞对化疗的毒性更为敏感。在女性，化疗药物可损伤卵细胞，引起卵巢功能不全，导致月经失调及不孕，严重影响年轻女性癌症病人的生活质量和自信心;在男性，化疗会引起精子的凋亡或畸形，导致精子数量和质量下降，进而导致不育及胎儿发育障碍。那么，化疗药物对生殖功能有哪些危害呢? 我们如何最大程度地保留年轻癌症病人的生育功能呢?

化疗药物对生育功能的影响

许多抗癌药物主要对正在分裂的细胞发挥作用，它相应的毒性作用也是对卵巢内正在分裂的颗粒细胞、卵泡膜细胞、卵子的 DNA 功能产生不利影响。有学者将化疗药物分为3类:一类是具有明显性腺毒性的药物，主要是烷化剂;二类是对性腺毒性小的药物，如甲氨蝶呤、氟尿嘧啶;三类是对性腺毒性不肯定的药物。科学家研究发现，各种烷化剂（特别是环磷酰胺）对卵巢产生呈年龄依赖性的影响。随着年龄的增长，卵母细胞的数量逐渐下降，年长女性的卵巢比年轻女性的脆弱，受性腺毒性药物的影响更大。卵巢受损程度与年龄增长、使用的具体治疗方法有关。如乳腺癌标准化疗后，年龄小于 30 岁者，卵巢早衰的概率小于 10%；30 ～ 40 岁者，卵巢早衰的概率是 20% ～ 40%。白血病早期化疗后，卵巢早衰概率小于 10%；高剂量治疗和干细胞移植后，卵巢早衰概率超过 80%。

化疗药物同样会造成精子的增殖障碍，最终导致无精子症或少精子症，影响生育。

生育力保存与保护的选择

化疗药物对卵巢和睾丸的毒性作用有导致卵巢功能衰竭和少精子症、无精子症的风险，因此对于年轻夫妇及其家庭来说，进行生育力保护及保存是非常重要的。对于男性来说相对简单，青春期后的男性直接进行精液冷冻即可。而对于接受化疗的女性群体来说，进行生育力保存措施是有限的，包括癌症治疗前保存胚胎、卵子或卵巢组织，以及在整个治疗期间使用促性腺激素释放激素类似物保护卵巢的功能。

1. 胚胎冷冻

在恶性肿瘤治疗之前进行一个周期促排卵治疗，行胚胎冷冻保存，是为那些因化疗导致不孕的女性提供获得妊娠的最佳机会。目前，胚胎冻融后的存活率达 90% ～ 95%，种植率为 30% 左右。如果获得多个胚胎，累积妊娠率可以超过 70%。但是，在患癌症的情况下实施这项技术有时是很困难的。通常，癌症诊断后人们要立即开始化疗，还需要考虑促排卵可能会对某些激素依赖性肿瘤有影响等，在实施中受到种种阻碍。

2. 卵子冷冻

卵子冷冻是没有配偶的女性有效的保留生育功能的方法。

3. 卵巢组织冷冻和移植

冻融卵巢组织移植后获得的活婴概率很低，还有卵巢组织中残存癌细胞的可能。因此在应用上还有一些顾虑。

4. 化疗期间的卵巢保护

促性腺激素释放激素激动剂（GnRHa）通过竞争性抑制机制来减少垂体 FSH 和 LH 的释放，引起暂时的、可逆性的医源性的低雌激素状态。临床研究提示，GnRHa 对卵巢有保护作用，但是由于这些资料的局限性，目前无法对 GnRHa 的有效性给出一个明确的结论。

总之，对于年轻的有生育愿望的癌症病人来说，要让病人了解肿瘤治疗对生育能力的影响，推荐进行生育能力的保存。在与病人及其家属充分沟通后，采用适当的方式保留生育能力，为病人带来第二次生命。

放疗对生育功能有影响吗？

放疗对生育功能有影响吗？回答是肯定的。放射线对于生长越活跃的细胞影响越大。睾丸和卵巢内的生殖细胞就是属于对放疗非常敏感的细胞。如果 1Gy 放射剂量直接照射睾丸，2 ～ 3Gy 放射剂量直接照射卵巢，就可以造成永久性不孕不育。即使临床上尽可能使用屏障来保护卵巢或局限放射野，而不是直接照射生殖器官，也不能完全避免散射的放射线对它们的影响。

放疗用于治疗盆腹腔肿瘤如宫颈癌、直肠癌，霍奇金病盆腔淋巴结转移，中枢神经系统肿瘤或用在骨髓移植前等。放射线会对各年龄段的卵巢产生损害，损害程度取决于放射剂量、范围、照射时间和病人年龄。科学家们研究发现，在青春期前用 10Gy 进行全身照射可导致 55% ～ 80% 的卵巢衰竭发生率。如果全身放射剂量偏高，但分次给予照射时，对卵巢的毒性作用会减弱。年龄 > 25 岁的病人行全身放射治疗对卵巢毒性较大。在盆腹腔照射中，随着剂量增大，卵巢早衰危险增加。

　　随着肿瘤治疗学的发展，年轻肿瘤病人的存活率增加，肿瘤病人对生活质量的要求提高，对生育功能日渐重视。放疗导致发育中的卵泡耗竭，病人出现卵巢早衰。为了满足日益增多的年轻肿瘤存活者提高放疗后生活质量及实现生育的要求，目前采用如下方法：

1. 卵巢移位术

　　育龄期盆腔恶性肿瘤如患宫颈癌妇女为保留生育功能，在接受盆腔照射前可考虑在行肿瘤手术同时进行卵巢移位术。卵巢移位的位置取决于将要照射的范围，要避开照射范围。如宫颈癌放疗前，可将卵巢移至盆腔侧壁较高位置。而如果进行盆腔淋巴结照射，可将卵巢移至中间或侧边。术中注意：右侧不像左侧，因受乙状结肠的影响卵巢更容易移位，因此手术时应将右侧卵巢尽可能地移至结肠旁沟较高部位。移位后的卵巢能承受的照射剂量平均约为 1.75Gy。对于 40 岁以下病人，此剂量一般不会导致卵巢早衰。但移位术亦存在一定风险，主要并发症是血管损伤，亦可发生输卵管梗死或卵巢囊肿。

2. 生育能力保存

　　生育能力保存包括冷冻保存胚胎、卵子和卵巢组织。

　　（1）冷冻保存胚胎：适于已婚成年病人。需要通过试管婴儿技术收集卵子，并培养成胚胎。

　　（2）冷冻保存卵子：对于没有配偶的女性，冷冻卵子是保留生育功能的有效方法。目前卵子冷冻技术已经趋于成熟。

　　（3）冷冻保存卵巢组织：在癌症治疗之前，有些中心开展了卵巢组织冷冻。其优势是时间短（与促排卵并获得卵细胞的所需时间相比）；劣势是病人需要行腹腔镜手术，有 0.5% ～ 2% 的机会转为开腹手术，并有 1/12 000 的死亡率。另外，由于技术难度大，冻融卵巢组织移植后获得的活婴概率很低，还有卵巢组织中残存癌细胞的可能，因此在应用上还有一些顾虑。

恶性肿瘤病人生育力保存具有重要医学及社会意义，可以最大程度改善肿瘤病人的生命质量。相信随着各种技术的不断成熟和完善，更多癌症病人将实现为人父母的愿望。

无精子症病人还能有宝宝吗？

小张和小王结婚近两年了，一直备孕未能如愿。小张多次检查精液都提示"无精子症"，小两口感觉非常绝望。经过仔细体检，医生发现小张双侧射精管触及不清，进一步做精浆生化和性激素水平分析，确诊为"梗阻性无精子症"。医生对小张做了附睾穿刺，发现有活动精子，于是建议他们实施体外受精－胚胎移植技术（试管婴儿），小王顺利怀孕。

小张的案例说明，无精子症并不意味着不能再生育。只要及时、准确地诊断，结合病因施治，必要时借助现代辅助生殖技术，无精子症病人还是有生育机会的。

什么是无精子症？

如果精液检查两次以上均未发现精子（需离心后检测），即可诊断为无精子症。其实，无精子症有两种情况：一种情况是睾丸真的没有产生精子，医学上称之为非梗阻性无精子症；另一种情况是睾丸一直在不断产生精子，只是由于睾丸、附睾、输精管等疾病导致精子不能输出，医学上称之为梗阻性无精子症。

临床上通过详细体检、分析精浆成分、检测血液中性激素水平等，能初步判断无精子症属于上述哪种情况。必要时可以进行附睾穿刺或睾丸活检，做病理学分析或直接在显微镜下寻找精子，进一步确诊无精子症是属于梗阻性还是非梗阻性的。值得注意的是，有些病人精液常规检查提示"无精子"，但是经过离心后检测沉渣却发现有精子。这种情况称之为隐匿性精子症，不属于无精子症。

无精子症如何治疗？

无精子症并非"绝症"。10多年前，人类辅助生殖技术尚未达到现在的水平，许多无精子症确实是"无法治疗的疾病"。但是，随着人类辅助生殖技术的不断完善和广泛应用，这些往日"无法治疗"的"绝症"都有了多种可供选择的治疗方案。

梗阻性无精子症是指由于双侧精子运输通路完全阻塞，导致精液或射精后的尿液中未见精子或生精细胞。目前，对梗阻性无精子症可根据病情实施各种疏通精子输出通道的手术，比如输精管－输精管吻合术、输精管－附睾吻合术等；或采取微创手术方法获取精子，施行卵胞浆内单精子注射技术（ICSI）。

非梗阻性无精子症，主要是指各种原因导致的原发性睾丸生精功能衰竭。50%～60%的非梗阻性无精子症病人的曲细精管有生精功能，其中部分病人可以经过促生精药物治疗、病因治疗等重新产生精子，然后参照前述梗阻性无精子症获取精子的方法，获取精子进行ICSI。有些原因不明的非梗阻性无精子症病人，睾丸局部生精小管存在局灶性精子发生，或部分生精小管中精子发生正常。经过系统的遗传学评价和遗传咨询后，可以经过促生精药物治疗重新产生精子，或使用睾丸精子进行ICSI助孕。如果治疗失败，最后建议采用供精人工授精或收养孩子。

精子"娇气"，冬天少泡温泉

在临床上，经常会遇见一些男性不育的病人，他们平时一直注意锻炼身体，按时休息，不吸烟不饮酒，但是精子质量却不合格。这些病人往往有一个共同的爱好，就是喜欢泡温泉，个别病人每周都会泡一两次，有时还顺便蒸蒸桑拿。殊不知，他们身体中承载着生育使命的精子可经受不住如此"炙热"的考验。

我们都知道，精子在睾丸中产生，在附睾中成熟。睾丸微环境影响着精子产生的数量和质量，其中包括精子的活动能力、精子的成活率、精子的畸形率等。精子的生成依赖一个稳定的微环境，而这一微环境的核心是温度。一般来说，睾丸温度比体温低 1 ~ 2℃是最利于精子生成的。任何原因导致睾丸温度升高，比如隐睾（睾丸未充分下降到阴囊内）、高温环境下工作、长期久坐以及长时间泡温泉等，都会使睾丸温度升高至 37℃以上，从而抑制精子生成。温泉的水温多数控制在 38 ~ 42℃，有的甚至更高。经常泡温泉会使阴囊局部温度升高，从而影响睾丸功能特别是生精过程，导致生育力下降。

此外，穿紧身裤、把笔记本电脑或键盘放在大腿上等生活习惯，也会使阴囊局部温度升高，导致精子质量下降。临床上精索静脉曲张和隐睾病人生育能力下降或不育，都与睾丸温度升高有一定的关系。

因此建议，温泉虽好，育龄男性在泡温泉时应该有所防备。泡温泉不能太频繁，每月泡温泉的次数最好控制在一两次以内，每次泡的时间不能太久，泡上十几分钟就要从温泉里出来休息一会儿，否则就可能影响精子的数量和质量，甚至导致男性不育。

精子过多也是问题！

我们经常听说少精子、弱精子症会引起不育，那么，是不是意味着精子越多越好呢？当然不是，精子过多也会导致不育。因此建议男性朋友如果感觉到精液异常，最好还是早日进行检查。

我们首先了解一下精子过多的定义。根据 2010 年世界卫生组织（WHO）发布的人类精子实验室检测指南，正常精子浓度应该大于

$15 \times 10^6/ml$，即每毫升精液中应至少有1500万精子。从实际的临床检测来看，大部分男性的精子密度为 $15 \sim 60 \times 10^6/ml$，即每毫升在1500万至6000万之间。少精子症指精子密度小于 $15 \times 10^6/ml$。

在WHO发布的指南中，并没有精子过多的定义，但在学术界，很多学者认为精子浓度大于 $120 \times 10^6/ml$ 即可认为多精子症，大于 $250 \times 10^6/ml$ 则为严重多精子症。多数生育专家认为，在限定精液体积和严格规定禁欲时间的条件下，不育男性经过反复多次精液检查，精子数均超过 $250 \times 10^6/ml$，且无其他异常，可认为多精子症为不育的主要原因。

那么，多精子症导致不育的情况多见吗？目前国际和国内还没有这方面的数据。从北京大学人民医院生殖医学中心的数据来看，其发病率为 $1/1000 \sim 1/2000$，远远低于少精子症、弱精子症及畸形精子症的发病率。因此，大家不必担心这种小概率事件，只需要了解这一知识即可。

实际上，女性的生殖系统对精子是有防御能力的，男性的精子也会因此不断"修炼"，以更强的活力穿透这道防线。如果两性步调一致，受精成功率会增高，反之怀孕就困难了。

精子过多为什么会导致不育呢？目前有以下猜测：

（1）精子过于密集导致精子活动受阻，就好比一条街上人特别多时就走得慢一样，但是这样的说法尚无定论。

（2）由于生殖腺炎症导致分泌液减少，所以精子的密度升高，从这个意义上来说，精子过多只是精液"浓缩"而已。

（3）精子过多可能与目前尚未了解的精子生成机制有关，生精细胞过度活跃，促使精子密度升高，但只是有"数量"没"质量"，精子的正常活动受到影响，因此受孕概率降低。

专家提醒，精子过多的病因往往不能明确，因此治疗相对困难。所以，备孕男士最好还是早日进行检查。假如自己真的患有精子过多症，且造成不育，也不必担心，通过人工授精对精液进行处理，还是可以解决不育这个问题的。

妻子自然流产，丈夫也有责任?

有很多夫妇因为不能怀孕到处求医问诊，而有些夫妇却因为怀孕后自然流产而痛苦不堪。到底是什么原因导致他们自然流产? 是丈夫的原因还是妻子的原因? 有没有什么好的预防措施和治疗手段? 这些问题不仅困扰着病人，也令医生十分为难。

什么是自然流产?

通常所说的自然流产是指妊娠不足 28 周、胎儿体质量不足 1000g 而终止生长发育或脱离母体者。妊娠 12 周前终止者称为早期流产，妊娠 12 ~ 28 周终止者称为晚期流产。近年来，由于借助人类辅助生殖技术怀孕的夫妇越来越多，但他们发生自然流产的概率较自然受孕者高。有些夫妇发生过 1 次自然流产，有些夫妇却遭受 2 次、3 次甚至更多次流产，给病人身心健康、家庭稳定造成严重损害。

什么是复发性流产呢? 复发性流产是指 3 次或更多次连续性的自然流产。迄今为止，对于复发性流产的医学评估主要集中在女性。对于女性主要评估以下方面: 内分泌因素、解剖学因素、感染因素、免疫因素、遗传学因素和特发性因素。医生和病人大多只关注于女性对复发性流产的影响，很少有人考虑丈夫对于妻子复发性流产的影响。

丈夫的哪些因素与妻子自然流产有关?

研究表明，男性遗传因素、精液因素、年龄因素等都会导致妻子自然流产。现分别介绍如下。

1. 染色体异常

染色体异常有两种类型。一种是染色体结构异常，临床表现为丈夫染色体数目正常 (23 对或 46 条染色体)，而个别染色体结构异常。如染色体平衡易位是指两条染色体发生断裂后相互交换，仅有位置的改变，没有可见的染色体片段的增减。这种易位造成了染色体遗传物质的"内部搬家"，即染色体的总数未变，所含基因也未增减，因此平衡易位携带者通常不会患有异常表型，外貌、智力和发育等通常都是正常的。然而，男性平衡易位的携带者在形成精子的减数分裂过程中，有可能得到一条衍生异常染色体，与正常女性卵子受精后，导致某一易位节段的增多（部分三体性）或减少（部分单体性），即胚胎没有全部遗传父亲（母亲）易位的染色体，或是没有全部遗传父亲（母亲）正常的染色体，而是只遗传了一条易位的衍生染色体，这就会出现遗传物质总数不对的状况，从而造成某个易位节段的缺失（部分单体）或多余（部分三体），这样就破坏了遗传物质的平衡，导致胎儿畸形或自然流产。另一种就是染色体数目异常，临床表现为染色体总数异常（增加或缺失染色体如 45，X 或 47，XXY）。胎儿染色体数目异常时可导致流产，父母有染色体数目异常时也会导致流产，这些人通过病史和体格检查可以发现明显异常，较常见的疾病包括唐氏综合征（21 三体综合征，发生率 1/600）和克兰费特综合征（47，XXY，发生率 1/2000）。这些人生育率显著降低或不育，并有 50% 或更高的流产率。

2. 精子染色体异常

精子染色体异常也包括染色体数目异常和染色体结构异常。随着技术进步，现在不仅可以研究男性外周血白细胞染色体核型，而且可以研究单个精子染色体。国外对两次或两次以上妊娠早期流产夫妇的精子样本进行研究，发现性染色体二倍体明显增加，与对照组相比增加了 15% 的复发性流产。有趣的是，与一般人群相对照，仅性染色体异常概率增加，常染色体双体和二倍体率没有达到统计学意义。研究还发现，在不明原因的复发性流产夫妇中，男性精子非整倍体发生率显著高于一般人群或生育人群平均值，并发现不育男性精液中精子凋亡增加和异常精子形态增加与体外受精结局呈负相关。有关精子染色体结构异常研究证实，精子 DNA 完整性和体外受精周期结局有相关性。

精子的基因突变可能发生在任何基因。突变可能是由于一个氨基酸改变导致的单一点突变或者是缺失、替换、插入。常见的与流产相关的基因突变有 HLA-G 多态性、血栓形成倾向突变、Y 染色体微缺失。

3. 精子质量

精子质量严重异常的丈夫很难使妻子受孕，也会有遗传风险。从生物学角度来说，精子生存力和质量可能对受孕和流产率有影响。精子的完整性对精卵相互作用、受精和早期胚胎发育是至关重要的。父亲基因组不仅仅是在受精后第一次减数分裂时提供中心体，而且父亲表达基因调控滋养层细胞增殖和侵入，之后调控胎盘增殖，因此精子质量与胚胎发展到囊胚期和后期胚胎植入、胎儿发育有关。

4. 父亲年龄

父亲年龄越大，精子发生突变或非整倍体发生率增高，精子质量下降，受孕率降低，流产率增加，出生缺陷增加，后代约有 20 种常染色体显性遗传疾病增加（如阿佩尔氏综合征、软骨发育不全、马凡氏综合征、Wardenburg 等）和胎儿死亡率增加。

总之，父亲因素可以影响胚胎形成、胚胎植入、胎盘健康、出生缺陷和复发性流产。

男性因素引起的复发性流产如何预防及治疗？

临床上使用抗氧化剂来降低精子 DNA 碎片率，降低流产率。目前植入前遗传学诊断（PGD）是先对胚胎进行染色体检查，筛选正常胚胎移植入宫腔。依靠 PGD 技术也许能更有效地改善一些复发性流产的临床结局。此外，新技术如"高倍放大 ICSI"可以帮助克服一些父亲对子代的影响。

随着技术发展，相信未来对于男性因素引起的复发性流产还会有其他的治疗方法。

男性生育，40 岁也是一个坎儿

报纸上常报道男人 60 岁、70 岁还可以当爸爸，可自己才过 40 岁，怎么就当不了爸爸了呢？男人的年龄对生孩子也有影响吗？许多中年男性心中常常有这样的疑惑。

很多年以来，人们一直以为男性的生育能力不受年龄影响，从青春期直到去世都是不变的。但是事实上，和女性一样，男性随着年龄的增长，其生育能力也在逐渐减弱。虽然男性在 70 岁甚至 80 岁也可能有孩子，但是这个年龄的男性可能需要很多年才能使女性怀孕，而不仅仅是几个月。

通常认为，男性过了 35 岁以后，在 1 年内能使女性成功怀孕的概率以每年 3% 的速率逐年递减。这类改变虽然不会像女性生育能力下降一样突然和明显，但是会随着年龄增加而逐步发生。随着年龄的增长，每个男性的精子质量的退化速度都不相同，精子像卵子一样不仅会出现遗传问题，而且让卵子受孕的能力也大大降低。男人年龄越大，精子质量越糟糕，遗传变异越多。同时，上了年纪的男性还可能患影响性欲和勃起能力的疾病，比如糖尿病和心脑血管疾病。这些都会导致一些想当爸爸的中年男性无法生育，或导致女方反复自然流产。

因此，虽说男人终生都有当爸爸的能力，但若超过 40 岁，甚至 50 岁，将会给优生带来诸多麻烦，故"老爸爸"实不可取。请看"老爸爸"的"罪状"：

1. 降低妻子的生育力

研究资料显示，男人 35 岁以后，使妻子怀孕概率每年下降 3%；45 岁以上的男性与 35 岁以下的男性相比，使妻子怀孕所需的时间将延长 5 倍。

2. 增加妻子的流产风险

根据对 5000 名孕妇的跟踪调查发现，丈夫年龄大于 40 岁，妻子在怀孕 2～4 个月时出现自然流产的概率增加 30%；50 岁丈夫与 20 岁丈夫相比，妻子出现自然流产的风险要翻一番。

3. 增加孩子的患病甚至死亡危险

统计数字表明，孩子的患病率与死亡率随着父母的年龄增大而增加，迄今为止已发现大约有 20 种疾病与父亲的衰老有关。

因此，仍未成功生育的中年男性要抓紧时间了。

WiFi 会杀伤精子吗？

总有传言说，WiFi 产生的辐射会杀死精子，导致男子不育。这种说法是不是真的？想必有这样想法的年轻夫妇不在少数，很多人更是抱着宁可信其有，不可信其无的态度，把自家的无线路由器断了，干脆扯几根网线上网……

WiFi 是一种无线上网技术，以前通过网线连接电脑，而现在则是通过无线电波来联网。为何网友对"WiFi 杀精"的消息反应如此强烈呢？因为这些年我们身边的 WiFi 逐渐多起来了，人们就像早些时候手机逐渐开始普及时担心手机会产生严重辐射一样。其实，这些不必要的担心随着时间的推移，都会成为历史。为了不被这些错误信息所干扰，让我们简要了解一下事情的真相吧。

我们生活的世界里有着各种各样的辐射，但这些辐射都有所不同，对健康的影响差别也很大。辐射是辐射体射出的电磁波或微粒流的统称，依据它们的生物学特性分为电离辐射、非电离辐射。电离辐射是指天然和人工产生的放射性核素蜕变发生的 α、β、γ 射线、中子和 X 射线。非电离辐射是我们最可能接触的辐射，包括焊接切割、无线电通讯、电视和理疗等。电离辐射发射的能量大，对人体健康的损害明显大于非电离辐射。生物体内有大量的分子，分子内部的化学键一般键能为

2～10 个电子伏。电离辐射的各种微观粒子带有的能量都比化学键的键能高，因此可能会破坏人体内分子的化学键，造成分子性质改变，严重时可导致组织细胞损伤、变性、死亡，甚至引起染色体畸变。

而 WiFi 无线上网使用的电磁波波段一般是 2.4～5GHz，和手机使用的射频电磁波波段比较接近，属于非电离性辐射。与电离辐射的区别在于，这种辐射波长很长，光子能量较小，不具有破坏人体内分子的化学键能，主要是对人体组织的加热作用可能影响健康，但需要非常大的强度才会造成伤害。目前 WiFi 的辐射值通常都在"毫瓦每平方米"这个水平上，远低于国际非电离性辐射委员会制定的安全上限"10 瓦每平方米"。其实，这个上限值只是一个以防万一的安全限制，并不是说超过这个值就会生病，只是会有轻微的健康风险。

如今城市中无线上网服务的覆盖率越来越高，到处都可以见到 WiFi 接入点。我们看看这些无线网络接入点产生的辐射到底有多大呢？ 2007 年香港电讯管理局曾经测量了市内餐厅、便利店、图书馆、住宅、办公室等各类地点共 62 个 WiFi 无线路由器周围的辐射强度，发现测量值只有国际非电离性辐射委员会安全上限的 0.03%～0.30%，而且这些辐射值都是在很靠近无线路由器的位置测量的，大多数情况下从路由器接收到的辐射还会比这些值低很多。

有人会说，国外有研究已经证实 WiFi 辐射会杀精！不错，的确有这样的报告。不过，这些报告仅限于科学探讨的范畴，也仅仅是某几个实验得出的结果，还没有被科学界认可。比如《阿根廷研究称笔记本 WiFi 会降低男性精子活力》这篇文章，文章认为可能存在热效应以外的其他效应降低了男性精子活力，但是这项实验只是将体外的精液连续接受辐射 4 个小时，与体内精子接受 WiFi 辐射的实际境况完全不同；实验中 DNA 碎片化增多的精子是否会对整体精子有明显影响也有待确定；此外实验样本只有二十几个，重复试验也未进行；对照组的设置也存在不合理的地方。大部分学者认为，将体外实验简单推论到人体，说 WiFi 会降低男性精子活力是不科学的。

因此，和手机辐射一样，无线上网产生的辐射都在安全范围以内，不必惊慌。平时保持心情愉快，注意健康饮食，经常锻炼身体；体检时尽量避免 X 光或 CT 检查，如必须进行，可用铅衣对生殖腺区域进行保护。

吸烟、喝酒、吃药，只是准妈咪的禁忌吗？

各种怀孕注意事项，对于准妈妈来说已经成为常识了。怀孕之前准爸爸吸烟、喝酒或吃药，会对未来的胎儿产生影响吗？

准爸爸吸烟对胎儿有影响吗？

烟草中的尼古丁、一氧化碳等物质对胎儿健康有害。孕妇吸烟的危害众所周知。如果准爸爸吸烟，其实也会增加胎儿的健康危险性。这是因为，每天吸烟 20 支以上者，畸形精子的比例会明显增加。临床中很多吸烟男性的精子正常形态率仅为 1% ～ 2%（WHO 第五版标准：精子正常形态率 ≥ 4%），而非吸烟男性精子正常形态率的平均水平则为 6% ～ 8%。吸烟时间越长，畸形精子越多。同时还发现，随着正常精子数量的减少，精子的活动性也降低，这不仅会降低受孕率，还会影响后代的质量。

另外，如果丈夫吸烟而又不回避，妻子则处于缭绕的香烟烟雾中"被动吸烟"。有人计算过，不吸烟者在充满香烟烟雾的房间内逗留 1 个小时，就等于被动吸了 1 支烟。因此，各位吸烟的准爸爸们，千万不要小觑吸烟的危害，因为这些危害通常是以自己察觉不到的方式或多或少地影响着生育，所以，赶快戒烟吧。

准爸爸喝酒对胎儿有影响吗？

谈到喝酒是否会对准爸爸造成影响，我们首先需要对酗酒进行一个定义。所谓酗酒，是指一次喝 5 瓶及 5 瓶以上啤酒，或者血液中的酒精含量达到或高于 0.08g/dl。在我国，很多人都或多或少地饮酒，酒文化已经是民间文化中的一部分了。然而大多数人也只是停留在饮酒的层面，只有少数人才称得上酗酒。偶尔饮酒对男性的生育力几乎没有影响，但如果长期酗酒，酒精对生殖系统的影响便不可低估了。长期酗酒会造成男性生育力低下；可能诱发前列腺炎，甚至继发性功能障碍，并可造成不育；还可能损害生殖内分泌功能，加快睾酮代谢，造成雌激素相对增多，由于有活性的雄激素减少，睾丸萎缩，造成勃起功能障碍。酒精能损伤精子，受到损伤的精子如果受精，则可能影响胎儿在子宫内的发育，引起流产。

准爸爸吃药对胎儿有影响吗？

男性病人服药期间妻子怀孕，与女性病人服药时怀孕是完全不同的，更不能"合理想象"，认为男性应禁服或慎服女性在怀孕期间需禁服或慎服的药物。男性病人服药时，精子是在没有形成生命以前接触到药物的，精子内的遗传物质通常由组蛋白保护，实际上相当于处在一种压缩状态，因此几乎没有直接暴露在药物的影响下；当精子进入母体后，就与父亲吃药无关了。男性病人服药会造成部分精子异常，而精子本来就并非个个健康，很多有畸形，有的头部畸形，有的颈部畸形，还有的尾部畸形，这与吃不吃药无关。只要有活动能力的精子达 60% 以上，精子正常形态率 ≥ 4%，男性生育力便大致正常。用妇产科医生的话来说："上亿个精子在争夺卵子的时候，只有一个胜利者，那一个总是最优秀的。"

综上所述，绝大多数药物对男性生育影响不大，几乎罕见有药品说明书中注明某药在男性生育期间不能使用，也没有一个国家的药监部门对男性生育用药做出具体规定。除了对生殖腺及周围进行放疗、静脉或口服化疗药物能影响精子质量外，常见的口服药物很少能影响精子质量，因此，各位准爸爸们大可不必担心在备孕时吃了药。

警惕男性生育力的"隐形杀手"

吴先生，32岁，结婚8年，一直未采取任何避孕措施，妻子自然怀孕3次，均发生自然流产。妻子30岁，多次检查未发现明显生育力异常。吴先生进行了多次精液检查，结果提示：前向运动精子比率为13%；正常形态率为0.5%～1.5%，初步诊断为重度弱畸精子症。外周血染色体核型及性激素水平都正常，Y染色体微缺失基因病理分析检测位点无缺失，精子核蛋白成熟度分析为67.5%。体格检查无明显异常体征。仔细询问病史，发现吴先生从事美发美容业15年，每天都要接触染发剂、发胶及其他化学物质9～10小时。医生建议吴先生立即改变工作环境，停止接触以上化学物质，并服用抗氧化剂、促生精等药物，7个月后复查精液质量改善。1年后妻子再次怀孕，并顺利生下一个健康宝宝。

在我们的生活、工作环境中，潜伏着形形色色的危害男性生育力的"隐形杀手"。这些"隐形杀手"无时无刻不在损害男性的精液质量，但平时却没有引起我们的注意或重视，只有严重影响生育的时候才令我们大吃一惊。这些"隐形杀手"包括：

（1）含有苯及其同系有机物质的化学物质：这些物质主要来源于油漆、印刷、制鞋业、香料、炸药、橡胶、绝缘材料、五金机械、电子仪表。

（2）含有二硫化碳的物质：这些物质主要来源于食品加工及储存、人造纤维、纺织业、制造塑料产品的弹性材料。

（3）含有二恶英类的物质：常见的有化工产品及废弃物焚烧、化工生产和金属冶炼等过程中随废气或残渣排放的微量或痕量污染物。

（4）有机农药污染的粮食、蔬菜、水果、水源等：常见的有机农药包括有机磷农药（甲胺磷、敌敌畏、马拉硫磷）、有机氯农药（DDT）、除草剂、杀虫剂（二溴氯丙烷）、有机汞农药等。食品中有机农药浓度超标是目前国内最主要、最严重的环境污染问题之一，也是导致精液质量下降、胎儿畸形率升高及胚胎停育的重要因素之一。

（5）消毒剂和熏蒸剂中含有的环氧乙烷。

（6）染发剂、美发剂：长期接触或使用染发剂、美发剂（发胶、冷烫精、定型摩丝）等美容产品，都可引起精液质量下降、精子畸形率升高，对胚胎也具有毒性作用。

（7）隐藏于身边的多种重金属：较常见的是日用化工产业，食品加工及储存，美容护肤品等中的铅、锰、汞、锰、镉和铬等。

（8）新装修的房子及新家具可能产生的污染物：主要有苯、甲苯、二甲苯、甲醛等。一些装饰材料还具有一定的放射性。

精子减少与环境污染有关吗?

电影《人类之子》描述了一个可怕场景：2027 年，无法解释的原因让人类丧失了生育能力，19 年没有一个婴儿出生。地球被一种没有前途和未来的黑色笼罩，没有希望，人类即将灭亡……

当然，这只是电影编剧们荒诞的想象。不过，影片虽然根据想象创作，却有着非常现实的基础，即近一个世纪来，男性的精子数在不断下降！让我们看看最新的研究吧：2013 年初，西班牙穆尔西亚大学一项历时 10 余年的研究结果显示：男性受试者中精子的平均浓度从 2001 年的每毫升 7200 万下降到 2011 年的每毫升 5200 万，10 年时间精子浓度下降 38%！

目前医学界一致认为男性生殖功能下降与现代工业化发展带来的环境污染具有密切关系。农业化肥及除草杀虫剂中的有毒物质、装饰材料及塑料制品中所含的某些化合物，以及让动物快速增肥的饲料，使人类及动植物赖以生存的土壤、水源、食物和空气受到污染，从而直接或间接地毒害了人类的精子，最常见的是 "环境雌激素" 作用。

环境雌激素是人类生活环境中存在的能够像雌激素一样影响人体内分泌功能的化学物质的总称。这些物质通过呼吸道吸入、皮肤黏膜接触或通过消化道进入体内，即使微量摄入也会发挥类似激素样作用，使生物体内原有的内分泌功能出现紊乱，给人体及其他生物体功能带来严重影响。其作用机制是竞争性与雌激素受体结合以及对雄激素的拮抗作用，直接损伤靶细胞结构和功能。许多研究表明，环境雌激素可损伤男性生殖功能，主要使男性精子数量减少和精子质量下降，严重者会导致精子发生障碍或完全停滞，甚至导致基因或染色体结构和功能异常，而将其毒害作用遗传到下一代。此外，尽管单一环境激素的浓度极低，但多种环境激素混合起来也可能对男性生殖功能产生严重损害，体现出环境激素的协同效应。

目前，环境雌激素侵入人体的最常见方式为食物侵入。国人逐渐知晓环境雌激素是源于 2012 年的一条"塑化剂"的新闻。有媒体报道酒鬼酒"塑化剂超标"，立刻引发了全社会的关注。其实，塑化剂广泛用于食品包装、医疗卫生用品、油漆等工业产品中，环境、饮用水中也存在微量塑化剂。生活中的塑化剂几乎无处不在，除了塑胶容器、餐具、日用品、玩具外，连保鲜膜中都可能含有塑化剂。绝大部分情况下塑化剂的含量很少，不会对人体造成伤害。但有些不正规厂家在生产塑胶用品、装潢材料、洗发水或化妆品等，也就是所谓的"地摊货"的时候，为了降低成本，盲目追求利益，并未严格按照规定添加或使用邻苯二甲酸酯（一种塑化剂），所以其生产出的产品很可能含有过量的邻苯二甲酸酯，有可能给人体带来长期危害。

我们在享受科技给我们带来的便利的同时，也为环境污染付出了惨痛的代价。那么，准爸爸们在备孕时，怎样才能尽量远离环境雌激素的干扰呢？应做到以下几方面：尽量使用布袋；不使用聚氯乙烯塑料容器在微波炉中加热；不使用不合格的塑料制品；不使用泡沫塑料容器泡方便面；少用室内杀虫剂；简化房屋装修等。

孕前检查，扫清孕育障碍

哪些病人孕前需要到产科评估？

优生优育是我国的国策。在备孕期，健康的营养、适宜的工作生活环境、合理的运动、愉悦的心情都是大家所熟知的条件，但是往往会忽略身体状况这一基础条件，这才是安全妊娠、顺利分娩的关键。尤其是随着"全面二孩"政策的实施，许多妈妈开始萌生了再生宝宝的念头，高龄孕产妇随之增多，妊娠合并症及并发症、孕产妇死亡率相应地增加。怎样才能降低这些风险呢？最重要的是要重视孕前检查。哪些病人孕前需要到产科评估呢？

瘢痕子宫

在"独生子女"时代，很多妈妈们为了孩子安全且不经受分娩疼痛，都直接剖宫产了。现在呢，就进入了"后剖宫产"时代。因此，有剖宫产史者在备孕前最好拿着上次剖宫产的病历复印件到医院进行评估是否可以再次生育，主要是关注子宫瘢痕部位的情况，需要采用阴道超声检查瘢痕愈合情况，这是评价能否再次妊娠的关键因素。观察指标包括瘢痕的完整性、厚度，是否有缺损（瘢痕憩室的形成）及缺损的大小等。

如果缺损较大，可以先治疗再计划妊娠。由于瘢痕子宫病人怀孕风险高，如有发生瘢痕部位妊娠、凶险型前置胎盘、胎盘植入、子宫破裂等严重并发症的可能，孕期需要进行严格、规律的产前检查。

慢性高血压

既往患有高血压疾病，年龄 ≥ 40 岁、有子痫前期病史，要求妊娠的女性，首先要判断自己的健康能不能胜任、完成妊娠这个过程。孕期需要完善动态血压监测，心电图、超声心电图、肝肾功能及凝血功能、血尿常规检查，腹部超声检查肝、胆、肾脏、肾上腺以及眼底检查，以评估高血压是否已经对身体的重要脏器造成损害。如果患高血压的时间不长，而且没有导致其他器官受累（就是说心、脑、肾检测没有问题），这个时候才可以考虑怀孕。

妊娠期间，在慢性高血压的基础上有并发子痫前期的可能性，病情严重时可能会威胁到母儿生命安全。如果目前正在服用降压药，最好在孕前换成妊娠期间比较安全的药物，包括盐酸拉贝洛尔、硝苯地平、甲基多巴，维持血压稳定在 130 ～ 140/80 ～ 90mmHg。孕前 3 个月补充叶酸，最好同时补充钙片，一旦怀孕后酌情加用阿司匹林，有助于减少并发症的发生，降低风险。

糖尿病、糖耐量受损或空腹血糖受损

孕前及妊娠期需积极控制血糖。孕前最好停用口服降糖药，换成孕期安全的胰岛素进行治疗；必须把血糖控制达标后才能考虑妊娠，否则高糖会增加流产、胎儿畸形、早产等的风险。同时，糖尿病病人需在计划妊娠前评价是否存在并发症，如糖尿病视网膜病变、糖尿病肾病、神经病变和心血管疾病等。糖尿病视网膜病变病人孕前需进行眼科检查，如有增殖性糖尿病视网膜病变，孕前经过激光治疗后，可以减少孕期糖尿病视网膜病变加重的危险。妊娠可使轻度糖尿病肾病病人出现暂时性肾功能减退。肾功能不全不但对胎儿的发育有不良影响，而且较严重的肾功能不全病人，妊娠后肾功能可能永久性损害。因此，不建议这部分病人妊娠。糖尿病妇女的心功能达到能够耐受运动试验的水平就可以考虑妊娠了。

甲状腺功能异常

1. 甲状腺功能亢进（甲亢）

建议病人在规范治疗后，最好是甲状腺功能恢复正常后，再考虑怀孕。经过 ^{131}I 治疗的甲亢病人，至少需要 6 个月后才能怀孕。妊娠期监测甲亢的控制目标首选血清 FT_4，使其接近或轻度高于参考值的上限。妊娠期的甲亢病人，在孕早期首选的药物是丙硫氧嘧啶，孕中期、孕晚期优先选择甲巯咪唑。如果甲亢未控制，流产、早产、妊娠期高血压疾病、甲亢危象、胎儿生长受限、胎儿窘迫、胎儿和（或）新生儿甲亢的风险会增加。

2. 甲状腺功能减退（甲减）

甲减和亚临床甲减是临床上常见的疾病，需在孕前积极治疗。选择左旋甲状腺素（$L-T_4$），将血清 TSH 控制到 < 2.5mIU/L 后怀孕，孕期需要规律产检，定期监测甲状腺功能，根据化验结果调整左旋甲状腺素的剂量。如果甲减控制不良，可能会影响后代的神经智力发育，增加早产、流产、低体重儿、死胎和妊娠期高血压疾病的风险。因此，甲减病人一定要在内科医师指导下用药。

由于甲状腺对妊娠、孕期、子代影响大，建议所有计划怀孕的妇女在妊娠前进行甲状腺功能的筛查，以期发现甲状腺功能异常情况并尽早治疗，以最大程度改善母儿预后。

心脏病

心脏病包括先天性心脏病、主动脉疾病、瓣膜病、冠心病、心肌病、心律失常等。需要完善相关检查，如心电图及动态心电图、超声心动图、心肌酶学检测；先天性心脏病病人需要做遗传学咨询；高危病人应在专科中心接受多学科联合治疗，最好孕前进行心脏病手术或药物治疗。总之，心脏病病人孕前需要评估心功能并进行分级，判断是否适合妊娠，并告知妊娠风险和母儿预后。

血液系统疾病

1. 血小板减少症

寻找病因，对症对因治疗。经血液科和产科专家联合评估后，方可判断能否妊娠，并告知有关风险及母儿预后。

2. 再生障碍性贫血

再生障碍性贫血不是妊娠的禁忌证，但在妊娠期、分娩期的风险比非妊娠期高得多。因此，再生障碍性贫血病情未缓解者应严格避孕，不宜妊娠。

3. 地中海贫血

地中海贫血是一种遗传性疾病。如果夫妻中只有一个人患这种疾病，那么他们的子女有 50% 的机会可因遗传而患有地中海贫血。而如果夫妻两人都患有这种疾病，那么每次怀孕孩子会有 25% 的机会正常，50% 的机会成为极轻型或轻型病人，而有 25% 的机会患上重型贫血。这种情况下应进行产前诊断，有条件者最好在妊娠早期进行绒毛活检以尽早获得诊断。

肾脏疾病

如果患有慢性肾脏疾病，最好孕前联合肾病科、产科专家共同会诊，进行血压监测、肾功能化验、尿常规、24 小时尿蛋白定量、肾脏超声检查。在病人病情平稳、血压未超过 150/100mmHg、24 小时尿蛋白＜ 1.0g、肾功能正常或轻度异常的情况下，方可考虑怀孕。但孕期会出现病情加重、继发妊娠期高血压疾病、胎儿生长受限、医源性早产的可能性，需充分告知病人妊娠期的母儿风险。

性传播疾病

1. 梅毒病人

感染梅毒的孕妇会在怀孕的任何阶段经过胎盘将梅毒螺旋体传染给胎儿，故应将病治愈后再考虑怀孕。

2. 艾滋病病人

艾滋病病人不宜妊娠。

3. 慢性乙型肝炎病人

慢性乙型肝炎病人孕前需要到肝病科完善各种相关检查，包括乙肝两对半检查、乙肝病毒 DNA 检测、血常规、肝肾功能相应的生化指标、凝血功能、肝脏超声检查，由肝病科和产科专家进行联合评估。如果病毒复制、病情活动，应积极治疗慢性肝病，避免怀孕。

常规妇科检查有哪些项目？

小红自从 3 年前生孩子后时常感觉小腹下坠，白带增多并偶尔带血丝。最近出现外阴瘙痒，经朋友提醒去医院检查，医生告诉她要做妇科检查。小红不禁疑惑：妇科检查怎么做？都查哪些项目呢？

已婚或有性生活史女性一般每年至少做一次妇科检查，主要包括妇科内诊、宫颈细胞学检查、盆腔 B 超等。应当注意，来医院检查前 24 小时内不能冲洗阴道，不能阴道放药及行房事，否则会影响化验结果，干扰医生正确判断。除了这些外，盆腔还需要做 B 超检查。做妇科内诊时，需要提前排空膀胱。

阴道检查

阴道检查主要了解外阴、阴道有无皮炎、溃疡、肿块，皮肤黏膜的颜色，有无出血点；阴道分泌物的量、性质、色泽、有无臭味。暴露宫颈后，观察宫颈大小、颜色、形状，有无出血肥大、糜烂、撕裂、囊肿、赘生物等。行双合诊或三合诊进一步了解阴道弹性、深度、有无畸形、肿块等，以及子宫大小、位置、质地、活动度，两侧卵巢大小、有无触痛；输卵管处有无肿块、压痛等。谨记，未婚女性不能做妇科内诊检查，除非特殊情况下才考虑。

白带检查

白带检查就是阴道分泌物化验。白带是由阴道黏膜渗出物、宫颈管及子宫内膜腺体分泌物等混合组成，是女性健康的晴雨表。白带检查可检测阴道清洁度、pH 值、霉菌、滴虫、线索细胞、衣原体、支原体等。

宫颈防癌筛查

宫颈刮片是用特殊刮板，将宫颈脱落细胞刮下后均匀涂在玻璃片上，在显微镜下观察宫颈脱落细胞是否异常。宫颈刮片近年来已逐渐被液基薄层细胞检测所替代。

液基薄层细胞检测（TCT）使用专门的宫颈刷来采集宫颈细胞样本，需要深入宫颈，采集到移行带的宫颈脱落细胞。它与传统的宫颈刮片巴氏涂片相比，可明显提高标本的满意度及宫颈异常细胞检出率。TCT 联合 HPV 检测是宫颈癌筛查常用的方法。

妇科彩超

妇科彩超有经腹部及经阴道两种，目的是检查有无子宫肌瘤、子宫内膜异位症、子宫畸形、卵巢肿物、盆腔内炎性肿块或脓肿等。做腹部彩超时需憋足尿，从腹部了解盆腔；经阴道彩超是检查者排尿后，将探头深入阴道进行检查，该检查图像清晰，分辨率高，结果较准确。但是在月经期、阴道不规则流血或有阴道炎性病者，以及未婚女性不适合行阴道超声检查。

总之，已婚女性朋友要定期做妇科检查，至少一年一次。其目的是及早发现疾病，防患于未然。许多妇科疾病早期没有症状，等到感觉不舒服时，可能已经失去了早期治疗的机会，导致病情延误，甚至小病变成大病。

阴道出血为什么还要做妇科检查？

张女士最近一段时间阴道老是淋漓不断地出血，查血 hCG 提示没有怀孕。为了弄清病因，医生建议她做妇科检查。张女士担心阴道出血时做检查发生感染，对此非常困惑。那么像张女士这样阴道出血的病人是否适合做妇科检查呢？

阴道出血主要分为生理性阴道出血和病理性阴道出血。前者主要是正常阴道出血，如正常月经、产后恶露的排出等，属正常生理范畴，不会危害身体健康。而后者可能是来自外阴、阴道、宫颈、子宫内膜等的出血，这种出血要引起重视。由此可见，张女士属于后者，也就是病理性出血。在阴道出血的时候，医生一般是不建议病人进行妇科检查的。因为当阴道出血时，生殖道局部的防御作用减弱，全身抵抗力也降低，检查时阴道、外界的细菌有可能致上行感染，引起盆腔炎症。但是，由于盆腔检查是诊断妇科疾病，如不全流产、宫颈病变、子宫内膜病变等的重要手段，这些病若不及时诊断处理，可能危及生命，此时不得不做妇科检查。

阴道出血时行妇科检查应谨慎，要做好外阴消毒，使用无菌设备；医生要戴无菌手套进行检查，防止感染，动作要轻柔。由此可见，阴道出血时不做妇科检查并不是绝对的。需要提醒的是，阴道出血病人一定要到正规的医院妇科就诊，由医生判断是否需要做妇科检查，以免不当的检查、治疗导致感染发生而酿成大祸。

什么是宫颈防癌筛查？

Lisa 听说同事小王孕前妇科检查发现宫颈癌前病变。准备怀孕的 Lisa 很担心，于是鼓起勇气到医院咨询。妇科医生详细地告诉了 Lisa 如何利用三阶梯防癌筛查法——"早发现、早诊断、早治疗"，将宫颈癌扼杀在摇篮里。

科学家们发现宫颈癌与人类乳头瘤病毒（HPV）感染密切相关。宫颈在持续感染高危型 HPV 后，逐步发生宫颈上皮内瘤样变（CIN），进而发生癌变。通过宫颈脱落细胞学检查以及 HPV 的检测，能及早识别宫颈病变、宫颈癌。这就是所谓的宫颈防癌筛查。

第一阶梯——细胞学和 HPV 检测

21 岁以上、有性生活的女性都应该进行防癌筛查，目前推荐的是细胞学和 HPV 的联合筛查。

那么，什么是细胞学检测呢？医生又是如何进行检查的呢？医生通过窥阴器打开阴道，暴露宫颈，通过特制的刷子在宫颈表面刷几圈（基本没有疼痛感），采集脱落的细胞，然后在显微镜下观察是否有异常细胞或肿瘤细胞（图3-1）。刷子在宫颈表面采集细胞时，偶尔会导致病人检查后阴道少量流血，这是正常现象，不必害怕。

目前我国不同地区细胞学检查的方法不尽相同，有普通涂片（俗称巴氏涂片）、膜氏液基细胞学检查（TCT）、离心沉降石液基细胞学检查（LCT）等，它们的效能基本一致，大家不需要纠结它们的区别和好坏，因为定期检查比用什么检查方法更重要。

另外一个让大家谈之色变的家伙是人乳头瘤病毒（HPV）（图3-2），因它与宫颈癌密切相关而受到高度关注。

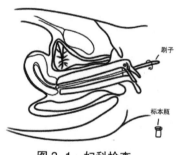

图3-1　妇科检查

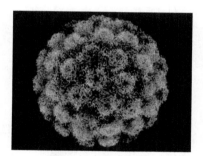

图3-2　HPV病毒

HPV有一百多种亚型，主要致病的是16型和18型等，俗称高危型。HPV主要通过性行为传播，但性行为不是唯一的传播途径。HPV的检测方法包括分型和DNA半定量。

几乎所有的宫颈癌病人都有HPV感染，但并不是所有的HPV感染都会致癌，只有高危型和持续性感染才有可能导致宫颈病变。因此，大家关注的重点在于是否有宫颈病变，而不是纠结于是否感染，或者感染HPV的量，数值的高低与病变程度并不成正比。

如果出现细胞学异常和（或）HPV感染，就需要进入第二阶梯，而无异常的女性，可以1～2年后再次进行第一阶梯筛查。

第二阶梯——阴道镜检查

目前比较先进的是光电一体阴道镜检查。它利用光学显微成像，将病变组织图像显示于屏幕，可进行双重观察。

转诊行阴道镜检查的女性应避开月经期，严重外阴、阴道、宫颈炎症。然而大家询问最多的是阴道镜检查痛吗？可以很负责任地说，单纯阴道镜检查并无明显不适。

检查时医生需要用一定比例的醋酸溶液和复方碘溶液涂拭宫颈和阴道表面，部分病人稍有不适感。若医生在观察中发现有异常情况，则需要进行活检，此过程有些许疼痛，但是也可以承受，所以大家可以放心地进行检查。

对于阴道镜检查无异常的女性，可以 6 ～ 12 个月后再次转入第一阶梯筛查，而取活检的女性则将取出宫颈组织送到病理科化验，进入所谓的第三阶梯筛查。

第三阶梯——病理学诊断

病人经过 3 ～ 5 个工作日的焦灼等待，终于得到病理科医生的一张报告单。打开一看，傻眼了，字虽然都认识，可连在一起说的是啥啊？别着急，妇科医生会详细地告诉你报告单的意义。

病理报告单上经常会出现"宫颈上皮内瘤变"，这是什么意思呢？宫颈上皮内瘤变是与宫颈癌密切相关的一组癌前病变。若为低级别病变（LSIL），60% 的女性可以自然消退，只有持续病变的病人才需要治疗；而高级别病变（HSIL）女性则需要积极治疗，治疗方式有消融治疗、宫颈环形电切术（LEEP）和冷刀锥切（CKC）。

Lisa 通过细胞学检查和 HPV 检测未发现异常，医生告诉她宫颈正常，可以放心地备孕了。

孕前为什么需要做 TORCH 检查？

小谢，30 岁，打算怀孕，到医院行孕前检查。医生建议行 TORCH 检查，为什么？

什么是 TORCH ？

TORCH 是指一组病原微生物的英文名称缩写。T 是指弓形虫，R 是指风疹病毒，C 是指巨细胞病毒，H 是指单纯疱疹病毒，O 是指其他病原微生物。这组病原体常可通过胎盘传给胎儿，引起围产期感染，导致流产、死胎、早产、先天畸形和智力障碍等，因此备受人们关注。目前，TORCH 感染的抗体检查已成为孕前、孕期检查的常规项目。

1. 弓形虫感染

弓形虫感染是一种人畜共患疾病，广泛分布于世界各地，由猫与其他宠物传染人的可能性较大，多为隐性感染，仅血清中可查到抗体。弓形虫可通过胎盘感染胎儿，引起胎儿先天性感染。在妊娠头 3 个月感染，胎儿受损严重，多以流产告终。在妊娠中后期感染，胎儿宫内感染的概率增加。新生儿最常见的是无症状感染，可在出生后第 2 ～ 7 个月出现脉络膜视网膜炎；其次是典型的先天性弓形虫病，表现为脑积水、脑内钙化和脉络膜视网膜炎。孕妇如果在妊娠早期感染弓形虫，除积极治疗外，建议终止妊娠。如果在妊娠中晚期感染弓形虫，应口服乙酰螺旋霉素治疗，治疗越早，发生后遗症的机会越少。

2. 风疹病毒感染

风疹是由风疹病毒引起的，是一种经呼吸道传播、临床症状轻微、预后良好，易被忽视的急性病毒传染病。若在妊娠头 3 个月内感染风疹病毒，病毒能经胎盘感染胚胎或胎儿，有可能致流产、死胎；若胎儿存活出生，可能发生先天性风疹综合征，主要表现三大症状：心血管

畸形、先天性白内障、先天性耳聋。临床上通过检测血清风疹特异性
IgM、IgG 抗体判断风疹病毒的感染。如检出 IgM 抗体，说明近期感染。
而检出 IgG 抗体则说明已经感染过风疹病毒，对风疹已经有免疫力，不
用担心对孩子有影响。如在妊娠早期感染风疹，应终止妊娠。在妊娠中
晚期患病，在排除胎儿畸形后方能继续妊娠。

3. 巨细胞病毒（CMV）

巨细胞病毒（CMV）多为潜伏感染，可因妊娠而被激活。孕妇感染
CMV 后发生病毒血症，使胎盘感染或通过胎盘感染胎儿，在妊娠头三个
月胎儿感染率最高，影响胎儿细胞增殖，各器官的细胞数量减少，使发
育延迟或中断，导致流产、死胎；CMV 也可引起绒毛膜羊膜炎和胎盘毛
细血管病变，导致胎儿血供不足，发生宫内发育迟缓。感染 CMV 的胎儿
出生时外观正常，但是有 5% ~ 10% 的胎儿出生后数年可能出现症状；
约有 10% 的新生儿表现为低体重、黄疸、肝脾肿大、溶血性贫血、抽搐
等，死亡率高。如妊娠早期感染 CMV，建议立即行人工流产终止妊娠，
或在妊娠 20 周抽羊水检查，如果 IgM 抗体阳性，建议终止妊娠，避免先
天性缺陷儿出生。

4. 单纯疱疹病毒（HSV）感染

单纯疱疹病毒是人类最常见的病毒之一。胎儿在宫内感染病毒后，
肝、肾上腺以及中枢神经系统会发生损害，但是这些改变极为罕见。据
文献报道，妊娠 20 周内感染单纯疱疹病毒的胎儿，其流产率高；妊娠 20
周后感染单纯疱疹病毒的胎儿，早产率增加，以低体重儿多见。因此，
有学者认为，妊娠早期感染单纯疱疹病毒并不是终止妊娠的指征。

5. 柯萨奇病毒感染

柯萨奇病毒感染较常见，在各地不时引起散发或流行。柯萨奇病毒
主要通过粪 - 口传播。由于病毒类型多，病人出现多种多样的表现，主

要表现为疱疹性咽峡炎。病人在妊娠期感染柯萨奇病毒后，病毒能通过胎盘传播给胎儿，引起胎儿宫内感染和唇腭裂、先天性心脏病、尿道下裂、隐睾等畸形的发生。

6. 流行性感冒

流行性感冒（简称流感）是由流感病毒引起的传染性呼吸道疾病。孕妇患流感后如未发生并发症，预后较好。如在妊娠早期患病，流产率明显增加。如在妊娠中、晚期患病，宫内发育迟缓、早产、死胎、死产等概率增加。孕妇患流感后应卧床休息，多饮水，对症治疗。流感可以通过接种流感疫苗进行预防。

基于上述病原微生物能导致胎儿畸形，所以女性在孕前或孕期应行TORCH检查，以便及时发现和治疗疾病，减少出生缺陷的发生。

性激素检查的注意事项

经常有朋友拿着性激素化验单问医生，这结果正常吗？医生往往很难回答，先问你这是月经第几天采的血，然后说这个结果不准，没有意义。所以大家就想了解一下性激素检查的注意事项。下面就和大家谈谈做性激素检查前需要注意的几点。

选择正确的时间

众所周知，在一个月经周期中，卵泡生长、发育，分泌的雌激素逐渐增多，激发LH峰、排卵，形成黄体，再分泌雌、孕激素，也就是说这是动态变化的过程，不同的时间段各激素的水平不一样。因此，检查性激素是有时间要求的。观察卵巢储备功能一般在月经周期的第2～第4天，这时是基础状态。也可以在排卵期和黄体期进行检测，明确是否排卵及了解黄体的功能。

1. 基础内分泌检测

每个人的月经周期长短不一，但是在月经周期的第 2～第 4 天，卵泡尚未发育，此时测定血清中的性激素，目的是了解卵巢的基础状态。此时查血性激素水平（即 FSH、LH、E_2、PRL、T 5 项即可，此时可以不查孕酮）。对于某些闭经的病人（如多囊卵巢综合征病人），建议行尿妊娠试验和超声检查。如果尿妊娠试验呈阴性，阴道 B 超检查双侧卵巢没有直径 ≥ 10mm 的卵泡，子宫内膜厚度 < 5mm，也可视为基础状态。建议查性激素 6 项，以防止误诊（根据 P 数值可以大概判断月经周期时段）；或者是在黄体酮撤退出血后，行性激素 5 项检查。

2. 排卵期检测

在月经周期的第 13～15 天行 B 超检查，了解卵泡的发育状态。此时行性激素（LH、E_2、P）检查，可以明确卵泡发育情况，了解是否即将排卵或已经排卵。

3. 黄体期检测

在月经周期的第 21～第 22 天测定 E_2 与 P，可以了解黄体功能。

注意空腹

为避免食物中可能存在的外源性激素等对检测结果的影响，建议病人空腹抽血检查性激素水平。尽管有的学者提出这种影响几乎可以忽略，但为了维持体内激素处于相对稳定的基础状态，病人尽量空腹抽血检查。

慎用药物

检查基础性激素前，应至少一个月不用性激素类药物（包括黄体酮、雌激素类药等），否则将影响结果的可靠性（治疗后需要复查性激素者除外）。

关于催乳素（PRL）

PRL 分泌受多种因素，如情绪、运动、饥饿及进食等影响，而且随月经周期有较小的波动，具有与睡眠相关的节律性。入睡后逐渐升高，早晨睡醒前可达 24 小时最高峰，睡醒后迅速下降；上午 9 点降至一天中的最低点。因此，根据这种节律分泌特点，检查 PRL 时应在早上 8：00 ～ 10：00 抽血，避免生理性升高造成假的高催乳素血症；另外，在抽血前不要做乳房检查，以免因刺激乳房使 PRL 升高；精神紧张时会造成 PRL 升高，要注意放松心态。

性激素检查是不孕症治疗过程中的常规检查，病人一定要按照医生的建议选择恰当的时间进行抽血检查，抽血前至少休息 10 分钟，避免剧烈运动，注意放松心态。

AMH、AFC 是什么？

现代女性因为求学、工作的关系，不断推迟结婚、生育的时间，这虽然能够保证孩子未来的经济基础，但也使高龄不孕的人群急剧增加，从而使行试管婴儿技术助孕的人数大幅度上升。都市女性也开始关心卵巢储备功能，想了解什么是 AMH、AFC。

什么是 AMH ？

抗苗勒氏激素（anti-mullerianhormone，AMH）是由卵巢中的窦前卵泡和小卵泡的颗粒细胞分泌的，是目前评估卵巢储备功能较为准确的指标。多项科学研究表明，AMH 能够准确地预测卵巢对促排卵的反应、妊娠率和活产率。与其他评估卵巢储备功能的激素（FSH、抑制素 B 及雌二醇）不同的是，AMH 的血清浓度在月经周期的不同时期无显著的变化。病人无论何时就诊，均可采血进行 AMH 检查，而不像 FSH、雌二醇或抑制素 B 仅在早卵泡期才能准确反映卵巢储备功能，因此它在临床上更实用。若 AMH 值为 $1.1 \sim 3.52\text{ng/ml}$，提示卵巢储备功能正常。若 AMH 值为 $3.52 \sim 3.9\text{ng/ml}$，提示卵巢储备功能好，对促排卵药物可能出现高反应，可能出现促排卵并发症如卵巢过度刺激综合征 (OHSS)。若 AMH 值 $< 1.1\text{ng/ml}$，提示卵巢储备功能下降，对促排卵药物可能出现低反应，妊娠概率降低。

什么是 AFC？

基础窦卵泡数（antral follicle count，AFC）是早卵泡期阴道超声下检测到的直径为 $2 \sim 9\text{mm}$ 的窦卵泡数目，是评价卵巢储备功能的可靠指标。AFC 能帮助医生预测卵巢对药物刺激的反应，判断体外受精成功率。阴道超声检查 AFC 简单易行，是临床上常用的评价卵巢储备功能的方法。若 AFC 是 $7 \sim 14$ 个，提示卵巢储备功能正常。若 AFC 超过 14 个，提示卵巢储备功能好，对促排卵药物可能出现高反应，可能出现促排卵并发症如 OHSS。若 AFC 小于 7 个，提示卵巢储备功能下降，对促排卵药物可能出现低反应，妊娠概率降低。

总之，看完以上这些，大家对 AMH、AFC 是不是有一个大体的印象了呢？

怎样评价卵巢储备功能？

35 岁的小丽跟老公结婚 2 年多，一直努力备孕，却没能有自己的宝宝。无奈之下，小丽来到医院的生殖中心。一番检查之后，医生告诉小丽，她不孕的原因可能是卵巢储备功能下降。小丽心中不禁产生疑问：到底什么是卵巢储备功能下降呢？

卵巢储备功能是指卵巢产生卵子数量和质量的潜能，间接反映卵巢的功能。卵巢储备功能下降是指卵巢中的存留卵子量降低，导致生育力低下。那么卵巢储备能力又是如何评估的呢？

年龄

女性出生后，卵巢内卵泡的数目是固定的。随着年龄的增长，卵巢内卵泡数目不断减少，而剩余的卵泡质量也有所下降。由于病人的年龄非常客观而且容易获取，并且经临床实践证实，年龄是评价卵巢储备功能的一个非常可靠的指标。一般认为女性超过 35 岁，卵巢储备功能就开始下降，40 岁以后生育能力显著降低，45 岁以后能生育的女性就很少了。但是相同的年龄可能表现为不同的卵巢储备功能，因此需要结合其他指标进行更确切的评价。

基础性激素水平

1. 基础卵泡刺激素（FSH）水平

每个人的月经周期不同，月经周期长短主要取决于卵泡期的长短。在月经周期的不同时期，FSH 值会有较大的变动。为了准确观察 FSH 的水平，通常将在月经来潮第 2 ～第 4 天测定的 FSH 值称为基础 FSH。基础 FSH 的测定方便，是临床上评估卵巢储备功能的另一项重要指标。基础 FSH 水平升高，超过 10IU/L（部分学者认为是 12IU/L）往往提示卵巢储备功能下降；在一些妇女中，FSH/LH 比值升高也预示着卵巢储备功能的下降。

2. 基础雌二醇（E_2）水平

月经周期第 2 ～第 4 天的血清 E_2（即基础 E_2）水平升高，常提示卵巢储备功能降低，其升高早于基础 FSH 水平的升高。若 FSH 正常而基础 E_2 水平升高，提示介于卵巢储备功能明显下降和正常者之间的中间阶段。若基础 FSH 和 E_2 水平均升高，则提示卵巢储备功能下降。

3. 基础抑制素 B 水平

月经周期第 2 ～第 4 天的抑制素 B 的值称为基础抑制素 B。基础抑制素 B 水平在 FSH、E_2 上升之前已开始下降，因此认为，基础抑制素 B 在预测卵巢储备功能方面更敏感，较基础 FSH、E_2 等更能直接反映卵巢储备功能。

4. 抗苗勒管激素（AMH）水平

AMH 是由小卵泡的颗粒细胞分泌的，能准确反应卵巢储备功能，是目前公认的评价卵巢储备功能的可靠指标。AMH 水平不受月经周期的影响，可以在任何一天抽血进行检查。当卵巢储备功能下降时，AMH 最早做出改变，因此，AMH 是评价卵巢储备功能的重要标志物。

超声检查

1. 基础窦卵泡计数（AFC）

基础 AFC 是早卵泡期阴道超声下检测到的直径为 2 ～ 9mm 的窦卵泡数目，能够间接反映剩余的卵泡数，随年龄、基础 FSH 水平、FSH/LH 值的上升而下降，对预测卵巢储备功能的准确性较高，周期间差异较小。

2. 卵巢体积

卵巢体积大小与卵巢储备的原始卵泡多少相关。基础 AFC 减少，卵巢的体积变小。因此，超声测量卵巢大小可以间接反映卵巢储备功能。

3. 卵巢血流

通常采用彩色多普勒监测基础状态下卵巢间质动脉血流指标，可以反映卵巢和子宫血流灌注情况，卵巢动脉血流可作为反映卵巢储备功能的指标。但是目前关于卵巢动脉血流与卵巢储备的研究不多，临床上尚不能用于卵巢储备功能的测定。

总之，迄今为止，并没有任何一项指标能准确判断卵巢储备功能，多项指标结合应用检测卵巢储备功能才能获得更好的效果。

看完以上的介绍，大家了解如何评价卵巢储备功能了吗？

为什么监测 BBT？

最近几个月"大姨妈"老不准时来，昨天与婆婆聊天时，小月把这个问题跟婆婆一说，今天就被抱孙心切的婆婆"押着"来到医院检查。医生在病历中写着"监测 BBT"。小月纳闷了，什么是 BBT 呢？为什么要监测 BBT 呢？

什么是 BBT？

基础体温（Basal Body Temperature，BBT）又称静息体温。人体在清晨刚清醒时，不受肌肉活动、精神紧张、食物及环境温度等因素影响时的状态叫做基础状态。基础状态下的体温，就叫作基础体温，通常在早晨刚睡醒、起床前测定。

在女性的一个月经周期中，先是卵泡期（就是卵子生长、发育的时期），继之排卵，后是黄体期。黄体期分泌孕激素，而孕激素能使体温升高。所以女性的基础体温随月经周期而变动。在卵泡期内基础体温较低，排卵日最低，排卵后升高 0.2 ～ 0.4℃。若未怀孕，黄体萎缩并停止分泌孕激素，基础体温下降，回到基本线，月经来潮（图 3-3）；若已怀孕，因黄体受到胚胎分泌人绒毛膜促性腺激素（hCG）支持，转变为妊娠黄体，继续分泌孕激素，基础体温持续升高（图 3-4）；若没有卵泡生长，也就是说没有排卵，也没有黄体形成，基础体温持续降低（图 3-5）。若黄体功能不全，高温期缩短（图 3-6）。

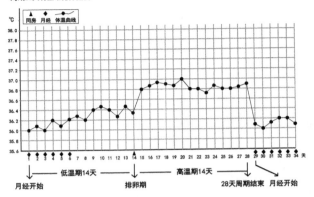

图 3-3　双相的 BBT

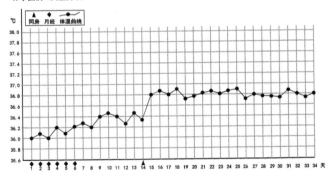

图 3-4　高温期延长的 BBT

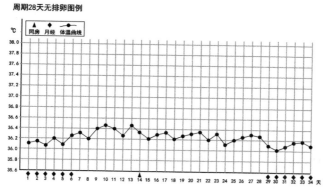

图 3-5　单相的 BBT

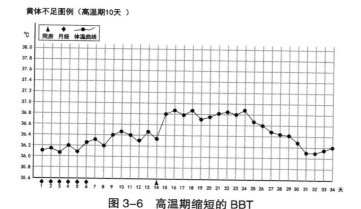

图 3-6　高温期缩短的 BBT

如何测量 BBT？

（1）置备一支体温表，正确掌握读表方法，务求精确。建议使用专门的基础体温计。

（2）每晚临睡前将体温表水银柱甩至 35℃以下，如果是电子体温计则变成初始值，放在醒来后伸手可及的地方。

（3）每天清晨醒后，立即将体温表放在舌下，5 分钟后拿出来读数，并记录在特制的表格上。由于腋下温度不如口腔温度更接近人体内的温度，也不够稳定，不建议使用腋下温度。

（4）测量基础体温前严禁起床、大小便、进食、说话等（起夜是可以的）。

（5）应记录有无影响基础体温的诸多因素，如感冒、失眠、饮酒、服药、情绪变化等，这些往往影响基础体温的准确度，在测量后需要特别标记说明。

（6）月经来潮和同房日须附加记号标示。

（7）把测量结果记录在专门的基础体温管理工具，能更方便、直观地查看基础体温曲线。

监测 BBT 有什么作用？

1. 判断是否排卵，指导同房

一般卵泡期基础体温为 36.5℃，黄体期上升 0.2 ～ 0.4℃，出现双相型表现，表示有排卵；若出现单相型，即无后期升高的体温曲线，提示无排卵，其准确率为 70% ～ 80%。排卵发生在基础体温下降日，即高温相之前 1 ～ 2 天。所以要把握这一时间，抓紧时间同房。

2. 诊断早孕和判断孕早期安危

如果基础体温的高温相持续两周以上，就要考虑去医院检查一下，因为你有可能怀孕了。若高温相 ≥ 18 日，早孕的可能性就更大了。如果在孕早期 BBT 曲线渐渐下降，表示黄体功能不足或有流产倾向。

3. 观察黄体功能

排卵后 BBT 应立即上升，且持续在高水平 ≥ 12 日。若 BBT 呈阶梯形上升，曲线需 3 日后才达高水平或 BBT 稳定上升 < 12 日，可考虑为黄体功能不足。

4. 提示其他病变

经期 BBT 不降低，可能有子宫内膜异位症或生化妊娠，子宫内膜异位症的病灶出血后会产生吸收热。

5. 推算适宜的内膜活检时间

月经周期不规则的病人，要了解子宫内膜有无分泌反应和黄体的功能，应在 BBT 上升后估计做内膜活检的时间。

排卵监测试纸能预测排卵吗？

最近梅梅心烦得很，几个闺蜜都顺利当上了幸福的妈妈，唯独自己老是怀不上。听闺蜜说排卵监测试纸能预测排卵，可以提高怀孕的概率，梅梅想知道这是真的吗？

计算自己的排卵期是备孕期女性必做的功课之一。在女性每个月经周期中期即排卵期，会出现黄体生成激素（LH）峰。出现血 LH 峰 36 小时后排卵，因此，血 LH 峰是排卵的可靠标志。LH 半衰期很短，从体内清除快，主要由尿液排出，所以在尿中也会出现 LH 峰，但是尿 LH 峰比血 LH 峰晚 6 ～ 8 小时。排卵期预测产品就是根据这个原理，检测到排卵前女性尿液中的促黄体激素（LH）的骤增、骤减，提示出现 LH 峰，提前 12 ～ 36 小时预测排卵，从而使女性能预知最佳的受孕时间。那么，排卵监测试纸究竟如何？准确吗？

什么是排卵监测试纸？

现在在市场上可以买到很多种类不同的检测尿 LH 的产品，使得妇女能在家自己判断有无排卵或何时排卵。这个产品一般叫排卵监测试纸或 LH 试纸。这些产品都是用来检验月经中期尿 LH 峰的，从而告知使用者排卵即将发生。

排卵监测试纸监测的月经中期 LH 峰是一个相对短的事件，从开始到结束持续 48 小时左右。通常仅在尿 LH 浓度超过一个阈值时，排卵监测试纸显示阳性结果。在大多数周期，这个试验仅一天，有时连续两天出现阳性。所以，为监测到 LH 峰，通常建议根据整个月经周期长度和以往监测的结果，在预测峰值前 2 ～ 3 天开始监测。如果采用超声监测排卵，一般在卵子长到 1.5cm 时开始监测。

排卵监测试纸怎么用？

在使用排卵监测试纸之前，请务必仔细阅读包装和说明书上的使用说明。

（1）先用尿杯收集尿液，用排卵监测试纸蘸取尿液。

（2）将排卵监测试纸平放，等待 3 ～ 5 分钟。

（3）结果判断：观察浸过尿液的试纸上的彩条，根据彩条颜色判断是阳性还是阴性。

使用排卵监测试纸有哪些注意事项？

尿 LH 测定的结果对液体入量和测定时间非常敏感。虽然没有必要限制液体入量，但测试前短时间内应尽量避免大量饮水。从理论上讲，第一次晨尿是最好的检测标本，因为这时的尿最为浓缩。但若仔细研究一下就会发现，若一天只测一次，最有效的测定时间是在下午到傍晚（即 3pm ～ 8pm）。这是因为 LH 峰经常从凌晨开始，经过 6 ～ 8 小时才能在尿中监测出来，所以晨尿中还检测不到。因此，建议临近排卵时每天监测 2 次，即早上一次、下午一次。

如果发现结果为弱阳性，应每 8 小时监测一次。如果结果由弱阳性到强阳性，再到弱阳性，说明监测到 LH 峰；如果结果由阳性到阴性，说明 LH 峰已经过了。因为排卵经常发生在监测 LH 峰后 18 ～ 24 小时，所以最佳受孕期包括 LH 峰日及之后的 2 天。可见，首次尿 LH 阳性结果后的第 2 天是指导同房或有指征的人工授精的最佳时间。如果尿 LH 峰已过，监测到 LH 阳性日则是指导同房或有指征的人工授精的最佳时间。

至此，我想大家都很清楚如何预测自己的排卵时间了，祝您好孕。

如何寻找排卵期？

玲玲，结婚2年了，一直想要孩子都没有成功。玲玲通过上网学习，发现女性一个月经周期内只有一次排放卵子的机会，能否预知排卵期直接影响怀孕的机会。玲玲的月经不规律，从28～40天不等，哪一天是排卵期呢？这让玲玲非常苦恼。

一般人的月经周期为28～30天，但因人而异，提前或推迟5天均属正常。测定排卵期的方法有很多，有基础体温测定、宫颈黏液检查、B超监测卵泡等，它们的作用机制都离不开卵泡的生长和激素水平的变化，即月经周期的调节机制。因此，可以通过观察卵泡的发育和激素的分泌情况，寻找排卵的种种迹象，确定排卵的时间。常见的方法有以下几种。

月经周期推算法

排卵通常发生在月经周期的中间，即下次月经前14天左右。卵子能存活24小时左右，精子在女性体内能存活3～5天，在排卵期连续同房或隔日同房有助于受孕。但是排卵受环境、情绪、身体健康状况、性生活、药物等因素的影响，有时排卵可以提前或推迟。单纯根据月经周期推算，往往不能确定排卵日期。尤其是像玲玲这样月经周期不规律、下次月经来潮的日期不好估计的女性，必须求助于其他方法。

基础体温检测法

排卵后基础体温会升高，这是由于排卵后黄体分泌的孕激素具有升高体温的作用，能使体温升高0.2～0.4℃，并且维持12～14天。在清晨刚睡醒还没有进行任何活动之前，测量舌下体温 5 分钟。未排卵前的体温持续在 36.5℃ 左右，波动范围在 0.1℃ 之内，此为低温期，即卵泡期。在低温期结束后的早上，会出现比前一天低 0.3 ～ 0.4℃ 的体温，这就是排卵日了。排卵后体温很快升高 0.2 ～ 0.4℃，进入高温期，即黄体期。这种高温会持续 12 ～ 14 天。如果基础体温连续升高超过 18 天，应考虑是否怀孕了，并尽快到医院检查。如果基础体温升高小于 12 天，应考虑是否黄体功能不足，也要到医院就诊。

宫颈黏液检查法

雌激素会使宫颈黏液分泌增加，以利于精子运动和存活。因此，排卵前随着雌激素分泌增加，宫颈黏液逐渐增多，到排卵日黏液量最多，并扩散至阴道和外阴部，使其潮湿、润滑。排卵日的宫颈黏液清澈透明，呈蛋清状，拉丝度长达 10cm 以上。排卵后，宫颈分泌物量逐渐减少，转为浑浊浓稠。月经过后几天，女性雌激素水平低，宫颈黏液量少，阴道和外阴部干燥。

一般可利用起床后、洗澡前或小便前的机会观察宫颈黏液，方法有二：一是使用干净、洁白的卫生纸擦拭外阴部，注意观察纸上黏液情形；二是用手指从阴道口取黏液检查，观察手指上的黏液外观、黏稠程度以及用手指做拉丝反应等。

尿 LH 试纸检测法

在临近排卵时出现血 LH 峰，继之在尿中也出现 LH 峰。检测尿 LH 出现在下午 3 时后、晚上 7 时之前。通常在月经后第 11 ～ 第 12 天（即卵泡在 1.5cm 左右）用尿 LH 排卵纸进行测试。当出现微弱阳性后，每隔 6 ～ 8 小时检测一次，若测到强阳性，预示将要排卵。排卵一般发生在出现强阳性的 24 ～ 48 小时内，此时连续 2 天同房，妊娠率高。

观察排卵痛法

在两次月经中间，有些女性会感觉下腹疼痛，称为排卵痛。排卵痛是卵子从卵巢里排出时引发的疼痛感，是排卵的一种信号，通常出现在排卵前 2～3 小时或排卵时。有些人会突然感觉左下腹或右下腹痛，有些人感觉像是抽筋或岔气。敏感的人在排卵的前一天就能感觉到，在排卵时疼痛加剧，并持续 30 分钟到 3 小时。疼痛的部位绝大多数在左、右下腹部，个别人耻骨上方附近有疼痛感。一般情况下，排卵痛不易被察觉，但是如果关注的话，大部分人都能感觉到。如果将排卵痛与基础体温法结合在一起，就能比较准确地掌握排卵日。

B 超检查法

目前国内各大医院均可使用阴式 B 超观察卵泡的发育，从而确定排卵期。前面说过，排卵日前卵泡在不断长大。观察日如果正好是排卵日，有时甚至可以在 B 超上看到卵泡破裂，但需要由医生操作。

这些检查方法由简单到复杂，您可以根据自身情况选择 1～2 种应用，一般情况下就能准确预知排卵期了。如果月经规律，建议您首先利用月经周期法预测一个大致的排卵日期，再使用基础体温表、尿 LH 检查、B 超检查等中的任意一种方法，即可确定您的排卵期。如果月经不规律，建议您先采用基础体温表或宫颈黏液检查方法，发现接近排卵期时，再采用尿 LH 或 B 超检查等方法，进一步确定排卵期。如果确定排卵期依然困难，可到各大医院妇产科、生殖医学中心咨询就诊。

输卵管通畅度的检查方法有哪些？

小云婚前曾经做过 2 次人流手术，现在结婚 2 年了，一直没要上孩子。父母催得很紧，小云在网上查了查资料，资料中说这种情况有可能是输卵管堵了，应该检查输卵管通畅度。输卵管为什么会梗阻？常用的输卵管通畅度的检查方法有哪些呢？

输卵管为什么会梗阻？

因为输卵管阻塞或者输卵管与周围组织发生粘连、蠕动功能受到影响而引起的不孕称为输卵管性不孕，约占女性不孕病因的 40% 左右。很多原因可以引起输卵管梗阻或周围粘连，常见的如盆腔的炎症、盆腔结核、盆腹腔的手术、子宫内膜异位症等。由于输卵管不通或失去了蠕动功能，无法运输卵子和受精卵，造成不孕症。

哪些病人需要进行输卵管通畅度检查？

一般建议规律性生活未避孕未孕 1 年，即诊断不孕症的病人才需要检查。此外既往有宫外孕病史者，也可以在治疗后检查健侧输卵管的通畅度。

输卵管通畅度的检查方法有哪些？

1. 输卵管通液

医生将生理盐水经阴道注入病人宫腔内，根据病人主观感受（如有无腹痛）和推注压力判断输卵管通畅度。这种方法主观性较强，准确度较低，不建议使用。

2. 子宫输卵管造影

什么是子宫输卵管造影术？

子宫输卵管造影术是输卵管通畅度的一线筛查手段。为了明确输卵管是否通畅，将造影剂注射到子宫腔内，造影剂可以经过输卵管进入盆腹腔内，在 X 线下可以清晰地看到子宫腔及两侧的输卵管形状（图 3-7）。

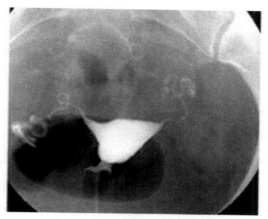

图 3-7　正常的子宫输卵管造影

什么时间适于做子宫输卵管造影术？

一般于月经干净后第 3～7 天进行子宫输卵管造影检查。如果是合并内外科疾病急性期，有发热或者严重阴道、盆腔感染，建议待病情控制平稳后再做造影术检查。采用造影仪自动推注能全程动态观察造影剂充盈子宫、输卵管的情况，能提高诊断准确度。需要提醒的是，一定要在造影术后 40 分钟左右拍摄弥散片。如果没有弥散片的话会给诊断输卵管积水、盆腔粘连等增加相当大的不确定性。因此，在选择造影时一定要询问是否有弥散片。如果没有，应慎重选择。

做子宫输卵管造影术会痛吗？

很多女性害怕做子宫输卵管造影术，主要原因是怕痛。其实如果您的输卵管通畅的话，造影时可能会稍有点不适，但是不会有很痛的感觉。如果输卵管不通的话，可能会有疼痛感觉，但是多数女性可以忍受。

做了子宫输卵管造影术为什么会出血？

在行子宫输卵管造影术的过程中，置管或推注造影剂可能会损伤到子宫内膜，所以术后会有阴道点滴出血，一般 1 周内就可以干净。为了预防感染，可以口服抗生素。

为什么不同医生对输卵管造影结果的说法差异这么大？

令很多病人疑惑的是，为什么同一张片子，不同的医生给出的诊断差别很大呢？比如有的医生觉得没问题，可以试着怀孕；有的医生则觉得不能除外盆腔粘连，建议腹腔镜手术，这是怎么回事呢？造影对于诊断输卵管阻塞和输卵管积水的准确度在 70% ～ 80%，而诊断盆腔粘连的准确度则只有 50% 左右，且诊断主观性很强。如果医生有输卵管手术的经验，诊断符合率可能会高些，这样就不难理解为什么不同医生给出的说法会有如此大的偏差。因此，下次再去门诊找大夫看造影片子时，除了带片子外，一定要向医生详细描述病史，如既往手术、疾病史，包括人流史、阑尾炎病史、手术病史、盆腔炎病史、结核病史，还有痛经等这些输卵管性不孕症的高危因素。医生通过阅读片子、复习病史，可能做出准确的诊断并给出正确的治疗方案。

子宫输卵管造影术后必须避孕 3 个月吗？

否。有种说法是造影后必须避孕 3 个月甚至半年，这种说法是没有科学根据的。很多做完造影后第 2 个月就怀孕的病人，生出的宝宝很健康。另外，随着时间的推后，一些高龄女性怀孕的机会显著降低。因此，建议造影后下个月就试孕。

3. 输卵管超声造影

输卵管超声造影与输卵管造影类似，不同的是在超声下观察而非 X 线观察，因此不用担心辐射的危害，准确度可与输卵管造影术相媲美，但步骤较为烦琐，费时费力，开展的医院不多。

4. 腹腔镜检查

腹腔镜检查是输卵管检查的金标准，最为准确，但创伤大，花费高，不作为筛查手段。

哪些不孕症病人需要做宫腔镜检查？

子宫内膜是胚胎生长发育的土壤。因此，一些子宫的异常尤其是子宫内膜的异常可以造成不孕，导致胚胎无法种植在子宫里或者导致早期流产。因宫腔原因引起的不孕，在女性不孕中约占10%，常见的疾病有子宫黏膜下肌瘤、子宫内膜息肉、子宫内膜炎以及由于人工流产吸宫术后造成的子宫腔粘连等。

按照国外不孕症的诊疗常规，每个不孕症病人都应该接受宫腔镜检查，以除外子宫内膜病变。但考虑到我国的具体国情，宫腔镜检查为有创性检查且花费较高，因此，国内并未将宫腔镜检查作为不孕症的常规筛查手段。

以下不孕症病人建议做宫腔镜检查：

（1）超声提示宫腔异常，如子宫内膜占位、内膜回声不均、子宫内膜薄等。

（2）试管婴儿反复种植失败，指试管婴儿3次以上移植优质胚胎仍未怀孕者，为除外内膜因素而行宫腔镜检查。

（3）输卵管间质部阻塞，需要宫、腹腔镜联合手术行输卵管插管治疗者。

宫腔镜可以检查和治疗的与不孕症相关的疾病主要包括以下几种：

（1）子宫畸形：最常见的是子宫纵隔（图3-8），会导致反复流产和不孕症。

（2）宫腔粘连：宫腔粘连主要由既往手术创伤和感染引发。宫腔镜检查和治疗最直接，优于任何传统方法。

（3）子宫肌瘤：黏膜下肌瘤和突向黏膜的壁间肌瘤造成子宫变形，导致不孕不育。宫腔镜可以确定肌瘤位置，镜下切除肌瘤，手术不开腹，恢复快。

（4）内膜息肉：小的息肉超声可能会漏诊，而宫腔镜下却清晰可见，能及时确定病变的位置，镜下可切除病变组织并送病理明确病灶的性质（图3-9）。

（5）宫腔异物：对于节育环残留、胎骨胚物残留等宫腔异物，宫腔镜直视下可检查并取出。

（6）输卵管阻塞：宫腔镜可以直观地对输卵管进行插管诊断和治疗，疏通并扩张输卵管，配合腹腔镜效果更好。

总之，宫腔镜检查是诊断各种宫腔异常，如宫腔粘连、子宫内膜炎等的诊断金标准，并且能直接手术处理宫腔异常，如切除黏膜下肌瘤、内膜息肉，分离宫腔粘连等，可明显提高妊娠率。宫腔镜检查和治疗相对简单、安全，效果可靠，病人满意度高。因此，对有指征的病人，应推荐宫腔镜检查和治疗。

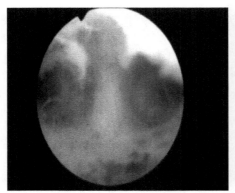 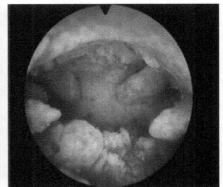

图 3-8　子宫纵隔　　　　　　　图 3-9　子宫内膜息肉

如何及早发现怀孕？

生儿育女是人生中的大事，但是很多朋友在没有觉察怀孕的情况下，毫无防备地服用了药物，使自己处在两难境地：继续妊娠担心药物会对孩子有不良影响，终止妊娠却心有不舍。怎样才能避免陷入这种痛苦的境地呢？多了解一些妊娠相关知识、多观察自己身体的变化是最好的方法。

怀孕有哪些表现？

怀孕始于卵子与精子的结合——受精卵。受精卵的生长发育迅速，在受精的第 5 天形成囊胚，分出内细胞团和滋养外胚层；在第 6 ～第 7 天，在滋养外胚层的作用下，植入子宫，完成着床。此时，胚胎的滋养外胚层开始分泌人绒毛膜促性腺激素（hCG）。此后胚胎迅速生长发育，hCG 的分泌也成指数增长，刺激黄体形成妊娠黄体，分泌大量的雌、孕激素。一般来说，怀孕后会陆续有以下表现：

1. 停经

停经是怀孕最早、最重要的"信号"。一般人的月经周期为 28 ～ 30 天。如果你是育龄妇女，平常月经规律、有性生活史，一旦出现月经过期，首先就应该想到怀孕的可能。如果你的月经周期不规律，那么还需看看是否合并其他征兆，如妊娠反应等。

2. 妊娠反应

停经后出现头晕、乏力、嗜睡、畏寒、食欲不振、不同程度的恶心、偏食、爱吃酸食或厌恶油腻和特殊气味等症状，都提示出现了妊娠反应，表明你可能怀孕了。妊娠反应多在妊娠 6 周左右开始出现，晨起空腹时加重，一般在妊娠 12 周后症状逐渐消失。妊娠反应和 hCG 的增加有关，妊娠反应最严重的时期即该激素水平在体内最高的阶段。个别女性由于不了解妊娠反应这一常识，误认为是患了感冒或胃肠道疾病等而服用了药物，可能对胎儿发育造成不良影响。因此，对于月经逾期并出现上述症状者，首先要明确是否怀孕，切忌在情况不明的情况下乱服药物。

3. 基础体温持续升高

正常情况下，女性在排卵前期基础体温较低，排卵期后基础体温升高 $0.2 \sim 0.4℃$。如果你的月经已经推迟了，基础体温的高温期超过 18 天，并且居高不下的话，你就极有可能怀孕了。

4. 其他表现

怀孕后，在妊娠黄体分泌的大量雌激素和孕激素共同刺激下，乳房逐渐长大、胀痛，乳头和乳晕部颜色加深，乳头周围有深褐色结节等现象，也提示您可能怀孕了。除此之外，怀孕后子宫增大会压迫和刺激膀胱，女性出现尿频等自觉症状。

怀孕如何诊断？

诊断怀孕不难，关键是要想到怀孕的可能性。最简单的方法是妊娠试验，也是早孕最重要的检查项目。血 hCG 在停经 30 天左右即能检出。目前最常用的是尿妊娠试验，即早早孕快速检测试纸法。检测时将试纸的带有 Max 标记线的一端插入被检测的尿中，平放片刻。$20 \sim 30$ 秒钟后，若试纸条上出现一条紫红色带即对照线，为阴性（未怀孕）；若试纸条上出现两条紫红色带，即检测线，则为阳性（怀孕）。紫红色带的有无及颜色深浅，表示被检测者尿中人绒毛膜促性腺激素含量的多少，因此最好采用晨尿检测，这时的尿比较浓，激素水平高。此法优点突出，操作简便，灵敏度高，结果准确，在妇女受孕后 14 日即可测出是否怀孕，准确率近 95%。

除此之外，您还可以到医院检查，如行 B 超检查，在妊娠 5 周时即可见到子宫增大及宫腔内妊娠囊的无回声图像，妊娠 $7 \sim 8$ 周可见到胎儿心脏的跳动及胎动。这是诊断早孕最可靠的证据。

有道是不打无准备之仗，一旦出现月经超期，建议您尽快到医院就诊，早日确诊，以便早做准备，全身心地投入到孕育宝宝的过程中。

什么是 hCG？

丽丽，今年 27 岁，经过一段时间的备孕，终于自测怀孕了。这是真的吗？高兴之余丽丽决定去医院确定一下。医生建议她化验血 hCG。丽丽不禁产生了疑问，究竟什么是 hCG 呢？

hCG 的全称是人绒毛膜促性腺激素（human chorionic gonadotropin），是人类胚胎细胞最早分泌的分子物质之一。正常情况下，hCG 是由胎盘绒毛膜的合体滋养细胞产生的，其主要功能就是刺激妊娠黄体，维持孕激素的分泌；有助于雄激素转化生成雌激素，促进胎盘生长成熟；还能吸附于滋养细胞表面，避免胚胎滋养细胞被母体淋巴细胞攻击，起到保护胚胎发育的作用。

精卵结合形成胚胎，在受精 5～6 日发育成囊胚。此时囊胚已经分化出滋养层细胞，为胚胎的种植做好准备。随后的 1～2 天，滋养细胞开始产生微量 hCG，并且胚胎开始着床，植入子宫。hCG 在受精后 10 日便可以从母体血清中测出；随孕周增加，血清 hCG 滴度逐渐增高，在停经 8～10 周（即受精的 6～8 周）达高峰，持续约 1～2 周；此后血清 hCG 滴度逐渐下降，至妊娠中晚期血清浓度仅为峰值的 10%，并保持稳定；在分娩后 2 周内 hCG 将会消失。正常妊娠期间血清 hCG 水平变化如表 3-1 所示（仅供参考）。

很多女性怀孕后往往多次检查 hCG，甚至与同伴相互比较。然而，从表 3-1 可以看出，妊娠不同时期孕妇血清 hCG 绝对值差异很大，而且激素水平因人而异，是没有可比性的。所以，与别人对比血清 hCG 值是没有意义的。自身比较、动态观察 hCG 变化对妊娠结局有一定的预测价值。

表 3-1 妊娠期间血 hCG 的变化

妊娠周数	血清 hCG（IU/L）
0.2～1 周	5～50
1～2 周	50～500
2～3 周	100～5000
3～4 周	500～10 000
4～5 周	1000～50 000
5～6 周	10 000～100 000
6～8 周	15 000～200 000

有些准妈妈又要问了，我怀孕了，需不需要天天抽血查血清 hCG 值呢？一般而言，血清 hCG 在孕 8 周前约 1.7～2.7 天增长 1 倍，所以在孕早期是不需要天天查血清 hCG 值的，更需要关注的是隔 2～3 天 hCG 翻倍的情况。在怀孕第 8 周时，hCG 接近峰值。此时，血清 hCG 基数已经较大，翻倍速度减慢也是正常现象，准妈妈们不用为此而过于忧虑。

看到这里，大家不禁要问了，那测量血 hCG 值还有什么意义呢？

最常见的异常情况当属异位妊娠。异位妊娠，顾名思义是指受精卵着床在子宫腔以外，因宫腔外的环境没有宫腔内好，所以滋养细胞发育不良，合成 hCG 量显著减少，故测得血清 hCG 水平可能明显低于正常宫内妊娠的水平。临床上常常根据 hCG 水平偏低来协助诊断早期异位妊娠。

葡萄胎也是一种继发于妊娠的疾病，血清 hCG 测定在诊断、治疗效果观察和随访方面有重要作用。大多数葡萄胎病人滋养细胞增生，产生的 hCG 多，远远高于正常孕周相应值，并且在停经 8～10 周以后继续上升，个别病人最高能达到 240 万 IU/L。

总之，hCG 是判断妊娠的重要指标，在预测妊娠结局、不良妊娠方面有重要的临床价值。当您看完以上的介绍，不知道对 hCG 有没有一个大体的认识呢？

怀孕了为什么检查 hCG、孕酮和超声？

小珍，29 岁，近日平时规律的月经出现了问题，这个月的月经超期了。小珍急忙到药店买早早孕试纸条检测，提示阳性，喜出望外的她马上到医院就诊。医生拿着血绒毛膜促性腺激素（hCG）报告单，笑着对她说："恭喜你，你怀孕了。"

女性朋友在发现自己有一些怀孕的迹象后，都想着要尽快确定下来，看看自己是否真的怀孕了。血 hCG 检查可以准确判断是否怀孕，同时也是目前最准确的检查方法。

怀孕后 hCG 正常值是多少？

受精的第 6 天，受精卵的滋养层形成并分泌微量 hCG。约在受精第 10 天，hCG 就可以在血中检测出来了，其浓度随着孕周的增加而成倍递增。hCG 量与滋养细胞的数量成正比，妊娠早期分泌量增加很快，每 1.7～2.7 天上升 1 倍，到孕 8～10 周达高峰，持续 1～2 周后迅速下降至高峰的 10%。可见，hCG 具有早期快速成倍增长、达平台而后下降的特点。在妊娠早期检测血 hCG 来预测妊娠结局时，需要动态监测血 hCG 变化，但要间隔 48～72 小时以上才能得出结论。

怀孕后孕酮正常值是多少？

孕酮在妊娠 8～10 周前由滋养细胞及黄体分泌，8～10 周后主要来自胎盘。孕酮的量在整个孕期中逐渐升高，孕早期上升速度较慢，中期加快，至足月妊娠时达到高峰。血清孕酮在孕 5 ～ 12 周内相当稳定，与孕龄关系不大。因此，早孕期间孕酮量的变化情况是衡量黄体功能和胎盘发育是否正常的一个可靠指标。

接下来我们来了解一下，怀孕后孕酮值到底如何变化。怀孕第 1 ～第 3 周时的孕酮参考值为 4.7 ～ 50.7ng/ml；怀孕第 4 ～第 6 周时的孕酮参考值为 19.4 ～ 95.3ng/ml。孕酮水平与早期妊娠的结局有关，胚胎停育（即自然流产）、异位妊娠的妇女血清孕酮水平明显低于先兆流产及正常早孕病人。若孕酮大于 15ng/ml，基本是宫内妊娠。若孕酮小于 15ng/ml，多为异位妊娠或稽留流产。因此，我们认为孕酮小于 15ng/ml 时妊娠失败的可能性较大。可惜孕酮水平低无法区别是稽留流产还是异位妊娠，需要结合阴道 B 超检查来提高诊断率。

行超声检查有意义吗？

B 超是诊断早期妊娠快速且准确的方法。阴道 B 超在末次月经后 5 周可见妊娠囊，6 周后才能提示原始心管搏动，孕 7 周时才能根据有无心管搏动判断胚胎是否存活。此外，超声的另一个重要功能是识别异位妊娠，做到早诊断、早治疗。

hCG、孕酮、自然流产的三角关系

综上所述，hCG 是早孕胚胎分泌的，能促进黄体继续发育并分泌足量的黄体酮；黄体酮抑制子宫收缩，保证胚胎在宫内平稳发育。临床上异常妊娠者的血清 hCG 水平低于正常妊娠者，且增长缓慢，甚至不增长或反而下降。在妊娠早期，孕酮水平随着 hCG 水平的升高而升高。在妊娠早期一旦出现 hCG 分泌不足，则会导致卵巢中妊娠黄体功能降低、孕酮水平不足，使病人难以维持正常妊娠，最终造成自然流产。可见，hCG、孕酮对于维持妊娠来说，缺一不可。

总之，鉴于早孕期血 hCG 快速增长、孕激素平稳的特点，以及超声形象、直观的优势，在早孕期联合血清 hCG、孕酮和超声检查，可以更早、更准确地判断妊娠的预后。

早孕期阴道 B 超的"绝"与"择"

小静经过半年的精心准备，终于如愿以偿怀孕了。怀孕以后，小静买了很多孕期保健资料并且认真研读。但是让她苦恼的是，停经 40 天时，突然出现少量阴道流血，遂到医院就诊，医生建议行 B 超检查。小静记起曾听别人说 B 超有辐射，孕期多次进行 B 超检查对宝宝发育不好。为了将来有个聪明、健康的宝宝，小静拒绝行 B 超检查，回家后卧床休息保胎。3 天后，小静突然右下腹剧痛，伴头晕、恶心等不适，急忙到医院就诊。医生发现是宫外孕、失血性休克，行急诊手术治疗。虽然小静丢掉了一条输卵管，好在把性命保住了。医生告诉小静，如果怀孕后及时行一次阴道 B 超检查，就能及早发现宫外孕，早做处理完全可以避免后期的输卵管破裂和大出血情况。

因拒绝早孕期进行 B 超检查，造成宫外孕破裂、出血，甚至搭上性命的情况屡见不鲜。有些人认为早孕期做阴道 B 超检查会影响胚胎发育，或影响孩子的智力；有些人甚至把早期自然流产归因于阴道 B 超检查，其实这都是对阴道 B 超的误解。接下来就给大家详细介绍一下什么是阴道 B 超，为什么要做阴道 B 超，最后介绍一下大家最关心的阴道 B 超安全性问题。

什么是阴道 B 超？

B 超是一种利用超声波进行非侵入性检查的临床检查技术，已成为现代临床医学主要的诊断方法之一。那么 B 超是如何工作的呢？首先来了解一下超声波。人的听觉范围有一定限度，只能对 16～20 000 赫兹的声波有感觉，20 000 赫兹以上的声波就无法听到，这种声音称为超声波。和普通的声波一样，超声波能沿一定方向传播，并且可以穿透物体。如果碰到障碍物就会产生回声，不同的障碍物就会产生不同的回声。人们通过仪器将这种回声收集并显示在屏幕上，用来了解物体的内部结构。超声波就是应用这种原理进行诊断和治疗疾病。临床上应用的超声诊断仪的类型有许多，如 A 型、B 型、M 型、扇型和多普勒超声等。B 型是其中一种，能清晰地显示各脏器及其毗邻器官的各种图像。由于 B 超图像富于实体感，接近于真实的解剖结构，可为诊断疾病提供形象、直观的图像依据，已经成为临床诊断必备的工具之一。

妇科 B 超检查包括常规超声和经阴道超声检查两种方法。常规超声检查最常见，方法是将 B 超探头放在下腹部，重点检查子宫、附件及盆腔的情况。在检查前半小时至 1 小时需要饮水 1000ml 左右，并且要憋尿憋到最大的限度。因为只有膀胱充盈到一定程度，才能通过图像的明暗对照，清楚地显示子宫及卵巢的形状。

经阴道超声检查是通过超声机上的特殊探头而实现的。在阴道超声探头上套上薄膜，将探头伸入阴道进行检查。由于探头位置接近子宫和卵巢，图像清晰，分辨率高，检查结果较准确。它的另一个优点是不需要憋尿，相对节省时间，病人感觉也好。

早孕期有没有必要做阴道 B 超？

为监测孕囊的部位和胎儿的生长发育情况，降低畸形儿和缺陷儿的出生率，早孕期做阴道 B 超检查显然很有必要，主要有以下几点好处。

（1）清楚地了解孕囊的位置是否正常，明确是宫内还是宫外妊娠（俗称宫外孕）。宫外孕者随着孕周的增长，妊娠囊的体积增大，滋养层细胞侵蚀着床的部位，引起器官（常见的是输卵管）破裂、出血，导致孕妇贫血，严重时会因大量失血而出现休克，甚至死亡，这是妇产科常见的急症之一。本文中的小静正是这种情况，可见早期判断孕囊位置非常重要。

（2）核实孕周，判断胚胎发育情况。根据孕囊的平均直径、胎芽大小、胎儿的头臀长判断孕龄，有助于中、晚孕期间判断胎儿发育的状况。B超利用实时成像系统，可以清楚地观察到胎心搏动。经腹部B超检查胎芽长大于9mm（经阴道B超检查胎芽长大于5mm）时，应该见到胎心搏动。如果没有见到胎心搏动，提示胚胎有停止发育的可能，应定期复查。胚胎一旦停止发育，就称为稽留流产，应尽早通过手术取出胚胎组织。除此之外，阴道B超检查还有一项非常重要的功能，即可以根据胎儿颈后透明带的厚度，判断胎儿发育是否正常。

（3）判断胚胎的数目。这是早期诊断是否多胎妊娠的最准确的方法。随着辅助生殖技术的广泛应用，双胎、3胎等已经屡见不鲜。如果超过2胎妊娠，不仅妊娠期高血压疾病等产科并发症显著增加，而且面临早产的风险，很难有足月的、健康的新生儿诞生，应及早行手术治疗，减少胚胎的数量，保证母儿安全。

（4）观察胎盘的早期发育。妊娠6周时，胚胎的叶状绒毛膜与子宫的底蜕膜开始形成原始胎盘；妊娠8周，就可以辨认出胎盘了。B超还有助于鉴别妊娠期滋养细胞疾病，如葡萄胎。

（5）及早发现子宫、附件的异常。了解是否有子宫畸形、肌瘤及附件区肿物等。

由此可见，B超的确在早孕的诊断与疾病的鉴别诊断方面有重要的应用价值。

早孕期做B超检查对胎儿有影响吗？

相信这是准爸妈们最关心的问题。一般认为B超是一种声波传导，不存在电离辐射和电磁辐射，对人体组织没有什么伤害。事实上，医学使用的B超是低强度的，低于安全阈值；早孕期检查的时间短，一般不超过 3 分钟，并且是非定点的滑行检查，对胚胎来说是基本安全的，至今尚没有 B 超检查引起胎儿畸形的报道。换种说法，早孕期做少数几次 B 超检查的危害可能还不如您在生活中使用微波炉和手机的危害大呢！

多年来，科学家们对诊断用的超声对胎儿发育是否有影响持续不断地进行了理论和临床研究，多未发现明显的不良影响。当然，近年来的一些研究结果也提出了不同观点，如加拿大的学者对一些语言发育障碍的儿童进行研究，认为儿童的语言发育迟钝与产前多次 B 超诊断有关。

任何事情都有利有弊，阴道 B 超检查也是如此。通过上面的介绍我们知道，对早孕期的阴道 B 超检查应该理性对待。

什么情况下需要尽早做阴道 B 超检查？

大多数疾病都有一些先驱症状，如宫外孕、自然流产、葡萄胎等与妊娠相关的疾病，常常会有阴道出血、腹痛的症状。因此，出现阴道流血、腹痛提示是异常情况，要考虑上述疾病的可能，应尽快就诊，行 B 超检查明确诊断，以免延误病情。此外，对于宫外孕的高危人群，多次人工流产、药物流产术后者，有急慢性盆腔炎病史、输卵管通而不畅、使用过紧急避孕药者，最好尽早行 B 超检查，以明确孕囊的部位。

鉴于阴道 B 超可能对早期胚胎发育有影响，专家一般推荐在妊娠 12 周左右行阴道 B 超检查。但是在一些必要的情况下，应尽早借助 B 超检查识别疾病，以便及时发现和处理异常情况，降低孕产妇的死亡率，减少出生缺陷的发生。

生活的加减法，需要理性，更需要知识！在阴道 B 超检查方面，我们也需要理性思维，要充分评估它的利弊，既不要过分盲从，也不要像小静那样在些许的担忧中做些许的省略，以至于将准妈妈的美妙体会省略掉！

怎样知道精液是否正常？

首先，恭喜各位想当爸爸的男性即将步入人生一个新的阶段，马上要开始孕育一个新的小生命了！十月怀胎，一朝分娩，体现了为人母的不易。作为一名男性，面对当今社会的各种压力，也着实不易。而目前环境污染、工作压力大、缺乏锻炼及不良生活方式等诸多因素，已经影响到男性的生育力。因此，在夫妻双方备孕阶段，越来越多的人开始进行生育前检查。

针对男性生育力的检查，最重要的是精液化验。夫妻双方在开始试孕之前，应该了解精液化验单的各项指标及其意义，才有助于备孕和拥有一个健康的宝宝。

在进行精液检查之前，应禁欲 2～7 天。因为精液检查具有一定的波动性，制定禁欲时间的目的是为了使每次检查尽量标准化。目前国内最常使用的精液化验参考标准是世界卫生组织（WHO）第五版标准。一般的精液分析化验单包括以下 8 个方面。

精液量

一般情况下，男性每次射精量为 2～6ml，若精液量少于 1.5ml，应视为不正常，但应排除标本未保留完整的情况。有些朋友是第一次进行精液检查，并未充分掌握留取标本的要领而导致留取精液标本不完整。这种情况下，应该告知医生或实验员。在标本留取完整的情况下精液量太少，多见于雄性激素缺乏、射精管近端阻塞、部分性逆行射精、副性腺严重炎症等。精液量过少可导致生育力下降甚至不育。

颜色

正常人的精液颜色是灰白色或稍带黄色，长久没性生活的男性的精液颜色可更黄些。有些人精液呈乳白色或略带黄绿色，常由生殖道或附属性腺体感染所致，多为精液中含有白细胞的原因。精液发红或夹有血丝、血凝块，称为血精，可见于精囊炎。这些情况建议复查并进一步检查精液白细胞过氧化物酶。

液化

精液刚射出时呈黏稠的液状，不久由于精囊分泌的凝固酶的作用而凝聚成胶冻状，继而在 5 ～ 30 分钟内又由于前列腺分泌的液化酶的作用而恢复成液状。若超过 1 小时不液化，即为精液不液化。此种情况下，精子无法正常游动，常导致生育力下降，建议复查。

酸碱度

精液的酸碱度常用 pH 来表示，正常人应为 7.2 ～ 8.0，平均为 7.8，过酸（小于 7.0）或偏碱（大于 8.0）都可影响精子的活动和代谢。若 pH 超过 8.0，需除外精囊炎症；若 pH 低于 7.0，需除外射精管阻塞。

精子数

精子数包括精子密度和精子总数两方面。正常精子浓度是每毫升不低于 1500 万，若低于 1500 万称为少精子症。精子浓度过低可引起不育。有时报告单只报告精子的总数，实际上就是精子浓度和精液量的乘积。上述指标只是一个参考数，不是绝对的。至于是否能生育，还要综合分析。

活动力

精子的活动力分为 3 级，即前向运动精子（PR，相当于第四版的 a+b）、非前向运动精子（NP，相当于第四版的 c）和不动精子（IM，相当于第四版的 d）。其中，PR ≥ 32% 为正常，否则为弱精子症。精子活动力的级别越高，质量越好；精子活动力降低，提示受孕概率的降低。

存活率

精子的存活率是指精液在排出后的一定时间内正常存活的精子数。在射精后 1 小时内，通常能活动的精子应在 70% 以上，若少于 40% 则为不正常，很可能造成不育。

畸形率

显微镜下看到的正常精子，头部正面为卵圆形，侧面为扁平形，尾部长而弯曲，外形很像蝌蚪。精液当中并不是所有的精子都正常，有一定数量的畸形，如呈巨大头、蘑菇样头、双头，体部大而粗或呈楔形、三角形，尾部粗、分叉及双尾等。一般正常形态精子所占比例超过 4% 即可，否则可能影响生育。

以上内容是针对各位想当爸爸的男士的一个小宣讲，希望大家一起重视备孕筛查，以期早期发现问题并及时治疗，早日拥有健康的宝宝。

第四章

助孕技术，重燃家人希望

常见的助孕方式有哪些？

小雅 28 岁，结婚 3 年一直未孕。近一段时间小雅身边的闺蜜都陆续怀孕有了自己的宝宝。看到别人的宝贝聪明可爱，小雅非常羡慕。小雅和丈夫到医院检查，发现丈夫的精子浓度低、活动力差，只好寻求助孕。常见的助孕方式有哪些呢？

不同于一般意义上的养生、食补，医学意义上的助孕方式称为人类辅助生殖技术（ART），是指通过对卵子、精子、受精卵、胚胎的操作处理，最终实现怀孕目的的系列技术。辅助生殖技术的范围很广，主要包括人工授精、配子移植、试管婴儿及其衍生的技术。辅助生殖技术使许多不孕不育症夫妻实现了生儿育女的愿望，已成为治疗不孕不育的重要手段。下面我们就来了解一下常见的助孕方式。

人工授精

人工授精根据精子来源分为夫精人工授精和供精人工授精，也可以根据精液放置的位置分为后穹隆人工授精、宫颈管内人工授精和宫腔内人工授精。现在一般行宫腔内人工授精，即在女方排卵时，将体外优选的精子直接注入宫腔。这种方法适用于至少有一侧输卵管畅通、卵泡发育正常或经过促排卵后卵泡发育正常的女性，或精子数量较少、成活率较低、活动力不够及液化不良等因素的男性，以及宫颈因素不孕症、性交障碍、免疫性不孕症、原因不明性不孕症等病人。

体外受精－胚胎移植

体外受精－胚胎移植是指分别将卵子与精子取出后，在体外使它们受精，再将胚胎移植回母体子宫内发育成胎儿的过程，俗称试管婴儿。试管婴儿分为3类，即常规体外受精－胚胎移植、卵细胞浆内单精子注射和植入前胚胎遗传学诊断或筛查。常规体外受精－胚胎移植最初用于输卵管梗阻时，精子无法到达输卵管与卵子相遇，逐渐用于子宫内膜异位症、排卵障碍、精子异常（数目异常或形态异常）等引起的不孕症，以及其他助孕措施失败或原因不明性不孕症。卵细胞浆内单精子注射适用于严重的少、弱、畸精子症病人和常规的体外受精失败的病人等。植入前胚胎遗传学诊断或筛查主要适用于遗传病和反复流产的病人。

除此之外，还有一些衍生技术如未成熟卵子体外成熟、胚胎冷冻、卵子冷冻等。

总之，当您需要助孕技术帮助时，建议尽早到正规的生殖中心就诊。医生会根据您的情况，采取适当的措施，帮您早日如愿。

走近人工授精

赵女士结婚4年了，1年前开始计划要小孩，但一直没怀上。听朋友们说有不少年轻夫妻通过人工授精要上了孩子，她也想试一下，遂到医院就诊。大夫建议她先不要盲目做人工授精，需要进行一系列检查后，再判断是否需要做，赵女士十分困惑。那么，什么是人工授精？什么样的情况适合做人工授精？做人工授精的成功率到底如何呢？下面我们一起来了解一下。

人工授精的定义

人工授精是指将精子通过非性交的方式放入女性生殖道内，使其受孕的一种技术，包括使用丈夫精液人工授精（AIH）和供精者精液人工授精（AID）两种。

人工授精的适用人群

（1）人工授精主要用于由男性原因造成的不孕症，如严重的尿道下裂、逆行射精、勃起障碍、无精症、少精症、弱精症、精液不液化症。

（2）女性方面如阴道痉挛、宫颈因素不孕、宫颈黏液异常、性交后试验欠佳等病人。

（3）一些特殊情况，如免疫学原因所致的不孕症、不明原因性不孕症等病人。

人工授精的过程

对拟接受人工授精的不孕女性进行详细的体格检查和妇科检查，明确至少有一条输卵管通畅，精液检查提示精液处理后能达到人工授精的标准，然后监测排卵或诱导排卵，在估计排卵日行人工授精。在人工授精日，收集精液，洗涤、筛选精子，使用导管将精液注射到阴道、子宫颈管内或宫腔内。女方卧床休息1小时。

影响人工授精成功率的相关因素

人工授精的成功率约为20%，成功与否取决于以下几个因素。

（1）确定排卵时间很重要。

（2）不育的原因是非常重要的。有良好的精子计数和活动力，但不能性交的男性，其人工授精成功的机会明显高于精子异常的男性。

（3）子宫内膜异位症、盆腔感染史或输卵管疾病等会降低成功率。

（4）女方的年龄很重要。如果女方超过35岁，怀孕概率显著降低。

总之，人工授精简单易行，成功率稳定。一般可以尝试3～6次，如果不能成功妊娠，建议改行其他助孕方法。

试管婴儿探秘

珍珍，36岁，婚后未孕7年，多次监测排卵试孕未果，眼看已经跨入高龄孕妇行列，全家人都着急了。无奈之下，她想尝试做试管婴儿。

提起试管婴儿，相信很多人听说过这个名词。但是到底什么是试管婴儿？什么样的人群适合做试管婴儿？恐怕知之者甚少。其实，试管婴儿虽然"养在深闺人未识"，但它已经实实在在地影响和改变了我们的生活。世界上第一例试管婴儿Louis Brown的诞生距今已有30多年了，试管婴儿技术进入中国也有20年了。目前通过该技术诞生的健康孩子已近500万，国内也有成千上万个家庭通过试管婴儿技术拥有了自己的宝宝。下面，就请读者朋友们和我一道去揭开试管婴儿的神秘面纱吧。

试管婴儿在医学上称为体外受精－胚胎移植（简称IVF-ET）。以往在科学研究中常使用试管，所以俗称为试管婴儿。具体是指从女性病人体内取出卵子，在体外培养并受精，再将在体外发育到一定阶段的胚胎移植到女性的宫腔内，使其着床发育成胎儿。正常情况下，精子经过宫颈、宫腔进入输卵管，在那里和卵子相遇，二者结合，形成受精卵，然后受精卵运行，回到子宫腔，着床妊娠。但是当输卵管梗阻时，精子无法到达输卵管与卵子相遇，这就造成不孕。体外受精－胚胎移植技术可以将卵子与精子分别取出，让它们在体外受精，这就解决了输卵管梗阻的问题。除此之外，体外受精－胚胎移植技术已发展到治疗因子宫内膜异位症、排卵障碍、精子异常（数目异常或形态异常）等引起的不孕症，以及其他助孕措施失败或原因不明性不孕症。这是最早的体外受精－胚胎移植技术，俗称第一代试管婴儿技术。

随着医学水平的发展，人们发现单纯的体外受精－胚胎移植不能解决所有的不孕问题。尤其是严重的少、弱、畸精子症病人，他们的精子数量太少，无法达到体外受精对精子数量的要求，这就需要第二代试管婴儿技术（即卵胞浆内单精子注射技术，简称 ICSI）的帮助了。在显微镜下，通过一枚极其微细的玻璃针，挑选出健壮的、形态正常的精子，把它直接注入卵细胞浆中，形成受精卵。这一技术还可以用于因输精管梗阻而造成的无精子症，采用穿刺的方式从睾丸、附睾内取出精子。除此之外，卵胞浆内单精子注射还可以用于精子顶体异常和常规的体外受精失败的病人。

科学家们还发明了第三代试管婴儿技术（即种植前胚胎遗传诊断或筛查，简称PGD或PGS）。该技术主要适用于遗传病和反复流产的病人。由于胚胎发育早期的卵裂球具有全能性，早期研究取出一二个卵裂球，采用单细胞 PCR 或荧光原位杂交技术进行基因检测，剔除异常胚胎，移植正常胚胎。现在常常是取囊胚的滋养层细胞进行全基因组检测，筛选正常的胚胎。该技术从生物遗传学的角度，帮助人类选择生育健康的后代，为有遗传病的夫妇提供了生育健康孩子的机会。

对于不孕不育病人来说，试管婴儿是一种上佳的选择，尤其是在采用其他方法反复治疗失败之后，试管婴儿更是目前临床医学技术上唯一可行的解决手段。试管婴儿尤其适用于下面几类病人：

（1）输卵管因素：输卵管阻塞、积水、结核，手术结扎后或先天性输卵管缺如者。

（2）子宫内膜异位症：经药物或手术治疗无效者。

（3）治疗无效的少、弱精子症者。

（4）多次人工授精失败者。

（5）男女双方的免疫性不育者。

（6）原因不明性不孕症者。

（7）单基因相关遗传病、染色体病、性连锁遗传病、反复流产及可能生育异常患儿的病人。

随着不断研究改进，试管婴儿技术的操作步骤目前已经规范化、程序化，主要步骤是：①控制性超排卵：通过注射人重组卵泡刺激素或尿促性激素刺激卵泡发育，力争有 5 ～ 10 个卵泡发育、成熟；②取卵：通常在静脉麻醉下，经阴道 B 超引导下取卵；③取精：在取卵同时取出精子；④体外受精：取卵 4 ～ 5 小时后，将处理后的精子与卵子放在同一个培养皿中培养；⑤胚胎移植：当胚胎发育到 4 ～ 8 细胞期或囊胚阶段，采用一条柔软的塑料管，将 1 ～ 2 个胚胎通过宫颈移植到子宫腔内；⑥黄体支持。

试管婴儿技术可以为久治不愈的不孕不育病人带来希望。但如同任何一项临床医学技术一样，它不能包治一切，也不能百分之百保证助孕成功。影响试管婴儿技术成功率的因素很多，包括病人自身条件、稳定的实验室培养条件以及技术人员的技术水平等。其中病人的年龄是重要的影响因素，35 岁以下的女性试管婴儿成功率能达到或超过 50%，35 岁以后成功率逐渐下降。此外，试管婴儿还有卵巢过度刺激综合征、多胎妊娠等并发症。但是随着促排卵技术的进步和单胚胎移植的日渐实施，这些并发症也越来越少，试管婴儿基本上是安全的。

总之，与自然妊娠相比，试管婴儿是一种高效助孕手段。不孕不育病人何不放下包袱，解除顾虑，放心地享用现代医学技术给您带来的便利。我们相信，试管婴儿将给您带来一个圆养儿育女之梦的机会！

哪些人适合做 PGD/PGS ？

小慧，今年 28 岁，结婚 3 年来一直采取避孕措施，不敢怀孕。这是为什么呢？原来小慧有难言之隐。小慧的舅舅是血友病病人，一旦出血就血流不止，因此她担心自己的孩子也会这样。近来在家长的反复催促下，小慧终于鼓足勇气到医院检查。医生告诉她是血友病基因携带者，建议行第三代的试管婴儿（胚胎植入前遗传学诊断，PGD）。

什么是 PGD/PGS？

第三代试管婴儿也称胚胎植入前遗传学诊断（PGD），指在 IVF-ET 的胚胎移植前，取胚胎的遗传物质进行分析，诊断胚胎是否有异常，筛选健康胚胎移植，防止遗传病传递。最早的 PGD 是从 8 细胞期胚胎上取出 $1 \sim 2$ 个细胞、囊胚的少许滋养层细胞或受精前后的卵第一、二极体进行检查。采用单细胞分析技术，如聚合酶链反应（PCR）或荧光原位杂交（FISH），检测男女性别和单基因遗传病，将正常胚胎移植、妊娠，达到避免遗传性疾病发生的目的。

随着科学技术的发展，近年来出现了比较基因组杂交、单核苷酸多态性微阵列等高通量技术，能全面对早期胚胎的染色体数目、结构进行检测，也就是说起到全面筛查的作用（称为胚胎植入前遗传学筛查，即 PGS），这样不仅能排除异常胚胎，而且能达到提高高龄人群的生育和降低反复流产率的目的。

哪些人适合做 PGD/PGS？

1. 染色体异常

染色体异常包括染色体数目异常和结构异常。克氏症（47，XXY）和 Turner 综合征（45，XO）都是染色体数目异常。染色体结构异常包括相互易位、罗氏易位、倒位等。染色体易位是染色体结构异常中最常见的类型，平衡异位的发生率约为 1/500，有自然流产或者有不良孕产史的病人出现染色体平衡易位的概率升高，约为 2%。PGD 技术可以避免染色体异常的胚胎植入子宫导致妊娠失败或者新生儿缺陷，减少遗传缺陷的发生。

2. 单基因病

单基因病指单个基因突变引起的疾病，遵循孟德尔定律。单基因病包括以下几种：①常染色体显性遗传病，常见疾病有 Huntington 病、强直性肌营养不良等；②常染色体隐性遗传，常见疾病有肝豆状核变性、脊肌萎缩症等；③ X 连锁显性遗传病，常见疾病有抗维生素 D 佝偻病、色素失禁症等；④ X 连锁隐性遗传，常见疾病有假肥大型肌营养不良，血友病 A、B 等；⑤ Y 连锁遗传病，常见疾病有外耳道多毛症。这些疾病都可以通过 PGD 技术避免发生。

3. 反复胚胎种植失败

反复胚胎种植失败（repeated implantation failure，RIF）指连续 3 次以上移植优质胚胎仍未获临床妊娠。反复胚胎种植失败病人，胚胎染色体异常比例较高。PGS 可以在胚胎植入前明确胚胎是否正常，再进行移植，从而提高妊娠的概率。

4. 复发性流产

复发性流产指连续发生 3 次或 3 次以上超声或病理检查证实的胎儿丢失。自然流产组织中 50% ～ 70% 有遗传学异常，最常见的核型是常染色体三体。随着年龄增大，染色体异常在流产病人中所占比例增大。理论上 PGS 可以在胚胎植入前明确胚胎是否正常，再进行移植，从而减少妊娠后流产的概率。但是目前尚无定论，有待于进一步研究。

总之，随着科学技术的发展，尤其是 PGD/PGS 技术的进步，遗传性疾病的发生将逐步减少，像小慧一样的女性孕育正常的宝宝也指日可待了。

常用的促排卵药物有哪些？

小丽，27 岁，结婚 1 年，没有采取避孕措施，一直没有怀孕。近期到医院监测排卵，医生告诉她有排卵障碍，需要使用药物诱导排卵。常用的促排卵药物有哪些？分别有哪些特点呢？

枸橼酸克罗米芬（也称氯米芬，CC）

CC 为抗雌激素制剂，具有弱雌激素效应，能与人体内的雌激素抢夺下丘脑细胞内的雌激素受体，从而解除雌激素对下丘脑的负反馈，刺激下丘脑促性腺激素释放激素释放，间接使促卵泡素、黄体生成素水平升高，起到促进卵泡生长发育的效果。自月经周期的第 5 天开始口服药物，每日 50mg，共 5 日。若病人在治疗后有排卵，但未受孕，可重复使用原剂量。若病人在该剂量治疗后无排卵，在下一次疗程中剂量可增加到每日 100mg，共 5 日，最多不超过每日 150mg。治疗周期是 3 ～ 4 个疗程，半衰期为 5 ～ 7 天。CC 具有排卵率高的优点，缺点是子宫内膜薄，服用6 个周期妊娠率约在 25%。

来曲唑

来曲唑是芳香化酶抑制剂，通过抑制芳香化酶，减少雄激素向雌激素转化，使雌激素水平下降，解除雌激素对下丘脑的负反馈，刺激下丘脑促性腺激素释放激素释放，与 CC 作用机制相似。自月经周期的第 5 天开始口服药物，每日 2.5mg，共 5 日。若病人在治疗后有排卵，但未受孕，可重复原剂量使用。如果无效，可以加量，最多不超过每日7.5mg。来曲唑半衰期比 CC 短，约 45h，对内膜抑制作用弱，促排卵效果与 CC 相媲美，妊娠率比 CC 高。

促性腺激素（Gn）

常用的 Gn 制剂有人绝经期尿促性腺激素（HMG）、高纯度 FSH（FSH-HP）、基因重组 FSH（rFSH）、人绒毛膜促性腺激素等。HMG是由绝经期妇女尿液中提取的，是目前临床上应用较多的促排卵制剂，含有 75IU FSH 和 75IU LH，促排卵作用主要表现为可募集多个窦状卵泡并促使其发育。HCG 可以模拟 LH 作用，激发排卵。

促性腺激素释放激素激动剂（GnRHa）

什么是 GnRHa 药物？

要了解 GnRHa，需要先知道促性腺激素释放激素（简称 GnRH）。GnRH 是下丘脑分泌的 10 肽激素，是神经、免疫、内分泌三大调节系统相互联系的重要信号分子，对生殖调控具有重要意义。GnRH 类似物包括促性腺激素释放激素激动剂（gonadotropin releasing hormone agonist，简称 GnRHa）和促性腺激素释放激素拮抗剂（gonadotropin releasing hormone antagonist，GnRHant），这两种药物已成为近年来应用最广泛的多肽类激素药物之一。

GnRHa 在妇产科领域的应用有哪些？

GnRHa 在妇产科领域应用广泛。如 GnRHa 促排卵方案，先采用GnRHa 使垂体达到降调节，再进行促排卵、有计划的取卵，能有效地增加获卵率、受精率，提高妊娠率，是常见的促排卵方案。子宫内膜异位症、子宫腺肌病（瘤）是 GnRHa 主要适应证之一，术前用药可降低手术难度及手术创伤；术后用药减少和延缓复发，促进和改善生育功能。除此之外，GnRHa 还可以用于治疗子宫肌瘤及肿瘤病人化疗前的卵巢储备功能保护。

使用 GnRHa 有不良反应吗？

有。这是因为 GnRHa 先是表现为对垂体的兴奋作用，后表现为对垂体的抑制作用。为抑制卵泡生长，使血雌二醇水平降至 20pg/ml 以下，这种在生育年龄出现的雌激素骤降，会出现明显的低雌激素症状（即更年期症状），表现为闭经或阴道的不规则点滴状出血。很多女性在第一次注射后，有时会出现少量的阴道流血，一般类似月经刚刚来潮时的量，建议观察，暂时不做特殊处理；此后闭经。还可出现如阴道灼热感或性交不适等症状。有潮热、出汗等血管舒张症状，以及情绪不稳定、激动易怒、抑郁多烦、记忆力减退、工作能力下降等更年期症状。另外需要重视的是，长期应用 GnRHa 可导致骨质疏松、发胖，甚至血压波动等一些心血管系统的变化。建议 GnRHa 使用时间不要超过 3～6 个月，必要时添加少量雌激素预防骨质丢失，减轻不良反应，这称为"反向添加治疗"。

促性腺激素释放激素拮抗剂（GnRHant）

GnRHant 也是 GnRH 类似物，与垂体 GnRH 受体亲和力强，通过竞争性机制结合 GnRH 受体，达到快速抑制内源性 GnRH 对垂体的兴奋作用，主要用于阻止提前排卵，这就是常用的拮抗剂方案。

这些就是常见的促排卵药物，不同药物有不同的特点，也有不同的副作用。重要的是，如果使用促排药过多，会造成医源性并发症——卵巢过度刺激综合征（OHSS），这会危及病人生命。如果随意停用，就会影响卵泡生长，使卵泡萎缩，导致卵泡数量减少、质量下降。因此，在使用促排卵药物的过程中，大家需要谨记的是：遵医嘱。

常用的促排卵方案有哪些?

小李,29 岁,结婚 3 年,一直没有孩子。到医院检查,医师告诉她双侧输卵管都不通,建议她做试管婴儿。她按照医生的建议开始了解试管婴儿的流程。看到众多促排卵方案的开始时间、用药情况不一样,她很疑惑。

常用的促排卵方案有哪种?

使用促性腺激素释放激素激动剂(GnRHa)的有长方案、超长方案、短方案、超短方案,还有拮抗剂方案、微刺激方案(卵泡期及黄体期)、自然周期等。

各个方案适合什么样的人?

1. 长方案

长方案适合年轻、卵巢储备功能正常和卵巢储备功能好的病人。

2. 超长方案

超长方案适合子宫内膜异位症病人。

3. 短方案

短方案适合卵巢储备功能差、年龄大者。

4. 拮抗剂方案

拮抗剂方案几乎适合所有人群。

5. 微刺激方案

微刺激方案(卵泡期及黄体期)适合卵巢储备功能差、年龄大者。

6. 自然周期

自然周期适合卵巢储备功能差、年龄大者。

不同方案的大体流程是什么样的？

1. 长方案

第一步：黄体期降调节，分为自然周期降调节和口服避孕药降调节。

自然周期降调节：监测卵泡发育，排卵后 7 天（黄体中后期）进行超声检查及血雌二醇、孕酮检测，开始给予促性腺激素释放激素激动剂（如曲普瑞林）降调节。

口服避孕药降调节：无自然周期，不能排卵的病人或多囊卵巢综合征者，在月经第 5 天口服避孕药，剩 5 粒药时复诊超声，给予曲普瑞林降调节。

第二步：降调后开始启动，启动日行血及超声检测，待明确已经垂体降调后，加用促性腺激素（Gn，如促卵泡素等）药物促排卵，根据超声及血激素水平，决定使用 hCG 激发排卵的时机，进入取卵流程。

2. 超长方案

第一步：月经第 2～第 3 天给予促性腺激素释放激素激动剂（如长效曲普瑞林），1 个月后复查超声及内分泌。一般使用促性腺激素释放激素激动剂 1～3 个周期。

第二步：待超声、血激素水平合格后，给予启动，流程同标准长方案启动流程。

3. 短方案

在月经第 2～第 3 天查血性激素水平及超声检查，给予短效的曲普瑞林及 Gn 启动，其余促排卵事项同长方案。

4. 拮抗剂方案

在月经第 2～第 3 天进行血及超声检查，给予 Gn 启动。当卵泡发育到 1.3～1.4cm 或促排卵的第 5 天，添加促性腺激素释放激素拮抗剂，其余事项同长方案。

5. 微刺激方案

微刺激方案分为卵泡期微刺激和黄体期微刺激。

（1）卵泡期微刺激：月经第 2～第 3 天超声及内分泌检查后给予 CC 或来曲唑／HMG 促排卵，超声监测卵泡及内分泌，必要时使用促性腺激素释放激素拮抗剂抑制提前排卵。

（2）黄体期微刺激：自然周期或取卵周期，排卵／取卵后，给予口服黄体酮同时给予 CC 或／和 HMG 促排卵，超声监测卵泡及内分泌变化。其余事项同长方案。

6. 自然周期

未用促排卵药物，自然周期监测卵泡，待卵泡成熟后根据性激素水平决定激发排卵及取卵时间，也可以不用药直接取卵。

医生往往根据病人的年龄、卵巢储备功能、病史、是否肥胖以及前次促排卵效果等来确定促排卵方案。无论采用什么方案，我们努力的目标是获得 5～10 个优质的卵子。

试管婴儿药物皮下注射方法和注意事项

晶晶，38 岁，患继发性不孕症、子宫内膜异位症，目前打算做试管婴儿。但是作为部门经理，晶晶工作非常忙，甚至抽不出太多的时间来医院打针，这让她颇为苦恼。听说国外做试管婴儿的人都是自己打针，她想了解一下是否可行。

众所周知，糖尿病病人可自己在皮下注射胰岛素。而在做试管婴儿的过程中，许多药物使用的方式也是皮下注射。那么，那些准备行试管婴儿的女性自己能进行皮下注射吗？

什么是皮下注射？

皮下注射是将小剂量无菌药液注入皮下组织的方法。

病人如何自行皮下（腹部）注射？

1. 注射部位

注射部位为腹壁两侧及下腹部（避开肚脐周围 5cm）（图 4-1）。

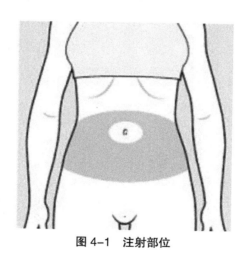

图 4-1 注射部位

2. 注射步骤

（1）洗净双手（图 4-2）。

（2）消毒：用安尔碘或 75% 酒精棉签消毒注射部位皮肤（图 4-3）。以穿刺点为中心，由内向外螺旋式消毒，直径 > 5cm。

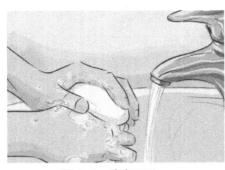

图 4-2　洗净双手

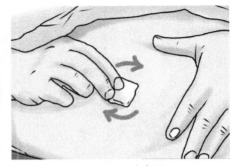

图 4-3　消毒

（3）注射：左手夹棉签，用拇指、食指和中指将注射部位皮肤捏起（勿污染消毒区域），右手持注射器，垂直或与皮肤成 45°角，快速刺入针梗的 2/3，勿全部刺入（图 4-4）。部分厂家提供的注射针较短，可以垂直注射，但使用前一定要咨询专业人士，并认真阅读使用说明。

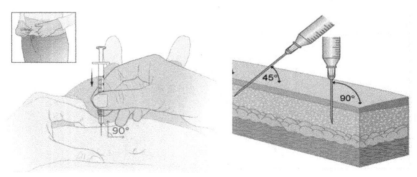

图 4-4　注射

（4）回抽：右手固定针栓，左手抽回血，无回血则缓慢推注药物（图4-5）。

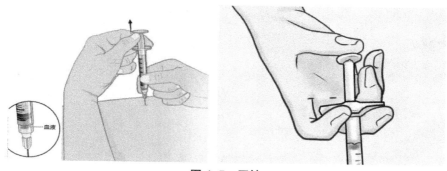

图 4-5 回抽

（5）按压止血：注射完毕后迅速拔针，用棉签按压穿刺点，直至不出血为止（图 4-6）。

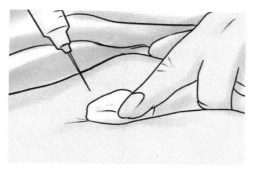

图 4-6 按压止血

皮下注射常见问题如何解决？

1. 注射时抽到回血怎么办？

停止注射，拔出针头，更换针头重新注射。若注射器与针头是一体的不能更换，可消毒针头后再重新注射，或者丢弃使用过的，换新的注射器注射药物。

2. 注射时针头折了怎么办？

首先不要把针梗全部刺入皮肤；其次，一旦发生断针，应立即用手捏紧局部肌肉（防止针头移位），尽快用小钳子夹紧外露端拔出针梗。如自行不能解决时，请尽快到医院就诊，请医生来帮忙。记住要捏紧局部肌肉，不要让针头移位。

取卵前的注意事项

现如今，试管婴儿技术已经进入了千家万户，许多不孕不育的朋友都会选择通过试管婴儿来孕育宝宝。朋友小珍也选择了通过试管婴儿来助孕，那么她在取卵前要注意什么呢？我们一起来学习一下。

女方取卵前注意事项

（1）自进入促排卵周期打针开始，应注意休息，避免情绪波动，消除紧张情绪，解除思想顾虑，以最佳的心理状态配合医生的治疗，如多听舒缓音乐，放松心情，也可以将注意力转移到工作和学习上。

（2）如有不明白的事项，应及时咨询医生、护士，了解自身状态。

（3）多吃清淡食物，避免食用辛辣刺激性食物，也需要高蛋白质易消化饮食，防止大便干燥。

（4）促排卵期间由于卵巢日益增大，为防卵巢扭转，不要做剧烈运动（也不需要持续卧床休息）。日常生活中也需要避免膀胱过度充盈及急剧的体位变化，尤其是转身、上厕所、弯腰、起床时，如突然出现腹痛、恶心、呕吐、肛门坠胀感等症状，应及时就诊。

（5）正常作息，注意保暖，以免感冒发烧。如感冒发烧症状较重，应及时到发烧门诊就诊，请不要私自用药。

（6）取卵术前4～5天及取卵术后直至早期妊娠阶段避免性生活。

男方取精前注意事项

（1）精液采集前3个月应禁烟戒酒，因为吸烟、饮酒对精子质量影响很大；忌服对精子有影响的药物。

（2）熬夜对精液质量影响很大，避免熬夜。避免接触高温环境，不要蒸桑拿和泡很烫的热水澡。温度高于38℃会使精子质量下降（近期发烧会引起精子质量下降）。

（3）平衡饮食，适当多吃新鲜蔬菜水果，西红柿、大蒜、瘦肉、鸡蛋等对提高精液质量有帮助。

（4）保持心情愉悦，避免精神过度紧张、焦虑，不要久坐，适量运动。不要穿紧身内裤，避免接触有害射线及有毒有害物质。

（5）在女方月经第8～第11天（即卵泡长到1.4～1.5cm）时，男方要排精一次。男方取精困难者，应提前告诉医生护士，以便采取相应措施，必要时提前冷冻精子备用。对于输精管阻塞性无精症病人，还可通过附睾或睾丸穿刺取出精子，必要时取出精子提前冷冻。

取卵日注意事项

（1）取卵日夫妻双方携带双方身份证、结婚证就诊，以便医护人员核对。

（2）进手术室取卵前，需更换清洁衣裤，戴上手腕带，同时需排空膀胱。

（3）取卵日应由丈夫陪同来院，如男方需手术取精，请安排另一名家人陪同。

（4）一般采用无痛取卵术，在取卵日早晨需要空腹，不能进食物和饮品。

（5）取卵术是在B超引导下经阴道穿刺取卵，大概15分钟即可完成，不必过于紧张。

（6）取卵术后按医生医嘱用药，每天注射黄体酮等药物或者阴道放药，一定按时服用药物。

取卵后的注意事项

经过前期紧张的促排卵以及取卵，一番努力之后，终于将宝贵的卵子从小珍的卵巢中取出，那么之后她有哪些需要注意的呢？让我们一起了解一下。

（1）取卵后需要在医院观察、休息 5 ~ 6 小时，不能离开医院。此期间可能会有头晕、恶心、呕吐、小腹部隐痛，休息后症状可缓解。术后可补充食物，再测量血压，提示血压正常，经医生同意，无不适方可回家。

（2）取卵术后休息 1 ~ 2 天。部分女性在取卵手术后卵巢周围有少量渗液，这样就会引发轻微的腹痛、腰部酸困等不适。如果在取卵术后24 小时内出现恶心、腹痛甚至晕厥等，提示可能有腹腔内出血，应立即到医院就诊。

（3）由于促排卵药物致使卵巢较平时大，取卵数目 ≥ 10 个者，需动作稳重、轻缓，避免膀胱过度充盈和急剧的体位变化（尤其是转身、上厕所、弯腰、起床时），以防卵巢扭转（表现为突然腹痛、恶心、呕吐、肛门坠胀感等）。

（4）取卵术后禁止剧烈活动、房事、盆浴和游泳，可以淋浴。保持外阴清洁，防止感染。

（5）如果取卵量多，如超过 15 个卵子，出现胃肠道不适、腹胀、呼吸困难及小便量减少等，要考虑发生卵巢过度刺激综合征（OHSS）的可能。OHSS 常在取卵后第 3 ~ 第 4 天开始症状加重。如未妊娠，在取卵后第 6 ~ 第 7 天开始症状逐渐减轻。如妊娠，则在取卵后 10 ~ 14 天症状又会加重，并可持续 2 ~ 4 周。病情严重时需住院治疗。

（6）注意遵医嘱使用药物，这个非常关键，主要是为胚胎着床准备一个肥沃的"土地"。

（7）胚胎移植一般在取卵术后 2～5 天。如果行移植新鲜胚胎，应在此时间内及时就诊，进行胚胎移植。如果冷冻胚胎，需要签署知情同意书，并适量补充黄体酮，减少高水平雌激素对内膜的刺激，推迟月经来潮的时间。

（8）术后忌食生冷、辛辣食物。应加强营养，多进食富含蛋白质及各种维生素的食物，如豆浆、牛奶、鸡蛋、虾等。

通过上述学习，相信大家对取卵后的注意事项有了大概了解，祝您好孕！

暂时不想生，冷冻卵子靠谱吗？

明明，30 岁，在一外企上班，工作压力大，暂时无生育要求，看到美国 Facebook 和苹果公司相继宣布为女员工报销冷冻卵子费用的新闻，她心动不已，于是到医院咨询卵子冷冻的问题。

什么是卵子冷冻？

所谓卵子冷冻，是指从女性体内取出卵子进行低温冻存，避免卵子随着年龄或疾病进程而导致功能受损、数量下降，是保存女性生育力的方法之一。卵子是人体最大的细胞，直径约 $100\mu m$。因此，无论是在冷冻还是解冻过程中，细胞内形成冰晶都有可能对卵子细微结构、染色体造成损伤，影响存活率与受孕率。正是由于它体积大、结构复杂，在冻存技术上面临着很多挑战。

冷冻卵子保护剂的选择及其剂量，卵子的冷冻、复苏，解冻后授精的时机都是影响卵子冷冻效果的关键性因素。卵子冷冻最初采用的是慢速程序化冷冻，首例使用卵子冷冻成功受孕者所采用的就是这种方法。如今已发展成快速冷冻，也称玻璃化冷冻，这种技术能使卵子在保护剂的作用下短时间内迅速降到 −196℃，即呈玻璃态，可以有效避免冻融过程中细胞内冰晶的形成，最大限度降低卵子损伤。卵子被保存在 −196℃的液氮中时，新陈代谢和内部的分子运动已经停止，只要成功解冻，理论上能无限延长女性生育期限。

跟冷冻精子相比，冷冻卵子的技术更费周折。卵子的收集远不如精子容易。男性取精时无须服用药物和进行有创操作便能轻易获得成千上万的精子，且精子体积小，冷冻保存效果好。而女性为了获得足够的卵子，需要使用促排卵药物，人为地增加成熟卵子数量，并经阴道穿刺取卵才能获得卵子。一般情况下，一个周期促排卵治疗能获得约 10 个卵子。

卵子冷冻的需求

随着社会发展，女性为追求学业或事业延迟婚育年龄的现象越来越普遍。而女性的最佳生育年龄为 25 ～ 30 岁。35 岁以后的高龄妇女，卵巢储备功能减退，子代出现唐氏综合征和其他染色体异常的风险也增加。为了避免卵巢储备功能下降和子代异常风险，许多女性开始考虑卵子冷冻。

卵子冷冻为年轻的肿瘤病人保留生育功能提供了可能。在肿瘤治疗的过程中，手术、放疗、大剂量化疗几乎摧毁了女性的生育能力。为了给年轻的未婚女性保留生育功能，可以考虑卵子冷冻。

家族中有卵巢早衰或较早进入绝经期的病史如脆性 X 综合征等女性，建议在卵子随着年龄耗尽前保留生育能力。

适于卵子冷冻的年龄

为了提高冷冻卵子的复苏率和受精率，冷冻对卵子的数量和质量也有一定要求。由于冷冻卵子解冻后需借助试管婴儿技术妊娠，参考以上试管婴儿助孕的成功率，专家建议进行卵子冷冻的女性年龄不要超过 38

岁。而高于这一年龄，在卵子解冻、受精和妊娠后出现各种产科并发症如自然流产、早产、妊娠期高血压疾病、糖尿病等风险性远远高于适龄的女性。遗憾的是，对冷冻卵子技术感兴趣的女性往往是感觉生育能力已经下降，大多数是 40 岁左右，此时已经过了适宜的时间。

卵子冷冻有风险

第一，促排卵药物的使用有不良反应，会引起女性身体不适。常见的不良反应有水肿、恶心、胃肠不适等，还有一种严重的并发症是卵巢过度刺激综合征（Ovarian hyperstimulation syndrome, OHSS）。OHSS 主要表现为两方面：一为卵巢囊性增大，二为血管通透性增加，使血管内液体漏出，进入腹腔和胸腔，引起胸腹积水，血容量降低，血液浓缩而容易形成血栓，同时还可能出现脱水、少尿、电解质紊乱、肾衰竭等后果。严重 OHSS 需要住院治疗，甚至危及女性的生命。

第二，穿刺取卵有损伤的风险。B 超引导下经阴道取卵技术已经成熟，是一种微创操作技术。尽管它的并发症少，却并非毫无风险。在穿刺取卵过程中有发生感染、出血的可能，偶尔也可发生卵巢急性损伤，累及子宫、膀胱、肠管及其他卵巢周围的盆腔脏器。随着抗生素的使用，感染发生率已降低不少。

第三，冷冻卵子复苏失败、受孕能力低的风险。尽管国外的学者报道，玻璃化冷冻卵子复苏率高达 95% 以上；受精率、胚胎发育潜能几乎能和新鲜卵子媲美，但是目前国内一些研究资料显示，复苏后卵子受精和胚胎发育潜能还是略低于新鲜卵子的。因此，冷冻卵子绝不是"存银行"，需谨慎决定。

第四，目前卵子冷冻尚没有明确的保存期限，但英国人类生育及胚胎委员会规定，保存冷冻卵子期限是 10 年，仅在特殊情况下才允许延长。美国专家们也建议卵子保存年限控制在 10 年左右。与其他成熟的辅助生殖技术相比，利用冷冻卵子成功受孕的案例仍然太少。目前成功诞生的婴儿虽未发现有出生缺陷和染色体异常，却尚欠缺远期预后的观察，遂仍需谨慎评估卵子冷冻的安全性和对子代的影响。

国内卵子冷冻的状况

包括中国在内的很多国家，对于冷冻卵子都有严格的医学指征。根据《卫生部关于修订人类辅助生殖技术与人类精子库相关技术规范、基本标准和伦理原则的通知》规定："医务人员必须严格贯彻国家人口和计划生育法律法规，不得对不符合国家人口和计划生育法规和条例规定的夫妇和单身妇女实施人类辅助生殖技术。"这表明国内是不批准未婚女性或有正常生育能力的夫妇进行卵子冷冻的。

上海市卫计委曾在2013年出台规定，有不孕病史及助孕指征的夫妇，在取卵日丈夫取精失败并不接受供精的特殊情况下，或希望保留生育能力的癌症病人，在手术和化疗之前可先进行卵子冷冻。国内开展的卵子冷冻仅限于上述人群。而美国、英国、日本和西班牙允许为没有生育障碍的女性进行卵子冷冻。

总之，由于我国法律、法规的因素，卵子冷冻的开展依然受到限制。因此对于那些暂时不想生育，想通过冷冻卵子来保留生育能力的女性来说，目前实施卵子冷冻暂时有困难。期望随着法律法规的完善和细化，生殖医学能为那些忙于事业打拼的女性提供一些帮助。

什么是冻融胚胎移植？

小赵，34岁，因输卵管不通而行试管婴儿助孕。但是取卵后医生告诉她，她的子宫内膜太薄，不适合胚胎移植，建议行胚胎冷冻，待子宫内膜调理合适后行冻融胚胎移植。

冻融胚胎移植的定义

冷冻胚胎的技术是将体外受精培育得到的胚胎，置于零下196℃的液氮环境中长时间保存。此技术最初主要用于储存试管婴儿剩余的胚胎。如果新鲜周期治疗失败，以后可以复苏冷冻的胚胎并进行移植。近年来，随着胚胎冻融技术的提高，冻融胚胎移植甚至取得了比新鲜周期更高的妊娠率、活产率，新生儿体重也显著增加，所以冻融胚胎移植日趋广泛。

冻融胚胎移植的适用对象

（1）IVF（ICSI）治疗周期过程中，胚胎移植后剩余的可利用胚胎。

（2）新鲜治疗周期，母体不适合怀孕或妊娠率低，例如发生严重卵巢过度刺激征或子宫内膜不佳等，可以先冷冻保存胚胎，暂缓植入，待适当的时机再做解冻。

（3）新鲜周期有发热、腹泻等全身性疾病不能移植的。

（4）对于有可能丧失卵巢功能的女性，例如要接受化学治疗、放射线治疗或手术治疗的恶性肿瘤病人等，也可选择冷冻胚胎来保存其生育能力。

冻融胚胎移植的流程

1. 子宫内膜的准备

子宫内膜准备的目的是使胚胎的发育与子宫内膜同步化，这是冻融胚胎移植后成功与否的重要条件。子宫内膜准备的方法主要有自然周期、激素替代和诱导排卵周期。

（1）自然周期：对于月经规律、排卵正常的女性，监测排卵，根据胚胎冷冻的时期，安排时间进行胚胎移植。

（2）诱导排卵周期：对于月经周期不规律、排卵障碍的女性，也可以采用促排卵药物诱导排卵，待排卵后安排移植时间，同自然周期。

（3）激素替代周期：对于月经周期不规律、排卵障碍的女性，可以完全用药物准备内膜。前期使用雌激素促进子宫内膜的生长，到内膜生长到一定厚度时、孕激素转化内膜，再进行复苏和移植胚胎。

2. 复苏胚胎

将冷冻的胚胎复苏，观察复苏后胚胎的情况，挑选有活力的胚胎移植。

3. 移植胚胎

按照国家规定的标准，一般移植 1 ～ 2 个胚胎。

4. 黄体支持

自然周期和诱导排卵周期有黄体存在，黄体支持量少或不需要黄体支持。人工周期无黄体形成，必须进行黄体支持。

5. 妊娠检查

冻融胚胎移植后的第 14 天，也就是传说中激动人心的"开奖日"，可以通过血 hCG 测定及尿妊娠试验确定是否妊娠。

总之，随着冻融胚胎技术的提高，已经获得良好的活产结局，冻融胚胎移植也逐步获得大家的认可。

新鲜胚胎 vs 冻融胚胎移植，哪个更好？

小丽，这个月在某三甲医院生殖医学中心做了试管婴儿，但是因为取卵太多，医生建议她把胚胎冷冻，以后再移植冻融胚胎。她很矛盾，不知如何是好。

近年来，随着冷冻技术发展，尤其是玻璃化冷冻技术的实施，冷冻胚胎的复苏率、妊娠率都有了极大的提高，几乎可以和新鲜胚胎媲美。

另外，有学者研究发现，冻融胚胎能减少和避免卵巢过度刺激综合征的发生，并具有妊娠率高、新生儿出生体重大等优势。有学者提出"全胚冷冻"的概念。那么，新鲜胚胎和冻融胚胎移植究竟哪个更好？

新鲜胚胎移植的优势和劣势

新鲜胚胎移植是指在体外培养之后直接将胚胎移植到子宫腔内，此时胚胎状态无疑是最好的。胚胎在体外再经过任何一道冷冻、复苏程序，都会或多或少地受到损伤。除此之外，病人直接移植回家就不需要再花费更多的时间和精力。然而，之前的促排卵过程中形成的高雌激素水平，一是会影响子宫内膜容受性，导致胚胎种植率下降；二是获卵过多时，会导致卵巢过度刺激综合征（OHSS）等。这些都不利于新鲜胚胎移植成功和病人的身体健康。

冻融胚胎移植的优势和劣势

冷冻胚胎技术最早用于储存多余的胚胎，随着冷冻技术的提高而得到广泛应用。对于获卵量高的女性来说，冷冻胚胎无疑是预防 OHSS 的有效方法。当子宫内膜不好如过薄或过厚、有息肉，血孕酮水平升高等不利于胚胎种植时，冷冻胚胎也是首选的。近年来，科学研究还发现，冻融胚胎移植出生的孩子体重比新鲜周期的大。由此，冻融胚胎引起了大家的关注。

新鲜胚胎移植 vs 冻融胚胎移植

究竟是新鲜胚胎移植好还是冻融胚胎移植好？哪个成功率更高？哪种移植妊娠期并发症更少，孩子更安全呢？关于这些问题目前仍争论不休。

为此专家们还开展了专门的研究。我国生殖医学领域著名学者陈子江教授在新英格兰杂志上发表的文章，就是有关多囊卵巢综合征 (PCOS)病人的新鲜胚胎移植 vs 冻融胚胎移植的。在这项研究中，发现新鲜周期移植和冻融周期移植的妊娠率是基本一致的，但是新鲜周期的早孕期、中孕期的胚胎丢失率高（即流产率高），所以最终冷冻周期的活产率更高。除此之外，冻融周期还具有 OHSS 低和单胎新生儿体重大的优势。然而，冻融周期子痫前期的发病率略有增加，死产、新生儿死亡数略高。

在这项研究中研究的是 PCOS 人群，这是一个特殊人群，她们平时就具有多个卵泡，在促排卵过程中容易出现卵巢过度刺激综合征。因此，对于 PCOS 人群来说，进行胚胎冷冻无疑是更好的选择。但是，对于正常的女性来说，如果条件好，没有不利于胚胎移植成功的因素，还是建议新鲜周期移植。这样就避免冻融胚胎、冻融移植的内膜准备的花费，以及再次投入时间和精力等，更有利于病人。

总之，新鲜胚胎移植、冻融胚胎移植各有利弊，需要结合病人的病情、路途的远近以及家庭经济状况等因素，与病人充分沟通、协商，进行综合考虑后，再决定是新鲜胚胎移植还是冻融胚胎移植。

试管婴儿，胚胎移植几个好？

辅助生殖技术迅猛发展，已经帮助数百万不孕症夫妇有了自己的宝宝。在我国，试管婴儿费用高昂，并且受国家政策的影响，大多数病人都希望移植多个胚胎，以增加成功率和多胎妊娠的概率。这就导致了试管婴儿的多胎妊娠率长期居高不下，双胞胎出生屡见不鲜。这已经成为辅助生殖技术所需解决的最紧迫的问题之一。移植多个胚胎的利弊是什么？风险又有哪些呢？下面就和大家一起探讨一下。

无疑移植多个胚胎会增加受孕的机会，但是多胎妊娠对母儿的危害却鲜有人问津。

多胎妊娠对母儿的危害

1. 对母体的危害

（1）妊娠期高血压疾病：这是妊娠期特有的疾病。多胎妊娠的孕妇（尤其是初产妇）会因子宫过度膨大，造成宫腔内压力升高，子宫、胎盘血流量减少或减慢，引起缺血缺氧，血管痉挛而致血压升高，易出现妊娠期高血压疾病（即子痫前期）。本病发生于妊娠 20 周之后，孕妇表现为高血压、水肿、蛋白尿，病情严重时出现抽搐、昏迷、各脏器功能衰竭，甚至母婴死亡。子痫前期会引起胎盘早剥、凝血功能障碍、脑出血、肾功能衰竭、产后血液循环衰竭等并发症，严重危及母亲和胎儿的安全，这也是导致早产的主要原因之一。

（2）妊娠剧吐：目前公认妊娠呕吐与孕妇血中人绒毛膜促性腺激素（hCG）水平上升有关，这是一种正常现象。早孕反应严重时，孕妇频繁呕吐，不能进食，以至于发生体液失衡和代谢紊乱，严重时会危及孕妇的生命，称为妊娠剧吐。多胎妊娠孕妇因 hCG 值显著增高，发生妊娠剧吐的比率也增高。

（3）前置胎盘：胎盘的正常附着处在子宫体部的后壁、前壁或侧壁。如果胎盘附着于子宫下段或覆盖在子宫颈内口处，位置低于胎儿的先露部，称为前置胎盘。前置胎盘是妊娠晚期出血的主要原因之一，为妊娠期的严重并发症，多见于经产妇。多胎妊娠因有多个胎盘，胎盘的体积增大，出现前置胎盘的概率增加。科学家们发现双胎的前置胎盘发生率是单胎的两倍。前置胎盘因容易发生产前出血，不能使妊娠维持到足月，而导致早产及围生儿死亡率高等。

（4）妊娠糖尿病：原本并没有糖尿病的妇女，于怀孕期间发生葡萄糖耐受性异常，就称为妊娠糖尿病。罹患妊娠糖尿病相关的因素比较多，多胎妊娠也是主要因素之一。如果孕妇年龄超过 30 岁，同时又是多胎妊娠，那么她患有妊娠糖尿病的概率将远高于平均水平。妊娠糖尿病的主要风险是可能引起胎儿先天性畸形、新生儿血糖过低及呼吸窘迫症候群、死胎、羊水过多、早产、孕妇泌尿道感染、头痛等，不但影响胎儿发育，也危害母亲健康。

（5）产后出血：发生多胎妊娠时，由于子宫过度膨胀，使子宫纤维过度伸长，发生退行性病变，结缔组织增多，肌纤维减少而收缩无力，会造成产后大出血，严重危及孕妇的生命安全，是孕产妇死亡的首位原因。

2. 对胎儿、新生儿的危害

（1）胎儿生长受限：胎儿生长受限（FGR）是指由于病理原因造成的出生体重低于同胎龄、同性别胎儿平均体重的第十个百分位或两个标准差。如果胎龄已达 37 周，新生儿体重低于 2.5kg。发生的原因有：①母体因素，如孕妇营养不良、偏食、妊娠剧吐、精神压力、妊娠期高血压疾病、妊娠合并内科疾病等；②胎儿因素，如多胎妊娠、染色体异常及胎儿畸形等。FGR 围生儿死亡率为正常儿的 4～6 倍，不仅影响胎儿的发育，也影响儿童期及青春期的体能与智能发育。

（2）早产儿：多胎妊娠的早产属于普遍现象，这是因为子宫容量有限，导致分娩发动提前。早产儿未成熟，生存能力差，这是造成围生儿死亡的主要原因之一。

以上就是多胎妊娠比较常见的并发症。年龄越大，妊娠的胚胎越多，发生以上情况的概率也就越大，病情也越重。看完这些，有的朋友也许已经意识到了多胎的风险，可能会提出疑问：如果已经发生多胎妊娠，接下来怎么办呢？

对于多胎妊娠，尤其是 3 胎以上的妊娠，临床医生常实施减胎手术。

胚胎移植几个好？

国内目前普遍采用的移植方案是：对于年龄 > 35 岁或 2 次以上胚胎移植未受孕的病人，放置 3 枚胚胎，其余均置 2 枚胚胎。这一方案使试管婴儿的多胎率居高不下。为此，欧美国家对于年龄在 35 岁以下、卵巢储备功能正常的病人，建议施行选择性单胚胎移植来减少多胎妊娠率。近年来，我国很多生殖中心也实施了这一技术，显著地降低了多胎妊娠率。目前面临的最大挑战是如何让人们接受这一观点。只有通过不断地宣教，让大家逐渐认识到多胎妊娠的风险，最终才能使大家接受"不求最多，只求最好"的观点。

胚胎移植前刮宫能否提高种植率？

对于反复种植失败者（3 次胚胎移植失败或移植 10 个优质胚胎未怀孕），医生刮宫或者宫腔镜检查后再进行胚胎移植。刮宫或宫腔镜检查有效吗？

胚胎的种植犹如种庄稼，胚胎是"种子"，子宫内膜相当于"土地"。在种庄稼之前，我们都知道需要把土地翻一翻，这样有利于种子成活。曾有多项科学研究发现，对于反复种植失败的病人进行刮宫后，其临床妊娠率显著提高。这就引起了大家的重视，并在临床上广泛应用。

胚胎的种植取决于子宫内膜容受性。子宫内膜容受性主要受甾体激素、细胞因子、神经、遗传及免疫等多方面的调控。目前，对于刮宫改善子宫内膜容受性、提高胚胎着床率的机制尚不明确。有学者认为，诊断性刮宫主要是通过引起子宫内膜局部的机械损伤，从而诱导子宫内膜的炎症反应，进而使子宫内膜容受性增加。在胚胎围着床早期，种植部位含有大量的巨噬细胞和树突状细胞，它们可以分泌多种细胞因子，在胚胎着床、胎盘发育等方面起重要作用。最近研究发现，诊断性刮宫可以诱导内膜组织内巨噬细胞和树突细胞募集到达着床部位，并分泌大量细胞因子、生长因子及趋化因子，从而改善子宫内膜容受性，促进胚胎着床，提高妊娠率。但是，也有部分研究者持有不同的观点，认为刮宫不能明显改善 IVF-ET 的治疗结局。

刮宫后多久进行胚胎移植才能获得最满意的 IVF 妊娠率？

有文献证实，刮宫术后子宫内膜的损伤在 1 个月内即可愈合；同时发现，在刮宫术后 1、2、3 个月及以上进行胚胎移植，临床妊娠率呈递减的趋势。因此，推荐行刮宫术后第一次来月经时就尽快到生殖中心行胚胎移植。

刮宫术、清宫术会损伤子宫内膜吗？

毫无疑问，刮宫过度会严重损伤子宫内膜，尤其当损伤了基底层时，内膜无法增生、修复，导致内膜薄，会影响胚胎着床。因此建议行刮宫术或清宫术时一定要选择正规的生殖中心，由专业的医生进行操作，以减少子宫内膜的损伤，同时提高胚胎种植率。

胚胎移植后的注意事项

玲玲，32 岁，因输卵管不通而行试管婴儿技术助孕。明天玲玲准备行胚胎移植，现在想迫切了解胚胎移植后需要注意什么。

施行试管婴儿技术治疗的准妈妈们经历了紧张的超促排卵治疗和痛苦的取卵手术后，现在又迎来了胚胎移植。看到胚胎宝宝被移植到子宫腔内，准妈妈们不免担忧，胚胎会不会从宫腔流出来？还能方便地排尿吗？能爬楼梯、上班吗？有人在胚胎移植后卧床休息 2 周，这样做有必要吗？如此之类的问题，着实让准妈妈们困扰。下面就简要地给大家讲一讲胚胎移植后的注意事项。

轻松愉快的心情是成功的前提

毋庸讳言，不孕症本身给夫妇双方带来了巨大的心理压力。对试管婴儿技术的不了解以及未来结局的不确定性，无形中加重了不孕夫妇的心理负担。科学家们研究发现，有 20% ～ 30% 的施行试管婴儿治疗的女性患有焦虑症或抑郁症。焦虑、抑郁会通过激素或免疫系统对试管婴儿的结局产生一定的影响。甚至有的学者发现，精神紧张的女性着床期子宫内膜所分泌的一些调节着床因子显著低于精神放松者。可见，精神紧张、焦虑、抑郁是有害无益的。

因此，进行胚胎移植的第一个注意事项就是要放松心情，调整好心态。其实大家大可不必过于紧张，经过多年的创新和改进，试管婴儿技术已经走向成熟。对于 35 岁以下的人群，目前一次新鲜胚胎移植的成功率已经达到 40% ～ 50%，冻融胚胎移植的成功率更高些，因此一个周期试管婴儿的累计成功率为 60% ～ 80%。绝大部分女性经过几个周期的治疗后，都能如愿以偿。因此，对试管婴儿技术要抱有足够的信心，相信自己能成功。有失败经历的姐妹们也不必灰心丧气，要抱着大不了从头再来的心态迎接再一次的治疗。

其次，要学会放松，主动调节心情。治疗过程虽然烦琐，但不要当成沉重的负担，治疗之余，可以多读一些轻松的书籍，多看一些好看的电影，或者去大自然中放松一下。家人也要努力为她们创造一个和谐、轻松的氛围。总之，心情放松、心态平和有利于新生命的孕育和诞生。

按时用药是成功的保障

移植后需要使用黄体酮进行黄体支持。这是因为在胚胎移植前的促排卵过程中，为了控制排卵的时间，往往采用一些药物阻止身体产生自发性促黄体生成素高峰（即自发性排卵）出现，而这些药物会影响黄体的发育。除此之外，取卵过程中在抽吸卵子的同时，也抽吸出大量的颗粒细胞，使颗粒细胞数量减少，导致黄体发育不全。因此，移植后需要进行黄体支持。通常采用黄体酮针剂、阴道或肛门使用的栓剂等进行黄体支持。不论使用哪种药物，都要配合医生，按时用药，保证体内内分泌环境适于孕育新生命。

适当运动有利于提高妊娠率

所谓胚胎移植，是指采用一个细小的管子将胚胎输送到子宫腔内。胚胎是不会在排尿、排便或运动时掉出来的，所以移植后不要因为怕胚胎从宫腔流出来而憋尿，否则充盈的膀胱将会压迫子宫，引起子宫收缩。另外女性的尿道很短，离阴道口很近，手术操作后容易出现泌尿系感染。因此建议病人移植后适当多喝水、多排尿，以冲刷尿道，减少泌尿系感染机会。

移植后一般卧床休息半小时至1小时即可。不必考虑哪一种姿势好，能放松、舒服就可以了。科学家们研究发现，移植后从事中等量的劳动有利于胚胎种植，可提高妊娠率和活产率。但是由于促排卵过程中卵巢体积增大，重量增加，不建议运动量过大或进行旋转运动，以防卵巢扭转。实际上，移植后几乎没有人进行大运动量的活动，所以鼓励病人散步或进行中运动量的活动是非常有必要的。

胚胎移植后能有性生活吗？

传统的观点往往认为病人移植后不能进行性生活。但是科学家们发现，移植前2天或后2天有性生活的病人，胚胎种植率增加。其原因是精液中某些成分能启动免疫反应，提高胚胎种植率。鉴于促排卵周期中卵巢体积增大，重量增加，因此，在卵巢体积过大的情况下，应暂时避免性生活，以免引起卵巢扭转。如果促排卵周期的卵巢体积不大，或者冷冻胚胎移植周期，可以有性生活。

及时检查是否怀孕

受精卵着床时，即移植后的第3～第4日（或者囊胚移植后的第1～第2天），胚胎已经分化形成滋养层，其中的合体滋养细胞开始分泌人绒毛膜促性腺激素（hCG），约1日后能测到血清中的hCG。hCG在妊娠早期分泌增长很快，2～3日增长1倍。由于hCG是水溶性的，易被吸收入血，在移植后 8 ～ 9 天就可以用放射免疫检测出 hCG，能诊断早孕。在移植后 14 天左右，可以在尿液中检测 hCG。所以一般在移植后 14 天检查尿 hCG，明确是否妊娠。个别女性在移植后出现少量阴道流血，但是这不能说明未妊娠，一定要查血 hCG 明确诊断，不能自行停止黄体酮应用，否则会导致孕酮水平下降，导致流产，造成终生遗憾。如果证实获得妊娠，要继续使用黄体酮进行黄体支持。待妊娠 7 周后，胎盘组织形成且能分泌孕激素后，逐渐减少黄体酮用量。

除以上 5 点之外，胚胎移植后还要避免到人多、空气流通不好的地方；遇到天气变化，及时添加衣物，以免患感冒等传染性疾病。

胚胎移植后出现少量阴道流血怎么办？

珍珍因输卵管不通而行试管婴儿助孕，在经过紧张的促排卵治疗、取卵之后，终于把胚胎移植到宫腔内。珍珍终于松了一口气。可是在胚胎移植后的第 6 天，珍珍突然出现少量阴道出血。这是没有成功吗？珍珍非常恐慌，赶紧到医院检查。

胚胎移植后出现少量阴道流血是什么原因？怎么办？

阴道出血有哪些原因？

出血的原因还要从胚胎移植后着床的机制说起。胚胎移植后种植入子宫内膜的过程叫作着床。着床部位多在子宫腔上部的后壁，其次为前壁，偶见侧壁和子宫下部。　出现上述的情况，很多人非常焦虑，是否做胚胎移植后出血就意味着失败了？答案当然是否定的。恰恰相反，有一个出血的原因可能会让你高兴，这就是着床出血。胚胎在植入的过程中，需要在子宫内膜"切开"一个小口，把自己埋进去；如果小口附近有小血管，也许会出现出血。着床出血和其他出血不一样，颜色是浅淡的粉色或褐色，可能呈条纹状。

胚胎移植术后阴道出血怎么办？

胚胎移植术后 1 ～ 3 天：这个阶段出现阴道出血不必紧张，可能是宫颈糜烂，移植过程中触碰宫颈糜烂面后少量的出血，或移植过程中宫颈黏膜受到轻微刺激后少量出血。此时休息几天，出血会停止。如果出血超过 1 周，请到门诊就诊，排除其他问题。

胚胎移植术后 7 ～ 14 天：这个阶段阴道少量出血也不必紧张，继续用保胎药物治疗即可，更不能停止用药。待到移植后 10 ～ 14 天来院抽血确认是否怀孕，之后医生会根据您的具体情况安排后续治疗方案。

胚胎移植术后 14 ～ 28 天：如果经血 hCG 确认怀孕，这个阶段阴道出血必须高度警惕宫外孕，需及时到医院就诊。因为宫外孕一旦发生腹腔内出血，病人有生命危险。若胚胎移植术后 B 超确认宫内孕、胎儿存活以后，此时出现阴道少量出血也不必紧张，应检查血激素水平，观察是否有雌、孕激素缺乏。如果血激素水平正常，可继续保胎治疗，尽量卧床休息，保持心情平静，1 ～ 2 周后复查 B 超。因为在早孕阶段，胚胎在母体子宫内发育的过程中侵蚀子宫血管，与母体建立血液循环。在这个过程中，30% ～ 50% 的孕妇可能出现阴道出血，经过正规保胎治疗后，大部分可以继续妊娠。

总之，胚胎移植术后阴道出血量少，只要不超过平时月经量，在明确诊断、排除宫外孕的情况下都可以继续保胎治疗。阴道是一个长的生殖腔，少量出血可能会残存在内，在随后的 3 ～ 7 天可能仍有少量血迹或咖啡色或淡粉色的分泌物排出，不必惊慌。大部分病人在保胎治疗后，都化险为夷，继续健康妊娠，进入中孕阶段。

黄体支持为试管婴儿保驾护航

珍珍，36 岁，婚后未孕 7 年，因 "输卵管不通" 拟行试管婴儿。珍珍听朋友说行试管婴儿后需要黄体支持，她想知道这是为什么。

接受试管婴儿技术治疗的准妈妈，有一项必做的工作就是在医生的指导下补充黄体酮药物（简称黄体支持）。您可能会问，为什么试管婴儿要补充黄体酮药物呢？

让我们先来了解一下什么是黄体。女性排卵后卵泡液流出，卵泡壁塌陷，形成许多皱襞，卵泡壁上的卵泡颗粒细胞、卵泡内膜细胞和血管向内侵入，并在促黄体生成素的作用下，迅速转变成富有血管的腺体样结构，因呈黄色而称为黄体。黄体分泌黄体酮。黄体酮是维持妊娠所必需的天然孕激素，其主要生理作用是使增生期子宫内膜转化为分泌期内膜，为受精卵着床及其后的胚胎发育做好准备。黄体酮的另一个重要作用是降低子宫平滑肌兴奋性及其对缩宫素的敏感性，抑制子宫收缩，从而有利于胚胎和胎儿生长发育。

进行试管婴儿助孕的准妈妈们往往黄体功能不全，所以必须补充黄体酮。造成黄体功能不全的原因有 3 方面：其一，在控制性超促排卵过程中，为了防止卵子自行排出而使用促性腺激素释放激素激动剂或拮抗剂抑制垂体功能，造成促黄体生成素的水平下降，导致黄体发育不良、功能不全，从而使孕酮水平下降。其二，取卵过程中丢失了大量的颗粒细胞，使黄体的有效组成成分减少而导致功能不全。外源性补充黄体酮，能提高血清和子宫局部孕酮的水平，弥补这一不足。其三，接受冻融胚胎移植的女性，由于在人工周期中没有卵泡生长和黄体形成，必须依赖外源性补充的黄体酮来维持胚胎着床、发育所需的孕酮水平。

由此可见，为了提高试管婴儿技术的成功率，准妈妈们都需要补充黄体酮进行黄体支持。那么，补充黄体酮的药物有哪些呢？准妈妈们该怎样选择呢？

临床上常用的黄体酮制剂按原料来源可分为天然和人工合成两种，按给药途径来分可分为肌内注射、经阴道给药和口服 3 种。由于用于黄体支持的药物仅限于天然型制剂，本文不再探讨人工合成的药物。以下是常用的黄体酮药物。

1. 注射用黄体酮制剂

注射用黄体酮制剂主要成分为天然黄体酮，性状为无色或淡黄色的油状液体。肌肉注射后迅速吸收，6～8 小时血药浓度达高峰，作用持续 48 小时。用法：每日肌注 60～80mg。这是目前最常用的黄体支持药物，价格便宜，疗效确定。但由于是油剂，可造成注射部位红肿、硬结，多次注射后容易导致吸收不良，形成包块，个别病人甚至会在注射后 2 个月左右出现无菌性皮肌炎等，给病人身心带来巨大的痛苦。因此建议准妈妈们在注射黄体酮后，对局部进行按摩，并于注射 24h 后进行热敷，以促进药物吸收；也可以每晚使用新鲜马铃薯贴敷，减少局部的红肿硬结。

2.阴道用黄体酮制剂

阴道用黄体酮制剂系以天然黄体酮为原料，采用微粒化和生物靶向黏附技术制备的。常用的是黄体酮阴道缓释凝胶，为白色或类白色乳状黏稠液体，预装于一次性白色聚乙烯给药器内。给药器专为阴道给药设计。使用前，用拇指与食指紧握给药器的粗端，用力甩 3～4 次，确保将药物甩至给药器的细顶端。使用时，拧断细端顶部，用拇指与食指挤压给药器的粗端，药物即可到阴道内。由于采用了生物靶向黏附技术，使药物黏附在阴道内壁上，能长时间平稳地释放黄体酮，每天阴道给药 1 次即可。给药后数天，阴道分泌物中常出现白色的微小球状物，系生物靶向黏附剂所致，请不要多虑。为了促进药物残渣排出，建议准妈妈们使用雪诺同后卧床休息 15 ～ 30 分钟，而后下床活动。由于预装了足够的药物，无须担心药物丢失会造成不良影响。该药物的优点是给药方便，无痛苦，缺点是药品价格较高。另外一种阴道用药制剂是黄体酮栓，也是天然黄体酮，为乳白色至淡黄色鱼雷形栓剂。每剂 400mg，每日阴道或肛门使用 2 次。

3. 口服黄体酮制剂

天然黄体酮有黄体酮胶丸，为软胶囊。用量为每日 200mg。由于口服后易出现头晕、头痛、恶心等症状，建议睡前服用。地屈孕酮也是常用的孕激素，系经过处理的天然黄体酮，药效明显增强，吸收完全，有稳定的生物利用度，不良反应小。口服黄体酮使用方便，但是由于试管婴儿技术中所需黄体支持的药物量较大，单独应用很难达到有效浓度。

您可能会问，黄体支持需要多长时间？

一般在妊娠的第 7 周（即胚胎移植的第 5 周）形成胎盘，初具分泌雌、孕激素的功能，此后黄体的功能也逐渐减退。因此，妊娠的第 7 周左右开始监测体内雌孕激素水平，并在医生的指导下调整黄体酮用量。一般每次减 1/3 量，每周减 1 次；多在妊娠 10 周左右停止黄体支持。由于人工周期的冷冻胚胎移植中无黄体生成，黄体支持要略长些，一般需要支持到 12 周。

综上所述，临床常用的黄体支持药物是以注射用黄体酮制剂和阴道用黄体酮制剂为主，而口服制剂多作为调整用量过程中的补充治疗。鉴于不同的黄体酮制剂各有优缺点，建议女性朋友们根据自身的身体情况和经济状况选取合适的药物，确保准妈妈们身心健康。

黄体支持药物使用注意事项

冰冰因为不孕症而行试管婴儿助孕，今天移植了胚胎。可是听病友们说黄体支持非常受罪，会把屁股打成"筛子"，形成硬硬的大包。冰冰于是想了解一下使用黄体支持药物的注意事项。

众所周知，孕激素可抑制子宫肌层的收缩，使子宫肌松弛，有利于受精卵在子宫腔内生长发育。因此，孕激素是胚胎种植和保证整个孕期顺利进行的重要因素。

但是，在试管婴儿（即辅助生殖技术）的过程中，由于使用了种种药物，往往会抑制黄体的发育，另外有大量颗粒细胞在取卵的过程中丢失，使黄体成分缺失、发育不良，这些因素都会导致黄体功能不全。因此，进行试管婴儿治疗的女性都需要黄体支持，补充黄体酮，以保证胚胎种植和孕期顺利进行。

常用的黄体支持药物有哪些？

临床上常用的黄体酮制剂按原料来源可分为天然和人工合成两种；按给药途径来分可分为肌内注射、经阴道给药和口服 3 种。用于黄体支持的药物仅限于天然型制剂，有如下几种。

1. 黄体酮注射液

黄体酮注射液为油状液体，注射后不易吸收，在注射部位出现红肿、硬结；连续多次注射后容易导致黄体酮吸收不良，形成包块。个别病人甚至会在注射后 2 个月左右出现无菌性皮肌炎等，给病人身心带来巨大的痛苦。因此，注射时需要深部肌肉注射。臀部肌肉注射时，可两侧位置交替注射。可在注射后每晚用热毛巾热敷对侧注射部位（不要热敷当日注射位置，以免引起注射部位血管破裂出血）；也可以将土豆切片并敷于注射部位，防止注射部位产生硬块。若肿包块较大，病人出现严重疼痛症状，考虑有感染的可能，需要立即到医院就诊。

2. 黄体酮阴道缓释凝胶

黄体酮阴道缓释凝胶采用高科技技术制作而成，与黄体酮注射液相比，具有如下优势：①能持久、稳定地补充黄体酮；②经阴道给药，直接有效地把黄体酮运送到子宫（即妊娠部位），没有肝脏的首过效应；③无肌内注射的痛苦；④自行在家中用药，免去就诊次数及排队等候时间，病人更容易接受。但是黄体酮阴道缓释凝胶有价格偏高、药物残渣容易在阴道内堆积、不易排出等缺点。

黄体酮阴道缓释凝胶的使用方法（图4-7）：

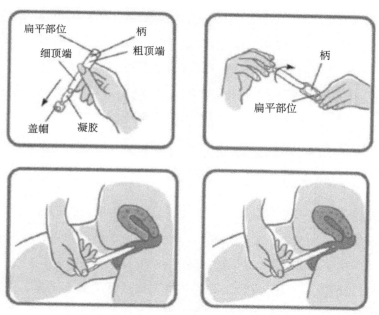

图4-7 黄体酮阴道缓释凝胶的使用方法

（1）取出药器，不要拧断盖帽，用拇指和食指紧握给药器的粗端，用力甩3～4次，确保内含药物甩至药器的细顶端。

（2）握紧给药器粗端的扁平头，拧下细端的盖帽并丢弃。当拧下盖帽的时候，请不要挤压粗端，因为这样可能会使凝胶在插入之前就被挤出来。

（3）取坐姿或背卧姿势，弯曲膝盖，轻柔地将药器的细顶端插入阴道。插入阴道的深度一定要超过细端管子的一半。

（4）按压给药器粗端，将凝胶挤入阴道内。取出药器并将其丢入到垃圾桶中。请不要担心残留在给药器中的一小部分凝胶（这是厂家多预装的部分），您已经接受正确和设定的剂量。

在黄体酮阴道缓释凝胶使用的过程中，大家常常会问使用黄体酮阴道缓释凝胶后会不会掉下来。其实不用担心，因为黄体酮阴道缓释凝胶所使用的独特的凝胶可以迅速地黏附于阴道壁上，使用 5 分钟后就可以自由活动，无须卧床休息。大家也想知道使用黄体酮阴道缓释凝胶时是早上用药好还是晚上用药好。多数人可能认为，晚上用药后可以休息，药物吸收会更好。然而，有的专家认为早上用药更好。因为白天活动量大，体温稍升高，有利于药物局部吸收。此外，白天活动时会使药物残渣掉出，避免残渣蓄积。但最关键的是要坚持每日给药 1 次，给药间隔应在 24 小时左右。

3. 口服黄体酮制剂

天然黄体酮有黄体酮胶丸，为软胶囊。服用剂量为每日 200mg。由于病人口服后易出现头晕、头痛、恶心等，建议睡前服用。地屈孕酮系经过处理的天然黄体酮，药效明显增强，吸收完全，有稳定的生物利用度，不良反应小。口服黄体酮制剂使用方便，但是由于试管婴儿技术中所需黄体支持的药物量较大，单独应用很难达到有效浓度，往往需要配合其他类型药物应用。

反复胚胎种植失败，怎么办？

试管婴儿的成功率一直是不孕不育的朋友们关心的问题，其中胚胎移植后反复失败的原因也成了关注的焦点。从理论上讲，胚胎移植失败的因素主要有 3 点：胚胎质量、内膜容受性及子宫和胚胎的相互关系。

胚胎质量

众所周知，优质胚胎的移植成功率是非常高的；反之，胚胎质量不好是造成移植失败的重要原因。部分女性随着年龄的增长，卵子质量逐年下降，导致许多外观看似正常的胚胎，不能植入子宫内膜进行着床或者着床后不再继续生长，造成胚胎移植失败。因此，部分胚胎学家将第 3 天的胚胎继续培养到第 5 ～第 6 天，形成囊胚，再移植，称为囊胚培养和囊胚移植。期间部分不良的胚胎由于不能继续发育而被淘汰。

亦有父母自身携带染色体疾病，导致胚胎异常，进而胚胎种植失败；或者是成功着床，但最终也会导致流产。针对此种现象，胚胎植入前遗传学筛查可以检测到胚胎染色体的异常，淘汰携带异常染色体的胚胎，拣选出优质胚胎进行移植，这种技术也就是我们常说的第三代试管婴儿。夫妻双方可先做一个染色体检测，检查自身是否携带异常染色体。如有，则可将精子与卵子进行体外授精，然后从胚胎上取部分细胞来进行染色体筛查，查看染色体的对数是否有缺失，染色体的形态结构是否正常等。待明确胚胎的染色体后，将正常胚胎移植入宫腔。如果依然种植失败，则极可能是母体自身的原因，如子宫内膜容受性所致。

子宫内膜容受性

子宫内膜容受性是指内膜对胚胎的接受能力，当内膜出现问题就会影响胚胎种植。

1. 子宫疾病

子宫结构异常，如子宫先天发育畸形（双角子宫、子宫腔有中隔）；子宫内膜息肉、子宫内膜炎和黏膜下子宫肌瘤等。

2. 子宫内膜过薄

曾经因人工流产手术、宫腔搔刮术损伤子宫内膜，导致子宫内膜过薄。

3. 输卵管积水

输卵管积水，积水逆流进入宫腔，会冲刷胚胎，不利于胚胎种植。此外，这种积水中可能含有炎性因子等，不利于胚胎种植。

4. 子宫内膜细胞分泌的黏着蛋白

子宫内膜细胞分泌的黏着蛋白的品质不好或是量不足，或是子宫腔内某种细胞素的量太多或太少，都会影响胚胎的着床成功与否。

因此，针对上述情况，反复种植失败病人应该行宫腔镜检查，必要时宫腹腔镜联合检查，明确宫腔、腹腔是否存在异常，并进行相应治疗，可能会提高成功率。针对不同的疾病采用不同的治疗方案，但归根结底，改善子宫内膜容受性主要有四大方法，即激素调节、改善微循环、中药治疗和手术治疗。

子宫和胚胎的相互关系

在女性受孕的过程中，子宫和胚胎之间存在很多的交流和沟通。如果沟通出现障碍，就会影响胚胎植入子宫，降低成功率。如自体免疫疾病或有血栓形成体质和反复流产相关，这是不争的事实，但这和胚胎重复着床失败是否有关联，目前还没有定论。

有些学者通过对宫腔内轻微搔刮或宫腔内注入药物、免疫细胞、炎症因子，静脉注射免疫球蛋白，主动免疫治疗等，加强子宫和胚胎之间的交流沟通，降低母体对胚胎的排斥，从而提高成功率。

总之，尽管反复胚胎种植失败可能存在各种各样的原因，但随着科学研究的深入和技术的进步，越来越多反复胚胎种植失败个例已被科学家们攻克，相信在不久的将来，试管婴儿的成功率会逐步提高，会让更多人实现生儿育女的愿望。

精卵体外受精之旅

卵子的神秘旅程

我是圆圆的卵子，是人体内最大的细胞。我的最外面包裹着厚厚的颗粒细胞，保护我滚圆身体的是一层软软的透明带，它像一道墙壁一样将我和外面的颗粒细胞分开。但是透明带被颗粒细胞打通了好多细小的管道，通过这些管道，颗粒细胞给我输送营养，让我长大并逐渐变得成熟。在我和透明带之间有一个小小的缝隙，叫作卵周隙，里面住着一个小小的极体，那是为了我的成长而牺牲的姊妹，它把大部分的营养物质留给了我，仅带走了我不需要的爸爸妈妈留下的另外一套遗传物质。

现在我从妈妈体内来到了体外，但我一点也不害怕，因为在体外我是住在一个晶莹剔透的小水滴里的，它和妈妈的体内一样温暖，还有我所需要的各种营养和"空气"（图4-8）。虽然我离开了妈妈，但我携带了妈妈的基因，而且我并不孤独，因为我有好几个姐妹跟我在一起呢。妈妈其实也并不想把我们送出来，但为了完成我们的使命，她必须让我们走上这段神秘的旅程，不知道接下来的旅程会是什么样子呢？

精子的神秘旅程

我是长着长尾巴和小脑袋的精子。我的头并不大，但是里面可是装着爸爸的基因呢。我的尾巴可以摆来摆去地游动，游泳的速度比百米运动员还要快（图4-9）。

有一天我和成千上万的兄弟被爸爸一鼓作气送到了体外，在这里我们经历了一场游泳比赛，游得特别快的我们被带到了一个小管中，里面装着富有营养的液体，我和兄弟们在里面养精蓄锐，等着接下来的特殊比赛——我们需要齐心协力将一条最强壮的精子兄弟送进卵子的细胞质里，完成受精任务，我好期待我是那个和卵子拥抱的幸运儿啊！

精子和卵子相遇

离开妈妈的身体后，我在水滴里睡了 4 个多小时。一觉醒来，我发现我身体里带着妈妈遗传信息的姊妹染色体已经排好队站成一排了，它们的变化让我看起来更成熟、更完美了。突然有一股力量将好多好多会游泳的、带有长尾巴和小脑袋自称是精子的东西带到了我和众姐妹身边，这些精子在我周围游来游去，他们释放出一种顶体酶，消化掉我外面包裹的颗粒细胞，并来到了透明带面前，已经有一些精子开始撞击透明带了。我充满好奇，打开一个小门想看看发生了什么。一条强壮的精子迅速地钻了进来，我赶紧把他拉进我的怀里，立即将小门合上。这时不知道什么原因，透明带变得很硬，其他精子被阻挡在外面了（图4-10）。我得好好问问他要干什么。

精子进来告诉我，他带来了爸爸的一半遗传信息，这正是我需要的。我们俩的信息完美对接后，一个新的生命就会形成，也就是说我们会发育成携带有爸爸和妈妈遗传信息的宝宝了。得知这个伟大而神圣的任务后，我变得异常兴奋，并开始迅速忙碌起来。首先，我得把姊妹染色体分开，并把多余的遗传物质再次以极体的形式排出我的体外，这样在我的卵周隙内就有 2 个极体了。唉！为了我的成长，我不断地牺牲我的姐妹，只有这样爸爸妈妈才能拥有健康的宝宝，我也没有办法了。然后我调动钙离子来帮忙，要将精子和我的遗传信息以原核的形式包装起来。一波又一波的钙震荡搞得我有点晕眩，但是我努力控制着，让身体内所有的骨架有序的运动着。经过 10 多个小时的努力，我们终于组装成了两个大小相当的原核，他们就是包着妈妈遗传信息（即我——卵子）的雌原核和包着爸爸遗传信息（即精子）的雄原核（图4-11）。有一股无形的力量使我们紧紧地拥抱在一起，当我们融合在一起的时候，一个新的生命（即胚胎）就这样诞生了。

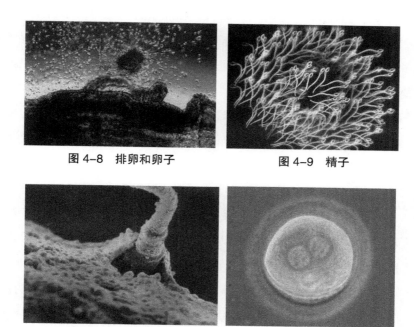

图 4-8　排卵和卵子　　　　　图 4-9　精子

图 4-10　受精　　　　　　　图 4-11　双原核

试管婴儿的能量大氧吧——培养液

试管婴儿在体外培养时生活在哪里呢？他们的生活环境还能和妈妈肚子里一样吗？我相信好多人对此都充满了好奇，现在让我来为你们揭开这些问题的答案吧！

如果你打开胚胎实验室的冰箱，映入你眼帘的一定是各种各样摆放整齐的、装满了液体的小瓶子。这些小瓶子上贴着不同颜色的标签，上面标记着液体的名称和其他各种信息。这些小瓶子里装的液体是用来做什么的呢？原来啊，它们就是试管婴儿在体外赖以生存的能量大氧吧——培养液！

在妈妈肚子里的时候，胚胎宝宝最初是生活在输卵管里的，他边长边往子宫方向移动。过了 5 天，当胚胎长到 100 多个细胞的时候，就变成一个球状的囊胚了，这时的胚胎宝宝已经来到了妈妈的子宫里，他要在这里安营扎寨，一天天慢慢地长大。由于输卵管和子宫的环境是不同的，因此，不同成长时期的胚胎需要的营养成分也是不同的。为此，科学家们研制出了适合不同成长阶段的胚胎所需要的培养液，分别用于精王子和卵公主在体外受精、早期卵裂和晚期囊胚培养。

培养液的主要成分包括水、无机盐、能量物质、氨基酸、维生素和蛋白质等，这些成分按照不同比例组合在一起，就组成了模拟母体环境的不同胚胎发育阶段的培养液。目前大部分胚胎实验室用的培养液都是这一类培养液。

为了让胚胎宝宝在体外能健康地发育，正确地使用和配制培养液可是实验室最重要的工作之一，这件工作在卵公主离开妈妈身体的前一天就开始了。胚胎宝宝的能量大氧吧是非常容易受到外界环境影响的。因此，在准备培养液的时候，实验室的阿姨们各个动作迅速、干净麻利，并且反复核对，确保使用的培养液是正确的。放在培养皿里面的培养液需要盖上矿物油后，才能放入温暖的培养箱内平衡。经过一个晚上的平衡，培养液才能真正成为胚胎宝宝的能量大氧吧，满足胚胎宝宝生长发育的要求。

胚胎宝宝在体外生长的短短 6、7 天的时间里，实验室的工作人员需要准备的培养液有十几种，其中主要的有以下 3 种：

第 1 种培养液称之为受精液，是精王子和卵公主完成受精所需要的培养液。此外，卵公主刚刚离开妈妈来到外面的世界的时候，也是要在这里等待精王子的。为他们约会而准备的这个大氧吧，一般宽敞而充满养分。

第 2 种培养液是卵裂培养液，它是受精后的胚胎生活的场所，一般被做成圆圆的微滴状。胚胎宝宝要在这些晶莹剔透、娇小圆润的微滴里生活 2 天，直至从 1 个细胞发育到 8 个细胞。在这个氧吧里，供给胚胎宝宝能量的主要是丙酮酸。

第 3 天后，随着胚胎宝宝生长速度加快，卵裂培养液中的营养成分已经不能满足他生长发育的需要了，必须把胚胎宝宝再搬到一个新家才可以，这就要用到第 3 种培养液——囊胚培养液。这里为胚胎宝宝提供能量的物质是葡萄糖。胚胎宝宝会被三五成群地安放在一个微滴里一起成长，他们互相交流着悄悄话，互相鼓励着，共同生活 2～3 天后，形成囊胚的胚胎就算胜利完成这段奇妙的体外生命之旅了。接下来他们可能被移植回妈妈的子宫里，继续生长发育成一个健康的小宝贝，也可能进入冰冷的液氮罐里先睡上一觉，等待被唤醒后再移植回妈妈肚子里。

近年来，科学家研制出一种新型培养液，他们将不同时期胚胎所需要的营养物质都放在一起，胚胎一路生长，一路自己选取所需要的营养成分就可以了。实验室阿姨们的工作量也因此减少很多，要不然配制培养液的工作还真是蛮辛苦呢。胚胎宝宝被一次次搬家，心里可能也老大不情愿呢！

胚胎生长的摇篮——培养箱

在胚胎实验室里，最受关注的一种设备就是培养箱了。人们把培养箱比作是胚胎实验室的心脏，可见培养箱的作用有多么重要。培养箱是胚胎宝宝的家，是他们生长发育的摇篮。如何给胚胎宝宝一个如母亲子宫一般温暖又舒适的家呢？培养箱上红红绿绿地闪着很多数字，这些数字代表着什么意思呢？工作人员又是如何维护和保养培养箱的呢？

在体外培养的环境下，胚胎的生长和呼吸都要依靠培养液。可是培养液是很娇气的，一旦周围的环境发生变化，培养液的"脸色"说变就变了。哪怕培养液稍微变化一下温度、渗透压或者酸碱度，都会"吓坏"胚胎宝宝的。任何一个指标的变化，对体外生长的胚胎都是致命的。如何充分发挥培养液的作用，让胚胎健康地、没有任何压力地生长和发育呢？这么重要的工作当然要靠培养箱来完成了！

大部分培养箱上闪烁着的数值是温度和 CO_2 浓度的设定值。一旦我们根据需要设定好温度和 CO_2 浓度后，培养箱就会智慧而忠实地执行我们的指令了。通常培养箱的设定温度为 37℃ ，CO_2 的浓度设定为 6.0%。三气培养箱还可以输入高纯度的氮气，以降低培养箱内的氧浓度，以期最大程度模拟体内的温度、酸碱度及低氧环境，进而获得具有发育潜能的高质量的胚胎。比较大的培养箱内还会有一个盛水的大水盘，当水盘的水温平衡到 37℃ 后，水分的蒸发会使箱内的环境变得温暖而潮湿。这不但能帮助培养液维持正常的渗透压，还可以帮助进入培养箱的 CO_2 完成它调节培养液酸碱度的使命。

培养箱对维持培养液稳定、促进胚胎生长发育的作用可谓居功至伟。工作人员又是如何维护和保养培养箱的呢？

每天早晨，工作人员进入实验室的第一件事情就是检测培养箱是否运行正常。首先是温度的检查。一个灵敏的小小的温度计就可以将这件重要的事情搞定。当发现测量的温度与面板上显示的温度有明显差异时，必须及时对培养箱的温度进行重新校正，否则胚胎会一直经历高烧或者寒冷刺激，就不会健康生长了。其次是对培养箱的 CO_2 浓度进行检测和校准，这个过程需要用到一种专门的 CO_2 浓度检测仪。为了保证培养环境更清洁、更安全，工作人员也会定期更换培养箱水盘里的水及气体过滤器，并定期消毒培养箱的内部结构。

经过这样精心的呵护，胚胎就可以在这个摇篮里舒舒服服地健康成长了。

精王子的奇妙之旅——精子优选

精子是体内最会变化的细胞了，他从圆嘟嘟的精子细胞变化而来。变形后的精子身材曼妙，长着一条会游泳的长尾巴和一个装备精良的头部。精子有很多兄弟姐妹，组成了一只战斗力非常强大的精子军团。当他们看见梦寐以求的卵子被一群颗粒细胞层层围绕的时候，精子大军就会齐心协力跑向目标，并发射出威力强大的"子弹"——顶体酶，把挡在卵子外面的颗粒细胞纷纷打倒，开辟出一条与卵子相见的通道。在体内，只有质量优良的精子才能经过生殖管道的层层筛选，最终来到卵细胞周围，充当攻克卵细胞堡垒的士兵。其中，第一个和卵子拥抱的精王子才有受精机会，开启新生命之旅，这种机会对精子来说可谓是百万分之一。但是，在做试管婴儿的时候，精子和卵子的受精任务是在体外完成的，实验室的阿姨们需要将优秀的精子筛选出来，完成精子的体外受精任务，这种万里挑一的筛选精子的工作就是精子优选。

精王子怎样才能自由游动？

精王子和他的兄弟们随着精浆被父亲像发射火箭一样发射到一个小盒子里。刚刚离开父亲身体的小王子充满好奇，他试着摆了摆尾巴，想到处看看，可是尾巴好像被粘住了，根本摆不起来，他看了看周围的兄弟们，他们也动弹不得的样子，在艰难地扭来扭去。在这个越来越温暖的小盒子里，小王子没有看见那个总在梦中出现的美丽的卵子，"难道父亲费了这么大的力气把我们送错地方了吗？不会的，一定要养精蓄锐等待那个美丽的公主出现。"小王子想着想着就睡着了。不知过了多久，小王子突然被吵醒了，原来身边的兄弟们已经在不停地游来游去嬉笑打闹了。小王子摆了摆尾巴，他高兴极了，现在他也能自由地游泳了。原来精液离开父亲身体后是需要一定时间液化的，精液液化后，精子才能自由地游动。

精王子是如何被挑选出来的？

为了在良莠不齐的精子大军里找到我们的小王子，工作人员设计了第一个公平竞赛——密度梯度离心法，通过这个项目的选拔，精液内的精浆、不活动的精子、畸形的精子和其他一些细胞碎片等物质都可以被筛选掉。

现在小王子和他的兄弟们被带到了同一个起跑线上，比赛号令刚一吹响，小王子就已经飞快地跑起来了。他发现原来这场竞赛是一场障碍赛，小王子要边跑边钻过大大小小的孔隙，这些孔隙好像筛子的孔，开始的孔隙比较大。小王子非常轻松地经过了第一道关卡。接下来的孔隙几乎小了 1 倍，他只好快速转动着身体，奋力往外钻，终于，小王子冲向了终点。同时到达终点的还有其他一些精子士兵，他们和小王子一样强壮有力，而且长相帅气。

随后小王子和这些精子士兵被转移到了另一个装有培养液的小试管里。原来，想见到美丽的卵公主，小王子还需要通过最后一次考试——精子上游。只有通过这场考试，选拔出来的精子精锐部队才能完成和卵子的受精任务。小王子天生就喜欢向上游泳，这项考试根本难不倒他。他很快就游到了培养液的最上层，不到半小时，小王子和他的精锐部队就被选拔出来了。阿姨们随机抽查了一个小分队，对这只精锐部队的人数和战斗力做了一个严格的面试后，小王子和他的精锐部队才被小心地安置到培养箱里。现在，小王子精力充沛，周围的营养成分也充足，就等着和卵公主见面了。

健康英俊的精王子的选拔是经过重重考验而优选出来的，可以想象他们从数以亿计的精子中脱颖而出是多么的艰辛，首先要经过初步密度梯度离心法的初步筛选，其次要靠自己的不懈努力，不断地上游以获得挑选的机会，最后还要经过严格的面试——活力、数目和形态的评估，才能借助阿姨的手，将挑选出的冠军精子和他的精锐部队带到卵公主面前。等待这位精王子的将是一段神圣而伟大的旅程，精王子与卵公主的爱情之旅即将开始了……

试管宝宝的精心培养和移植选拔

试管宝宝一个人踏上体外生存的生命之旅，他还非常弱小，特别容易受到外界环境中不良因素的影响。因此，精心地照顾好他们，在众多的胚胎里选择优秀的试管宝宝进行胚胎移植，成了实验室阿姨们最重要的工作。

胚胎宝宝的培养

试管宝宝在体外的大部分时间是住在培养箱的小培养皿里的。实验室的阿姨们专门在培养皿里给他建造了一个透明的培养液小微滴，微滴上覆盖了矿物油，防止培养液温度和渗透压发生改变。由于培养箱每天都有专门的人进行管理和监测，所以培养箱为胚胎居住和生活的那个"水晶宫"提供了最合适的温度、湿度和适合他生长的酸碱度。

胚胎宝宝有的时候不得不被拿出培养箱，或者把他搬到新家，更换到新鲜的培养液里，或者被放到显微镜下评估试管宝宝的生长状态。所以培养箱外面的培养室也必须是无毒、无尘、无病原微生物污染的稳定的环境。同时，培养液及其他与胚胎培养相关的耗材，均需要用小鼠的胚胎做胚胎毒性实验检测，合格后才能使用。经过阿姨们的精心培养，胚胎宝宝就可以在一个安全的生长环境下健康生长了，但是，还是有些胚胎宝宝在体外生活的时候，因为各种各样的原因而停止发育。

胚胎宝宝的优选

胚胎的发育潜能是由卵子和精子的质量所决定的。一个病人在进行辅助生殖治疗过程中，会得到一个或数个胚胎，如何挑选优质胚胎进行移植才能成功妊娠呢？这就需要实验室阿姨们对胚胎进行评价和筛选。由于胚胎对于环境改变的敏感性很高，因此，阿姨们选用的评价体系必须安全、无创，不仅客观还要易于操作。经过几十年的临床实践和探索，对胚胎进行形态学的评估方法依然是目前公认的最可靠手段。

由于胚胎的发育是一个动态的过程，阿姨看到的其实只是一个时间点的胚胎发育情况。经验丰富的阿姨们会根据胚胎发育的各个方面来选拔胚胎，那些在特定的时间发育到特定形态的试管宝宝被认为最具有发育潜能。只有经过严格的考核而层层选拔出来的试管宝宝才可以进行移植和冷冻。

胚胎宝宝的移植

胚胎移植是体外受精－胚胎移植中最后也是最重要的步骤。胚胎移植的目的是把胚胎安全地运送入宫腔，尽管步骤简单，但其技巧欲达到精益求精也并非易事。移植过程中动作尽量轻柔，避免引起子宫收缩和内膜损伤。移植前有专职人员仔细核对病人的姓名，移植时由胚胎学家采用特殊的移植管，与临床医生一起将胚胎轻轻地放置在子宫内合适的位置上。

移植的胚胎可以是卵裂期的胚胎，也可以是囊胚，一般一次最多移植两个胚胎。近年来，随着胚胎体外培养体系逐渐优化，移植胚胎的临床妊娠率也大幅提高，多胎妊娠日益增多。为了降低多胎妊娠，保证妊娠过程中母子安全，越来越多的临床医生建议病人进行单囊胚移植。人们已经将目光从盲目追求试管婴儿的成功率转移到减少各种并发症、降低母婴死亡率上。为生育一个健康的宝宝，单胚胎移植已经成为必然的趋势。

胚胎的冬眠

如果领你去参观一个生殖中心，你一定会被实验室里大大小小的液氮罐所吸引。别看液氮温度那么低，冬眠的胚胎宝宝可是睡在这里的。为什么要将胚胎冷冻起来呢？原来，在做试管婴儿的过程中，因为促排卵的缘故，一对夫妻可能会得到多个高质量的胚胎，但是妈妈的子宫一次只能接纳 1 ～ 2 个胚胎宝宝，剩余的胚胎必须用低温冷冻技术保存起来。当这对夫妻想要再次怀孕的时候，医生就可以通过解冻胚胎移植，来满足他们的需要了。

胚胎宝宝会被冻坏吗？

液氮的温度能达到零下 196℃，这么低的温度，胚胎宝宝不会被冻坏吗？胚胎学家告诉我们说，胚胎主要是由细胞构成的，细胞质内富含水分和各种细胞器。如果把胚胎直接冷冻起来，当温度降到冰点以下时，细胞内的水就会冻结成冰晶。冰晶非常美丽，但却是死亡之花。它有着刀锋一样锐利的花瓣，足以刺破细胞膜和细胞质里的所有细胞器，最终导致胚胎死亡。所以，胚胎在冷冻的时候，最害怕的就是细胞内形成冰晶了，哪怕是一点点的水形成的一个小小的冰晶，对胚胎来说都可能是致命的。

怎样才能让胚胎宝宝毫发无损地在冰冷的液氮罐里睡大觉呢？

为了防止冰晶的形成，科学家找到了两种冷冻保护剂来保护和包装胚胎。一种是可以进入细胞内部的渗透性冷冻保护剂，可以置换出细胞质内的水分；还有一种是不能进入细胞的非渗透性冷冻保护剂，它们的作用是在细胞外面保护细胞膜，同时还可以与渗透性保护剂协同作用，使细胞内的水进一步被置换出来。经过冷冻保护剂处理过的胚胎，细胞内的水是被冷冻保护剂置换过的，冷冻保护剂可以让胚胎安然无恙地长期存放在液氮里。液氮里冬眠的胚胎宝宝停止了全部的新陈代谢，他们根本不害怕寒冷，相反，低温对他们却是一种保护。

在实施试管婴儿技术的近 30 年里，尽管科学家找到了冷冻保护剂来保护胚胎，可是解冻后，仍然有将近 30% 的胚胎宝宝不能苏醒过来，这是因为这些胚胎的细胞里仍然存在一定体积的水没有被冷冻保护剂置换完全，形成的细小冰晶导致了胚胎的最终死亡。如何最大限度地减少细胞内的冰晶形成呢？科学家又做了大量的研究和实验。他们注意到，树蛙冬眠的时候，身体里充满了类似融化的玻璃一样的高浓度的葡萄糖，正是这种玻璃态的葡萄糖保护了树蛙的身体免受冰晶的损伤。受此启发，科学家发现，将冷冻胚胎的速度提高到每分钟降低 2000℃ 左右的时候，高浓度的冷冻保护剂会由液态转变为黏度很高的玻璃态，这样就能更好地避免细胞内形成冰晶，胚胎就能经受住低温的考验了。

基于玻璃化冷冻保护的原理，人们现在已经普遍使用玻璃化方法对胚胎进行低温冷冻保存了，这种冷冻方法特别强调胚胎的降温速度，所以操作起来速度非常快，因此这种冷冻方法也被称为快速冷冻法。当需要进行胚胎复苏的时候，使用低渗透压的解冻保护剂，缓慢地将细胞内的冷保护剂用水置换出来，使胚胎的内部逐步恢复成原来的样子，胚胎就可以慢慢苏醒过来了。利用玻璃化法冷冻的胚胎，复苏率高达 90% 以上。

冬眠的胚胎宝宝可以常年待在冰冷的世界里而不受损伤，解冻胚胎移植也不会增加出生宝宝的畸形率。在我国，冷冻保存时间长达 15 年的胚胎宝宝已经成功诞生了。我们坚信，随着胚胎冷冻保存技术越来越完善，低温冷冻保存技术对胚胎宝宝的影响势必越来越少。

试管婴儿技术安全吗？

小丽，37 岁，看着周围的同事和朋友们都进入了妈妈的行列，她有点着急了。到医院检查，诊断为输卵管不通，医生建议她做试管婴儿。小丽想了解试管婴儿技术是否安全？

随着试管婴儿之父—英国科学家罗伯特·爱德华兹获得 2011 年诺贝尔生理学与医学奖，全球已约有 500 万试管婴儿出生。在对试管婴儿倍感兴趣的同时，人们更加关心的是试管婴儿技术的安全性如何，是否对孩子的智力、情商产生影响。下面就聊聊试管婴儿技术使用过程中的一些安全问题。

试管婴儿技术对女性有伤害吗？

在应用试管婴儿技术过程中需要使用促排卵技术，常常会刺激多个卵泡发育。如果发育的卵泡数目过多，如超过 20 个，就可能造成卵巢过度刺激综合征，即出现腹胀、腹水、尿少等症状和体征。卵巢过度刺激综合征是能自愈的疾病，多数女性不需要特殊治疗，只有极个别病人需要住院治疗，预后良好。近年来，随着临床方案的优化和促排卵药物使用剂量的减少，OHSS 在逐年减少。试管婴儿技术的另一个并发症就是多胎妊娠。多胎妊娠除了在孕期加重孕妇的身体负担外，还容易造成早产、流产以及各种产科并发症，给女性的身心带来创伤。但随着单胚胎移植的日渐实施，多胎妊娠明显减少。

与自然怀孕出生的宝宝相比，试管婴儿宝宝的出生缺陷会增加吗？

出生缺陷是准爸爸、准妈妈最关心的问题。2005 年美国科学家做了一项研究，比较了 1500 名采用试管婴儿技术出生的婴儿、340 名采用人工授精技术出生的婴儿和 8400 名自然受孕婴儿的出生缺陷发生率，发现三者的缺陷率分别为 6.2%、5.0% 和 4.4%。试管婴儿出生缺陷率略高的原因，是采用试管婴儿助孕的女性普遍存在着年龄偏大、原发疾病多等不利因素，这都会影响胚胎、胎儿发育，相应地增加了婴儿遗传缺陷。除了上述研究以外，目前关于试管婴儿的出生缺陷率报道不一，对于试管婴儿是否会增加出生缺陷也存在很大争议。第二代试管婴儿技术（即卵胞浆内单精子注射技术）是将精子注射入卵子，许多人担心容易损伤卵子，引起孩子发育异常，但大多数研究未发现该技术导致出生缺陷增加。该技术应用的早期仅有个别文献报道，应用第二代试管婴儿技术出生的男婴睾丸不降比率略有增加，但是该病通过小手术就能解决。近年来人们逐渐认识到体外培养对胚胎的基因后成修饰的影响，一些罕见的印记基因疾病如伯－韦综合征、安琪儿综合征与试管婴儿技术相关，但是这些印记基因疾病总的发生率小于1/12 000，概率非常低。

在某些方面，试管婴儿甚至会减少遗传病的发生，比如通过采用第三代试管婴儿技术——胚胎种植前遗传学诊断或筛查，可以避免多种遗传性疾病，譬如地中海贫血等的发生，这是自然受孕无法做到的。

与自然怀孕的宝宝相比，试管婴儿宝宝聪明吗？情商有问题吗？

这也是准爸爸、准妈妈们非常关心的问题。较早时候科学家们曾发现，试管婴儿技术的幼儿性染色非整倍体率和结构异常率有轻微增高，智力发育略低于自然受孕的宝宝。但是近年来英国牛津大学的科学家则发现，3岁的试管婴儿宝宝的认知能力高于自然受孕的宝宝。近期越来越多的研究发现，5岁、8岁、10岁等年龄段的试管婴儿技术出生的孩子在情商、智商以及运动能力等方面与自然受孕出生的孩子相比，不但没有差距，甚至略微胜出一筹。美国科学家观察了423名试管婴儿技术出生的8～17岁的学生，与372名自然妊娠的学生相比，发现8岁的试管婴儿们的心智、身体机能高于自然受孕的孩子，10岁的试管婴儿们比自然受孕的孩子平衡能力更好。进一步研究则发现，表现优异的试管婴儿的父母至少有大专以上学历。因此认为，家长教育水平比受精方式对后代的认知能力影响更大。

父母亲的不孕情况会遗传给下一代吗？

患少弱精症、多囊卵巢综合征等有遗传倾向疾病的夫妇，可能担心会把疾病遗传给下一代。其实大可不必过分担忧下一代的生育问题。目前的试管婴儿技术已经可以让大多数夫妇圆一个做父母的梦，相信将来随着科学研究的不断发展，会帮助越来越多的人实现这一愿望。

虽然现代医学无法保证每一个试管宝宝百分之百没有问题（其实，自然生育同样无法保证新生儿百分之百健康），但可以肯定地说，绝大多数试管宝宝都是正常、健康的。对于那些无法自然怀孕的夫妇们来说，试管婴儿技术无疑是他们最大的福音。在利远远大于弊的前提下，您为什么不勇于尝试，努力去争取拥有可爱宝宝的幸福生活呢？

试管婴儿有并发症吗？

试管婴儿发展至今，技术已经成熟稳定，获得大家的认可。但在试管婴儿助孕过程中，受到许多因素的影响，还是会出现一些并发症的。那么，做试管婴儿可能会出现哪些并发症，准妈妈们该如何应对呢？

卵巢过度刺激综合征（OHSS）

在取卵后 3 ～ 7 天开始，个别病人可能出现卵巢过度刺激综合征，多见于多囊卵巢综合征或年轻、体型偏瘦等对促排卵药物敏感的病人。临床上表现为腹胀、腹水（甚至胸水）、恶心、呕吐、胸闷、气促、少尿等症状。B 超检查可见双侧卵巢增大、盆腔积液等。如果已妊娠，该症状可能持续两个月左右。

OHSS 是行试管婴儿助孕过程中最常见的并发症。轻度的 OHSS 无须特殊处理，休息即可；中、重度 OHSS 病人则需留院观察及处理。建议 OHSS 的病人少食多餐，高蛋白饮食（食鸡、鸭、鱼、猪肉、虾等），多饮水，每天维持正常尿量；避免过度劳累及剧烈运动，避免腹部受压及碰撞。绝大多数病人经过积极的临床处理和心理调整，均可痊愈。

多胎妊娠

试管婴儿的多胎发生率比自然妊娠明显增高。多胎妊娠易发生流产、早产、妊娠期高血压疾病、胎膜早破、产后出血等并发症。早产儿生命力弱，难以存活，容易出现新生儿颅内出血、脑瘫、新生儿呼吸窘迫综合征等，给家庭和社会带来沉重的经济负担。因此，多胎妊娠对母婴均不利。3 胎或 3 胎以上妊娠必须在胚胎移植后 1 个月左右接受减胎手术。而对于双胎妊娠，也建议减胎。

宫外孕

虽然试管婴儿技术是将胚胎移植到女性子宫内，但胚胎仍需要经过一段时间才能成功着床。在此期间，胚胎有可能游走到子宫外如输卵管等，并在那里着床、发育，形成宫外孕。宫外孕的确切原因仍未十分清楚，高危因素为盆腔输卵管病变，当然并非所有此类情况一定会发生宫外孕。大家需要了解的是，试管婴儿不能排除宫外孕，胚胎移植后 4 周左右行超声检查是非常必要的。宫外孕有时难以早期诊断，个别病例在出现严重腹痛、宫外孕破裂后才能得以明确诊断。一旦发生阴道出血和腹痛等不适，请尽快到附近医院就诊或回院复查。

卵巢扭转

卵巢扭转是一种少见但严重的并发症。促排卵过程中多个卵泡同时发育，卵巢体积明显增大，输卵管与输卵管系膜延长，卵巢活动度增加，易诱发卵巢扭转。卵巢扭转的表现可为突发、阵发性患侧隐痛或剧痛，逐渐加重，伴恶心、呕吐，一般无晕厥，可有低热。因为 OHSS 病人本身就有下腹胀痛以及恶心呕吐等表现，所以卵巢扭转的症状及体检表现都不典型，但应警惕卵巢扭转的可能。因此，在试管婴儿助孕过程中，应避免剧烈活动，减少卵巢扭转的风险。

取卵手术并发症

取卵过程中有时会有阴道出血、取卵后出血、盆腔脏器损伤（特别有盆腔粘连病史）、膀胱损伤、感染等风险，故取卵术后应静卧，保持外阴清洁，如有腹部剧痛、大量阴道流血、血尿、排尿困难等症状，应及时到医院就诊。

流产

试管婴儿与自然怀孕一样，都有流产的风险。如果在移植 1 个月后多次 B 超检查发现空孕囊，未见胎心搏动，甚至数周后发现胚胎停止发育，应及时进行清宫处理。如出现阴道流血多于月经量，请及时就医。流产后胚胎可以查一下胚胎绒毛膜染色体，检查胎儿是否正常，为后续治疗提供依据。

试管婴儿最严重并发症——卵巢过度刺激综合征（OHSS）

总的来讲，辅助生殖技术是安全的，但也会有"意外"的事情发生，比如卵巢过度刺激综合征（OHSS）。OHSS 是促排卵过程中较常见的并发症，严重者可引起血液浓缩、胸腹水、肝肾功能损坏、血栓形成、成人呼吸窘迫综合征，甚至死亡。

什么是 OHSS？

OHSS 为试管婴儿的主要并发症之一，是促排卵药物对卵巢过度刺激所致，以双侧卵巢多个卵泡发育、卵巢增大、毛细血管通透性异常、异常体液和蛋白外渗进入人体第三间隙为特征的一系列临床症候群。OHSS 的主要临床表现为卵巢囊性增大，毛细血管通透性增加，体液积聚于组织间隙，引起腹腔积液、胸腔积液，伴局部或全身水肿。

OHSS 的临床表现及分度

根据临床表现及实验室检查，将 OHSS 分为 4 度。我们可以参考其中的临床表现，初步判断一下是否发生 OHSS。

1. 轻度

Ⅰ级：卵巢增大，但直径＞5cm，可伴有轻度腹胀不适。

Ⅱ级：在Ⅰ级基础上出现消化道症状，如恶心、呕吐或腹泻等。

2. 中度

Ⅲ级：在轻度基础上，B超证实有腹水，卵巢进一步增大，超过10cm，可伴有腹胀、腹痛等。

3. 重度

Ⅳ级：在中度的基础上出现胸水、腹水，呼吸困难，卵巢增大 ≥ 12cm，重度低蛋白血症，肝功能异常，少尿，红细胞比容＞45%，或较基础值增加30%以上，白细胞数＞12×10^9/L，肌酐 $1.0 \sim 1.5$mg/dl，肌酐清除率＞50ml/min。

4. 极重度

Ⅴ级：在重度基础上，出现张力性胸水、腹水，血容量不足，血液浓缩，高凝状态，肾动脉灌注不足及肾功能损害，少尿或无尿，电解质紊乱，血栓形成等，个别病人可出现成人呼吸窘迫综合征。

OHSS 的治疗

1. 轻度 OHSS

一般不需特殊处理，鼓励多进水，大多数可在1周内恢复，但应在门诊监护并进行相应处理。症状加剧者，应继续观察 $4 \sim 6$ 天。

2. 中度 OHSS

以卧床休息和补液为主，监测腹围、尿量及体重，部分病人可住院观察。如病情加重应住院治疗，如超过1周仍无缓解，表明可能是滋养细胞产生的 hCG 持续刺激黄体所致。

3. 重度和极重度 OHSS

应立即入院治疗，纠正低血容量和电解质、酸碱平衡紊乱是治疗OHSS 的关键，治疗目的在于保持足够血容量，纠正血液浓缩，维持正常尿量，最大程度改善症状，避免严重并发症，如休克、血栓栓塞、水电解质平衡紊乱、肝肾功能异常等的发生。严密监护各项生命体征变化的同时，还需要注意以下几点：休息，消除焦虑心情，高蛋白饮食，正常饮水，及时补充生理盐水、葡萄糖，以增加尿量；扩容，首选人体白蛋白静脉滴注，有助于保持血浆胶体渗透压和有效血容量，降低游离雌激素和一些有害因子；预防血栓形成，鼓励翻身，活动四肢，按摩双腿，服用肠溶阿司匹林片，必要时使用低分子肝素；严重的腹腔积液可行腹腔引流。OHSS 出现卵巢破裂、内出血严重时，应手术治疗；出现卵巢扭转时，通过抬高臀部、改变体位，多可自行缓解，必要时手术治疗。

为避免 OHSS 的发生，最关键的措施是减少促排卵药物的剂量，使适量的卵泡发育。当取卵量在 15 以上，不建议行胚胎移植术，因为妊娠会加剧 OHSS 的症状。总之，随着促排卵技术的提高，绝大多数中心都会选择合适的促排卵方案，既提高获卵率，又避免 OHSS 的发生。

试管婴儿最常见并发症——多胎妊娠

中国人的传统观念认为多子多福，多胎妊娠似乎是"额外收获"。但是多胎妊娠并发症与围产儿死亡率均高于单胎妊娠，如双胎新生儿严重残疾的危险升高 2 倍，3 胎则升高 3 倍，故多胎妊娠属于高危妊娠，准妈妈们应倍加重视。

什么是多胎妊娠？

多胎妊娠，是指一次妊娠宫腔内同时有两个或者两个以上的胎儿，但是不包括输卵管多胎妊娠或子宫输卵管复合妊娠。正常情况下，人类的多胎妊娠中以双胎最多见，3 胎少见，4 胎及 4 胎以上罕见。

多胎妊娠的常见并发症有哪些？

1. 流产

双胎妊娠的自然流产率是单胎妊娠的 2～3 倍。胎儿个数越多，流产危险性越大。这与胚胎畸形、胎盘发育异常、胎盘血液循环障碍及宫腔容积相对狭窄有关。

2. 胎儿畸形

双胎妊娠胎儿畸形率比单胎高 2 倍，单卵双胎畸形儿数又是双卵双胎的 2 倍。畸形率增高的原因尚不清楚，宫内压迫可致畸形足、先天性髋关节脱位等胎儿局部畸形，但与胎盘类型无关，亦无染色体异常增多的依据。

3. 胎儿宫内生长迟缓

30 孕周以前，双胎胎儿的生长速度与单胎相似，此后即减慢。宫内生长迟缓的发生率为 12%～34%，其程度随孕周的增长而加重，单卵双胎比双卵双胎更显著。

4. 贫血

由于血容量增加，铁的需要量大而摄入不足或吸收不良，妊娠后半期多伴有缺铁性贫血。孕期叶酸需要量增加而尿中排出量增多，若因食物中含量不足或胃肠吸收障碍而缺乏，易致巨幼红细胞性贫血。

5. 妊娠期高血压疾病

妊娠期高血压疾病的发生率为单胎妊娠的 3 倍，症状出现早且重症居多，往往不易控制，子痫发病率亦高。

6. 羊水过多

5% ～ 10% 双胎妊娠发生羊水过多，发生率为单胎妊娠的 10 倍，尤其多见于单卵双胎，且常发生在其中的一个胎儿。

7. 前置胎盘

由于胎盘面积大，易扩展至子宫下段而覆盖子宫颈内口，形成前置胎盘，发生率比单胎高 1 倍。

8. 早产

由于子宫过度伸展，尤其胎儿个数多、并发羊水过多时，宫内压力过高，早产发生率高。多数早产为自然发生，或因胎膜早破后发生。据统计，双胎妊娠的平均妊娠期仅 37 周。

多胎妊娠的特殊并发症有哪些?

1. 双胎输血综合征

主要是单绒毛膜单卵双胎妊娠的严重并发症。由于两个胎儿的血液循环经胎盘吻合血管沟通，发生血液转输，从而血流不均衡引起。

2. 双胎之一宫内死亡

多胎妊娠时，不但流产、早产比单胎多，发生胎儿宫内死亡亦多。有时双胎之一死于宫内，另一胎儿却继续生长发育。

多胎妊娠如何处理?

随着医疗技术水平的不断提高及对多胎妊娠认识的进一步深化，多胎妊娠的处理日趋完善，母儿的发病率和围生儿死亡率有所下降。

处理原则主要有：

（1）避免或减少促排卵药物应用，降低多胎妊娠发生率。

（2）尽早确诊多胎妊娠，必要时行减胎术，杜绝 3 胎以上高序多胎妊娠。

（3）确定双胎类型，如对单绒毛膜双羊膜双胎严密监测，一旦发生双胎输血综合征及早处理。

（4）做好监护工作，减少并发症发生。

（5）了解胎儿生长发育情况。

（6）避免或者减少早产的发生。

（7）根据孕妇一般情况、胎儿大小及胎方位，选择最佳的分娩方式。

（8）密切监护、积极处理早产儿、低体重儿。

做试管婴儿会杜绝宫外孕吗？

当人们听到"宫外孕"三个字时，估计都会惊得一身冷汗吧。宫外孕是备孕女性最不想听到的词语，也是发生腹腔内大出血而死亡的急性病症之一。那么做试管婴儿会出现宫外孕吗？有些人认为做试管婴儿可以避免宫外孕的发生，其实这是错误的想法。

为什么会发生宫外孕？

输卵管通而不畅会引起不孕，也能引发宫外孕。宫外孕的发生往往是因为女性输卵管不够通畅，例如输卵管粘连等各种输卵管疾病引起。精子体积小，可以通过输卵管最狭窄的部位，到达输卵管壶腹部授精；而胚胎体积大，无法经过输卵管狭窄的部位进入宫腔，只好在输卵管或其他部位种植，形成宫外孕。多次流产史、子宫内膜异位症病人也容易发生宫外孕。女性一旦发生宫外孕，如果没有采取正确的治疗措施，很容易再次引发宫外孕。

试管婴儿技术会出现宫外孕吗？

宫外孕的发生和输卵管的通畅程度有关系。于是那些疑有输卵管疾病的人纷纷把"矛头"瞄准了试管婴儿助孕技术，希望可以通过试管婴儿技术帮自己摆脱这样的厄运。那么，试管婴儿助孕技术真的可以做到吗？试管婴儿技术的确是把精子和卵子取出体外，在人为创造的模拟人体环境下进行精卵结合，形成受精卵，再将健康的胚胎移植到女性子宫腔着床、妊娠，继而生长发育直至分娩的一个过程。从这个大致的流程来看，试管婴儿的治疗周期中没有输卵管的参与。所以说，对于那些输卵管有问题的女性来说，试管婴儿发生宫外孕的可能性就变小了。

但是也不尽然，试管婴儿还是有可能发生宫外孕的。这是由于胚胎移植入宫腔后是处于游离状态的，胚胎也需要寻找适于它种植的部位着床。如果宫腔内膜不适于它着床，它就游走到适于着床部位，如输卵管，这就是为什么胚胎移植部位是宫腔，而最后发生了宫外孕。

怎样避免宫外孕的发生？

科学家们研究发现，胚胎多半是在移植部位着床发育的。对于既往有宫外孕病史的女性，临床大夫可以在移植时将胚胎放置在宫腔的中下部，这样胚胎游走到输卵管的概率就降低了，可在一定程度上预防宫外孕的发生。

总之，试管婴儿依然有发生宫外孕的可能。因此，行试管婴儿助孕的女性不能放松警惕，一定要按时行超声检查，明确是否是宫内妊娠，以免宫外孕漏诊而造成严重的不良后果。

不孕不育病人治疗中能有性生活吗？

除外绝对不孕如双侧输卵管不通，对于大多数不孕症夫妇来说，只是怀孕能力或概率降低，而不是绝对的不能怀孕了。因此，放弃自然妊娠的机会是不对的。

其实，在不孕症治疗中，监测排卵、指导同房等究其实质是在寻找排卵时间，等待自然妊娠。至于做人工授精、试管婴儿助孕的女性，也不能放弃自然妊娠的机会。有些打算试管婴儿、人工授精助孕的女性，在治疗前发现怀孕，这时他们都激动得不敢相信。所以说，不能放弃任何怀孕机会，要勇于尝试。

非常有意思的是，性生活对 IVF 受孕有帮助。在试管婴儿助孕的过程中，估计许多夫妻在胚胎移植期间忌性生活，这是因为他们害怕性高潮时子宫收缩或者阴茎与宫颈接触造成的压力会导致胚胎丢失。然而，科学研究提示，在胚胎种植期间进行性生活，使女性的生殖道暴露于男性的精液／精浆，能实现最高的生育效率。在一项研究中，将 113 位行胚胎移植妇女随机分为行阴道夫精（未处理的精液）人工授精组和未授精组，发现人工授精组的妊娠率增长了 2 倍。有趣的是，这种妊娠率提高的现象甚至会出现在输卵管因素不孕组，完全排除了人工授精所致怀孕的可能。可见，胚胎移植期间的禁欲政策不仅没有必要，而且有潜在的不良影响。

然而，需要注意的是，如果超促排卵后卵巢增大，内含大量易碎黄体，容易在性生活过程中破裂，进而引起疼痛或严重的腹腔内出血。所以，在促排卵、取卵前后，进行性生活是不安全的。除此之外，其他时间如冻融胚胎移植期间进行性生活，还是很安全的。

总之，对于拟行不孕不育治疗的夫妇来说，绝不要放弃怀孕的任何机会。除此之外，要知道性生活对试管婴儿助孕也是有利的。

中医调身，孕育路上的好帮手

中医治疗不孕症

中医治疗不孕症有数千年的历史，已形成比较完善的中医理论体系，但并不是所有的不孕症中医疗效都好，病因不同效果也有所差别。临床上导致不孕的原因很多，分为女性因素不孕症和男性因素不孕症。女性不孕症主要以排卵障碍、输卵管因素、子宫因素、免疫因素为主；男性不孕症主要是因为生精异常及排精障碍。

女性因素不孕症

中医在治疗排卵障碍性不孕症，如多囊卵巢综合征，卵巢储备功能下降，压力、减重、过度锻炼、神经性厌食症等导致的下丘脑性闭经，功能性的高泌乳素血症等方面疗效突出。由这些原因导致的不孕症，中医治疗效果很好。中药可以调整脑（心）－肾－天癸－冲任－胞宫轴，使病人恢复规律的月经，改善卵巢储备功能，提高卵子质量，促进卵子的排出。如果是垂体肿瘤等器质性病变引起的排卵障碍性不孕，中医治疗效果不好，应该积极采用外科手术治疗。

1. 输卵管因素不孕症

此类不孕主要是感染、子宫内膜异位症、结核等原因导致输卵管阻塞或功能障碍，精、卵运输通道受阻，此时运用活血化瘀通络的中药口服、灌肠、外敷综合治疗有一定疗效，但还是建议首选辅助生殖技术，必要时外科手术治疗。

2. 子宫因素不孕症

补肾化瘀中药在改善子宫内膜容受性、子宫内膜薄方面疗效显著，配合针灸效果更好。但对因子宫畸形（如子宫纵隔、双子宫、单角子宫等），子宫肌瘤（黏膜下肌瘤、较大的肌壁间肌瘤）导致的不孕效果不好，而对于子宫内膜息肉、子宫腺肌症所致的不孕症，中医也只是作为辅助治疗。

3. 免疫因素不孕症

此类不孕症包括抗精子抗体、抗子宫内膜抗体、抗卵子抗体等各类免疫性不孕，中医通过辨证论治治疗，有一定的优势，必要时可以选择辅助生殖技术。

4. 不明原因性不孕症

目前现代医学还无法识别原因的不孕，归为不明原因的不孕。对于这类不孕症，中医治疗有一定疗效。

男性因素不孕症

在男性不孕方面，中医对功能性及内分泌因素所致的不孕症，如少精弱精症、畸形精子症、死精症、无精症等精液异常和阳痿、早泄等功能性疾病治疗效果较好，但是对于输精管梗阻导致的不孕，建议外科手术治疗，中医治疗效果不佳。

总之，中医学认为"种子必先调经，经调自易成孕"，即规律的月经是妊娠的前提，在月经规律的基础上培育出一枚优质的成熟卵子并促进卵子的排出，同时为精卵结合及受精卵着床提供一个最适宜的机体内环境。中医讲究辨证论治，即根据每个人的不同证候采用不同的方药治疗，充分发挥因人、因时、因地的个体化治疗，并采用中药口服、灌肠、外敷、针灸、推拿等多种形式治疗不孕症，临床效果确切。

导致不孕症的原因多种多样，尽管中医治疗不孕症有其不可取代的优势，但也不是万能的。对于不孕症病人来说，中医结合西医现代诊疗技术，早期明确不孕症的病因，选择最佳的治疗方法尤为重要。

针灸治疗不孕症有哪些优势？

针灸疗法作为祖国医学宝库中的一颗璀璨明珠，治疗疾病历史悠久，疗效确切，并具有调和阴阳、疏通经络、扶正祛邪的作用，在治疗不孕症方面更是有着不可取代的优势。

针灸疗法在不孕症治疗中的作用

（1）针灸可以调节子宫内膜的容受性，为受精卵的着床提供良好的条件。

（2）针灸可以缓解病人焦虑、抑郁等不良情绪，降低交感神经兴奋性，提高卵泡的质量。

（3）针灸可以提高排卵率。

（4）电针治疗能有效减轻病人取卵术时和术后的疼痛。

针灸疗法在辅助生殖技术中的作用

（1）在月经的第 2 ～第 3 天，此时针灸可以活血通经、去瘀生新，形成一个全新的子宫环境，同时改善卵巢供血，促进窦卵泡的形成。

（2）在月经的第 9 天左右，即 IVF 周期中的 hCG 注射日，此时针灸的目的是模仿 LH 峰出现，促进卵子的最后成熟和黄体形成，并可减少 hCG 的用量，从而减轻促排卵药物的不良反应。

（3）在月经的第 13 ～第 15 天，即取卵手术后、胚胎移植前，此时针灸有可能减轻手术的刺激，缓解病人的紧张和压力，调整子宫内环境，改善内膜血供，促进内膜由增生期向分泌期的转换，为胚胎移植创造条件。

（4）在胚胎移植当日手术前后，此时针灸可降低病人的压力，改善子宫的容受性，控制子宫的收缩运动。

（5）在黄体期初期，即移植后 2 ～ 3 天，此时胚胎即将着床，针灸可能有助于维持子宫种植的窗口期，以利于胚胎着床。

选穴特点

针灸治疗不孕症时，选择穴位重在益肾助阳、理气健脾，常用的穴位包括关元、中极、子宫、三阴交、足三里、太冲、肾俞、次髎等，多用任脉、肾经、脾经腧穴，以远近配穴为主，重视腹部募穴等特定穴的使用。根据不同的病症选择不同的时机进行治疗，每日或隔日一次，经期停止治疗，3 个月为 1 个疗程。

治疗方法的种类

针刺疗法包括体针、腹针、火针、温针、穴位埋线、耳针、电针、激光针刺等。不同的针刺方法适应不同的病症，根据临床症状灵活选用。灸法通常用神灯或特定电磁波治疗仪代替。

针灸操作简便，价格低廉，疗效迅速，无毒副作用，针灸配合中药、西医治疗效果更好，但注意一定要到正规的医院，找有资质的针灸医师，进行中医辨证治疗。

艾灸能提高怀孕概率吗？

艾灸是以艾绒为主要材料，点燃后在体表一定部位（或穴位）进行烧灼、熏、熨，给人体以温热刺激，达到温通经络、益气活血、防治疾病的目的，是一种外治法。

艾绒是用艾叶经捣碎加工制成。《本草从新》记载艾叶的性能："艾叶苦辛，生温，熟热，纯阳之性，能回垂绝之阳，通十二经，走三阴，理气血，逐寒湿，暖子宫，止诸血，温中开郁，调经安胎，……以之灸火，能透诸经而除百病。"也就是说艾叶有温热的作用，能治疗虚证、寒证和瘀证。现代医学研究发现，艾灸能增强血管弹性，减少血管阻力，增加血灌注量，改善盆腔的血液循环状态，提高机体免疫功能，并能调整神经内分泌功能，稳定机体内环境。艾灸可以通过上述机制来治疗不孕症，提高妊娠概率，但是一般适用于虚寒体质病人，表现为怕冷、手脚发凉、腰酸、食欲差、月经有血块、舌质紫暗有瘀斑等。如果您不能判断自己适不适合艾灸，最好能找中医医师帮您判断一下。

常用艾灸方法分为艾炷灸、艾条灸、温针灸和温灸器灸法等。一般家庭常用艾条灸、温灸器灸（艾灸盒灸）。下面介绍两种艾灸的方法，可以自己试着在家中操作。

（1）艾条灸：选用药艾条或清艾条在神阙、关元、气海、中极、足三里、子宫、三阴交等穴位，距离皮肤2～3cm高度悬灸，治疗时间从月经周期第5天开始，每次选2～3个穴，灸至皮肤微微潮红为度，每次20～30分钟。每日或隔日一次，灸至月经来潮为止。

（2）艾灸盒灸：选用单孔或多孔艾灸盒在肚脐（神阙）、关元、气海等穴施灸。治疗时间从月经周期第5天开始，每次20～30分钟。每日或隔日一次，灸至月经来潮为止。

常用穴位的定位：以脐至耻骨联合处距离为5寸。①神阙：肚脐；②关元：脐中下3寸；③气海：脐中下1.5寸；④中极：脐中下4寸；⑤足三里：膝盖骨外侧下方凹陷往下约4指宽处；⑥子宫：脐中下4寸，中极旁开3寸；⑦三阴交：在小腿内侧，当足内踝尖上3寸，胫骨内侧缘后方。

艾灸神阙穴，可温通督脉、温运阳气，达到温经暖宫、调经种子的目的，还可改善局部血液循环，促进卵泡发育，使基础体温由黄体功能不足相型转为典型双相型，治疗肾阳虚宫寒不孕效果较好；艾灸关元、气海、足三里等穴配中药治疗脾肾阳虚型不孕效果较好；灸背俞穴治疗排卵障碍性不孕效果较好。

艾灸时应注意以下事项：

（1）精神专注，施灸时注意思想集中，防止烫伤。

（2）注意选择舒适的体位，便于灸法操作。

（3）注意保暖及调节室内温度，并注意通风，及时换取新鲜空气。

（5）注意施灸的时间。不宜在过饥、过饱、极度疲劳等情况下施灸。

（6）要循序渐进，初次使用灸法要注意掌握好刺激量，刺激应先小后大。

（7）艾灸一般不会对皮肤造成损伤，如果灸后出现水泡，不用紧张，首先暂停施灸，保持局部干燥，涂龙胆紫药水或京万红均可，一般不会留瘢痕，如程度较重，及时就医。

（8）防止晕灸。晕灸虽不多见，但是一旦晕灸则会出现头晕、眼花、恶心、面色苍白、心慌、出汗等，甚至发生晕倒。出现晕灸后，要立即停灸，并让病人躺下静卧休息。

（9）阴虚阳亢（五心烦热、面红耳赤）及邪热内炽的病人不宜使用灸法。

掌握了以上方法和注意事项，基本上就可以在家中试着为自己或亲人进行简单的艾灸了，但在艾灸前最好先咨询一下中医医生，以免因误治而出现不良后果。

中医助孕自我按摩方法

不孕症的原因很多，其中内分泌失调是一个重要原因。对于那些没有器质性病变的人来说，按摩穴位能调理体质，有助于怀孕。刺激穴位自己也能做得到，只需要用掌心或手指指腹按压即可，是一种很便捷的自我辅助疗法。下面介绍几种自我助孕按摩方法。

耳穴按摩

女性耳朵上存在着两个穴位，一个是子宫点，一个是卵巢点，通过按摩刺激子宫点可以调整子宫的状态，通过按摩卵巢点可以改善卵巢的功能，促进有规律地排卵。相对应的，男性耳朵上存在精宫点和睾丸点，长期按摩刺激这两个穴位可促进睾丸分泌精子，并有助于改善精子质量（图5-1）。

腹部按摩

腹部具有脏腑最多、经络最广、路途最短的优点。中医学认为"腹者有生之本，百病根于此"，采用腹部推拿具有调整脏腑、平衡阴阳的作用。腹部按摩的具体方法是：两手对搓发热后，在小腹部顺时针按揉36次，再逆时针按揉36次，至局部明显温热感为度。也可以按摩腹股沟，即用双手拇指、食指和中指的指腹，向会阴穴方向，自外向内对称按摩两侧腹股沟，按摩之力宜轻柔，以舒适为度，左右各36次。

经常按摩腹部一些穴位可以提高怀孕概率。气海穴位于肚脐正下方1.5寸处，此穴是元阳之本，能鼓舞脏腑经络气血的新陈代谢，按摩此穴可以调理月经。古书记载气海穴为男性"生气之海"，也就是说它是精力的源泉，多多按摩有助于增强男性精子活力。关元穴位于肚脐正下方3寸处。本穴为血液循环的强刺激点，又为先天气海，元阴元阳在此交会。现代研究证实，按揉和震颤关元穴，可以通过调节内分泌达到治疗生殖系统疾病的目的（图5-2）。

腰部按摩

搓腰眼：先将两手对搓发热，之后紧按腰眼，用力向下搓到尾骨部分，再搓回到两臀后曲尽处，如此重复按摩36次，以透热为度。腰眼在第4腰椎棘突下，旁开约3.5寸凹陷中。腰眼位居带脉之中。腰为肾之府，最喜暖而恶寒。用掌搓腰至局部感觉发热，可以增强肾脏功能、疏通带脉、强腰壮肾；同时按摩腰骶部可温补元阳，温暖胞宫，从而促进卵巢功能恢复，调整内分泌紊乱和基础体温异常，达到治疗女性不孕症的目的（图5-3）。

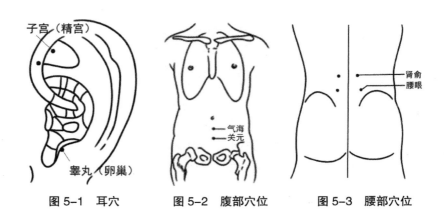

图 5-1　耳穴　　　　图 5-2　腹部穴位　　　图 5-3　腰部穴位

　　按摩肾俞：肾俞穴位于腰部，在和肚脐同一水平线的脊椎左右两边双指宽处。按摩方法是：双掌摩擦至热后，把掌心贴于肾俞穴，这样反复3～5分钟，或直接以手指按揉，至腰部出现酸胀感并且微微发热为止。肾为先天之本，精出于肾，故常按此穴可以固肾益精，改善精、卵质量。

　　经常按摩上述穴位可以生精固本、调经助孕，方法简单易行，通常于早晨睡醒或夜晚临睡前进行，按摩的力度以自己感觉舒适为度，通常在月经干净3天后进行，经期停止按摩，疗程不限。如果时间允许的话，最好到医院请专业的中医医师帮您按摩，这样还可以根据您的具体情况辨证取穴，疗效更好。在家中您可以采取上述方法自我按摩，也是有效果的。

孕育健康宝宝，重视产前"安检"

服用药物后发现怀孕，怎么办？

对于服药后才发现怀孕的女性，不要过度担忧，应先到医院找专业人员进行咨询。药物对胎儿的影响除了与药物种类有关之外，还与胎儿发育的阶段相关。先说说药物种类。美国食品药品管理局根据药物对动物和人体所造成不同程度的致畸危险，将药物分为5级，并规定在说明书中明确标识。其中A级是经过多方研究证实未发现该药物对胎儿有致畸作用，是安全的；B级是动物实验未发现致畸作用，在人类尚未证实，是较为安全的。此外还有C级、D级，二者对动物和人类均有致畸作用，孕期慎用。X级有明显的致畸作用，是孕期应用禁忌证。

再说说胚胎、胎儿的发育阶段。在怀孕的头4周内，是目前公认的"全或无"阶段，此时孕妇服药一般不会造成大家所担心的胎儿畸形或智力缺陷等，无须过度担心。在孕4周至孕3个月之间，胚胎开始快速生长，分化形成各种组织、器官，此时对外界因素的影响敏感；药物会对胚胎、胎儿产生不良影响，但影响程度的大小仍然需要结合服用药物的种类、剂量以及持续时间来综合判断，不能一概而论。

需要注意的是，即使经过专业咨询后认为药物对孩子的影响很小，准妈妈们也应该加强产前检查，确保宝宝健康。

刚停用短效避孕药就怀孕了，孩子能要吗？

首先需要了解一下短效避孕药的成分：短效的雌激素（炔雌醇）与不同特点的孕激素。短效避孕药通过抑制排卵、影响精子与卵子的运行及受精卵的着床等环节而达到避孕的目的。口服短效避孕药是一种高效、安全、可逆的避孕方法，停药后很快恢复排卵并可受孕，对胎儿不会产生不良影响。科学家们对停用复方短效口服避孕药后出生的儿童进行身长、体重、坐高及头围的测定，发现与母亲未使用避孕药的新生儿无异；对初生儿染色体及畸形率的研究，也发现与母亲未使用避孕药的新生儿相同，说明服用短效避孕药对新生儿无不良影响。

世界卫生组织计划生育服务提供者手册明确提出：大量的证据表明，复方短效避孕药不会引起胎儿缺陷。如果在服用期间妊娠或妊娠后偶然服用了短效避孕药，也不会损害胎儿的健康。

避孕药停用多久可以怀孕？

避孕药有复合制剂（雌、孕激素）和单一制剂（孕激素）两种，而复方口服避孕药又有长效和短效之分。长效口服避孕药每月只需服1片即可达到避孕的目的，免去频繁服药的麻烦和漏服导致的妊娠危险，这是长效口服避孕药的突出优点。这类药是由人工合成的孕激素和长效的雌激素（炔雌醚）配伍制成的复合制剂。服用后炔雌醚很快被吸收进入血液循环，贮存于体内脂肪中缓慢释放，通过抑制排卵方式发挥其长效避孕的作用。这就是老一辈人眼中的"避孕药"。这类避孕药雌激素成分因长时间储存在人体脂肪中，加之含量较大，不良反应也大，可引起恶心、头晕、乏力及有血栓形成等风险。服长效口服避孕药者需要停药 3～6个月后才能怀孕，给想要生育的女性带来不便。因此，目前我国已经停止生产长效口服避孕药了。

而目前使用的避孕药即复方口服避孕药是指短效避孕药，由短效的雌激素（炔雌醇）与不同特点的孕激素配伍而成，通过抑制排卵、影响精子与卵子的运行及受精卵的着床等环节而达到避孕的作用。口服复方短效避孕药是一种高效、安全、可逆的避孕方法，停药后很快恢复排卵并可受孕，并且多项科学研究证实短效避孕药不会对胎儿产生不良影响。

目前常用的复方口服避孕药有妈富隆(Marvelon)、美欣乐(Mercilon)、敏定偶(Minulet)、达英-35(Diane-35)、优思明(Yasmim)和优思悦（Yaz）等。因此，停止服用这些停药后即可妊娠，无须担忧。

拍 X 片后发现怀孕，怎么办?

很多女性在行 X 线检查后，发现自己怀孕了，因此感到纠结：X 线对孩子有没有影响? 这个孩子能要吗? 甚至有人还因此而终止了妊娠。其实在日常生活中，很多人谈到辐射色变，认为辐射会对人体造成伤害。辐射对人体的影响或伤害与剂量的大小有关，存在作用阈值。X 线对胎儿的影响与暴露的时期、辐射的剂量相关。如在怀孕的头 4 周内（即卵子与精子受精后的 2 周），胚胎还没有分化成各种组织和器官，具有多向分化潜能。着床前后（即受精后 0～2 周），此时外界对胚胎的影响是全或无阶段，即要么胚胎死亡，要么对胚胎无影响，估计此时辐射的阈值是 50～100mGy。受精后 2～8 周，对胎儿造成不良影响的阈值是 200mGy。孕 8～15 周，造成胎儿重度智力障碍的阈值是 60～310mGy。孕 16 周以后，对胎儿有不良影响的阈值是 250mGy。根据美国妇产科医师学会联合美国放射学会等部门联合发布的《妊娠和哺乳期诊断性影像学检查指南》，行 1 次腹部 X 线检查，胎儿承受的辐射剂量为 0.1～3.0mGy。由此可见，常规检查中 X 光检查的辐射剂量远远低于对胎儿产生不良影响的剂量，所以说做 1 次 X 线检查对胎儿是无害的，无须过多担忧。

当然，对计划怀孕的女性而言，为了避免由于辐射造成胎儿畸形或者自然流产，在进行高辐射量的检查、治疗时应当十分谨慎，应事先检测怀孕与否。如果已经怀孕，也无须过分担忧常规体检对胚胎的影响，应向专业人员咨询，获取相关的建议，更不要轻率地选择流产。

胎儿性别什么时候形成？

对于准妈妈、准爸爸们来说，在盼望着肚子里的宝宝健康生长的同时，一定在好奇是什么因素决定了宝宝的性别。一般来说，我们是根据新生儿的外生殖器来辨别性别的。其实，宝宝的性别在卵子和精子结合的一刹那就注定了。那性别是怎样形成的呢？

众所周知，卵子和精子仅拥有一半的染色体。卵子与精子的结合，即受精，重新组合成 1 个拥有 23 对染色体的新个体。那生男生女是谁决定的呢？是性染色体，即 X、Y 决定了宝宝性别的发育。卵子仅能提供 X 染色体，而精子既可能携带 X 染色体，也可能携带 Y 染色体，它才是决定宝宝性别的关键因素。因此，宝宝的性别就是由钻进卵子的那个幸运的精子决定的。如果这个幸运的小家伙带有 X 染色体，宝宝就是个女孩；如果带有 Y 染色体，宝宝就是个男孩。

其实，性别的差异不仅仅是我们看到的外生殖器、性腺（卵巢或睾丸）及生殖管道（输卵管、子宫或者输精管等）。在胚胎发育的第 5～6 周首先形成原始生殖腺，此时，原始生殖腺既可以向卵巢方向，又可以向睾丸方向发育。在胚胎长到第 8 周时，如果有 Y 染色体，在 Y 染色体上的睾丸决定因子作用下，性腺就向睾丸即男性的方向发育；若没有 Y 染色体，性腺就向卵巢即女性的方向发育。

最初的生殖管道也有两对，一对为中肾管，为男性生殖管道的始基，另一对为副中肾管，为女性生殖管道的始基。如果是男宝宝，睾丸就会产生睾酮，促使胚胎的中肾管发育为附睾、输精管和精囊，同时还抑制副中肾管的发育，使生殖管道向男性分化。若为女宝宝，因无睾酮的作用，则中肾管退化，副中肾管发育，在胚胎发育的第 12 周末形成子宫、输卵管等。外生殖器的发育略迟些，同样受性腺的影响，在睾酮的作用下形成"小鸡鸡"；反之，则成为女宝宝。可见，成为女宝宝是胚胎发育的自然规律，而要成为男宝宝则需要 Y 染色体的不断努力。

男宝宝和女宝宝最早在胚胎期的第 12 周初显差别；到第 16 周时，才能通过外生殖器确定胎儿的性别。然而，若想通过无创方法了解宝宝的性别，可能还要略晚一些。约在胚胎期的第 20 周以后，才能通过超声等无创性措施初步判断宝宝的性别。在某些特殊情况下，伴随性染色体遗传的疾病如血友病等，可能需要通过性别鉴定来减少疾病的发生，可以在早期通过科学技术来实现，未必需要等到第 20 周以后。常用的技术有胚胎种植前遗传学诊断，绒毛组织、羊水的检测等，但是多数技术有创伤，可能影响准妈妈和宝宝的健康，一般不推荐使用。

生男生女，能自己决定吗?

小王，35 岁，有一个健康活泼的儿子。随着二孩政策的放开，小王想再生一个女儿，想了解有什么方法。

关于影响生男生女的因素众说纷纭，最普遍的说法是酸碱体质影响孩子的性别。在碱性环境中，含"Y"染色体的精子比较活跃，容易优先受精，形成男婴，因此有人认为多吃碱性食物可增加生男婴的概率。同样道理，有人认为用碱性溶液如苏打水冲洗阴道，通过改变阴道酸碱度也有利于生男婴。除此之外还有其他说法，如从事消耗能量较高的工作或运动的男性，肌肉及体液中积累的酸性代谢物质过多，可影响含"Y"染色体精子的活力，从而降低生男婴的概率，等等。

关于生男生女的说法很多，基本都围绕着酸性和碱性环境的变化。虽说确有科学证据表明，"Y"染色体在碱性环境下更容易存活，但其差别非常微弱，想通过这点操控孩子性别是非常困难的。更何况人体为了维持正常生理活动，有自动调节体内酸碱平衡的能力。从女性健康角度来说，正常阴道菌群会维持酸性环境，以此来抑制病原体生长，称为阴道自净作用。随意改变阴道的酸碱性，会导致女性患上阴道炎等疾病，甚至影响受孕。

随着医学研究的发展，目前人们在孕前、孕早期和孕中期通过活检胚胎上的部分细胞、取绒毛细胞或从羊膜腔穿刺抽取羊水等，经特殊技术处理后，可以识别染色体类型，以此来鉴定胎儿性别。但是这些技术仅仅适用于携带遗传疾病的人，绝大多数国家，包括中国，都严令禁止非治疗目的的性别选择。研发这些技术的目的不是为了迎合人们生男生女的意愿，而是为优生考虑。由于某些疾病，如血友病及假肥大型进行性肌营养不良等致病基因在"X"染色体上，而男性只有一条"X"染色体，因此男孩发病率高。鉴于这些疾病严重危害人们的健康，可以通过种植前遗传学诊断技术，在妊娠前选择女性胚胎移植到子宫内，以此期望获得女性婴儿而减少这些遗传性疾病的发生。

至于怀孕时，无论是含 X 的精子还是含 Y 的精子，与卵子的结合都是随机的，不受人们的意志支配，这样才能维持人类男女比例的大体平衡，这也是人类繁衍的自然选择。人的妊娠和生育是一种自然现象，符合并遵循着自然规律，因此，我们应服从自然法则的安排，无论生的是男孩还是女孩，都应该心平气和地接受。

不良生活习惯与出生缺陷

"这是一个最好的年代，也是一个最坏的年代。"狄更斯的名言成为我们这个时代的最好注脚：人们的收入提高了，生活改善了，压力却空前地变大了。为纾解压力、舒缓心情，不少人养成了抽烟、喝酒、喝大量咖啡、熬夜的习惯，殊不知这些带来了更大的风险，比如对身体健康的损伤、对即将出生的宝宝的负面影响……不良生活习惯也许会使你暂时远离压力、放松心情，但很可能让你走向更深的痛苦。抛开其他负面作用，我们仅从优生优育的角度，谈谈以下不良生活习惯与新生儿出生缺陷的关系。

吸烟

越来越多的科学数据证明，无论是父亲还是母亲吸烟，抑或父母被动吸烟，都是造成新生儿出生缺陷的重要因素。吸烟越多，新生儿出生缺陷发生率越高。父亲吸烟会直接影响精子的发育和质量。一项针对120名烟龄1年以上的成年男子的试验研究发现，畸形等劣质精子的数量与吸烟量直接相关。香烟中含有的尼古丁等有害物质，会诱发精子畸形和突变，最终导致新生儿出生缺陷的发生。

母亲吸烟或被动吸烟的危害同样巨大。孕期妇女吸烟或被动吸烟对胎儿有以下几个方面的影响：①早产儿发生率高。据对7499名孕妇的调查发现，早产儿发生率吸烟组为12.5%，不吸烟组为6.8%，两者差距巨大。②吸烟引起子宫收缩，增加流产的发生率。③新生儿出生缺陷发生率高。一项科学研究显示，婴儿先天性心脏病发生率吸烟组为0.77%，不吸烟组仅为0.47%，差别显著。究其原因，吸烟释放的尼古丁和一氧化碳影响了受精卵的发育，导致了胎儿畸形的发生。

饮酒

父母饮酒对新生儿危害巨大。饮酒的危害主要是由乙醇及其中间代谢产物乙醛引起的，并与乙醇摄入量、饮酒频次以及体内乙醇脱氢酶（分解乙醇）、乙醛脱氢酶（分解乙醛）的代谢转化能力有关。男性长期饮酒会导致慢性酒精中毒，影响性欲和精子的发育，精子畸形率高。大量资料显示，慢性酒精中毒的男子生育的胎儿，从小发育迟缓，运动、精神障碍，并且多发畸形。

孕妇长期大量饮酒，可能会导致胎儿酒精综合征。胎儿酒精综合征表现为 3 个方面的特征：产前及产后发育迟缓；出生后特殊的面部特征；中枢神经系统异常。仅表现部分特征的，称为胎儿酒精效应。胎儿酒精综合征最主要的危害是对中枢神经系统的影响。胎儿长期暴露于酒精中，会阻碍神经细胞或小脑、海马、额叶皮质等脑部结构的发育，甚至形成畸形，一般会引发一连串的初级认知及功能障碍，包括记忆力变差、注意力不足、行为冲动、理解力低下等。

在西方国家，一些夫妻总是喜欢在周末或节假日畅怀痛饮，尽情欢爱。酒后孕育的胎儿往往发育迟缓，智力低下，呈现典型的胎儿酒精效应。由于这种生育现象大量出现，屡见不鲜，人们便称这一类婴儿为"星期天婴儿"。"星期天婴儿"给患儿家庭带来了无尽的痛苦，也给社会带来了巨大的负担。

我国也不乏这样的例子。唐代"诗仙"李白平生最爱豪饮，号称"斗酒诗百篇"。他本人虽然聪明绝伦，但无人能继承他的天纵诗才。故而清人有诗言道："不怨糟糠怨杜康"，酒才是造成这一悲剧的罪魁祸首。

咖啡

咖啡以及可乐类饮料中均含有大量的咖啡因，孕妇过多摄入咖啡因（大于 150mg/ 天），可影响胎儿大脑、心脏和肝脏等重要器官的发育，有可能导致手指、脚趾畸形，同时使流产、早产、婴儿体重过轻等不良情况的发生概率增加。

熬夜

孕妇长期熬夜，可能导致生物钟紊乱和内分泌失调，影响新陈代谢和胎儿的发育。发育不良的新生儿，罹患心肺疾病的可能性将大大增加。

不良生活习惯与新生儿出生缺陷的关系密切。因此，准爸爸妈妈们应在戒断以上不良生活习惯一段时间后再考虑孕育宝宝。针对不同的不良习惯可采取不同的戒断方法，如采取药物治疗的方式戒烟。戒烟药物在各大医院、药店均有售，吸烟者可遵医嘱服用；也可采取替代的方式，如以适量喝茶代替喝咖啡。最重要的是要有坚韧的恒心和坚强的毅力，只要下定决心，这些不良嗜好一定能够戒断。衷心地祝愿天下的准爸妈们都能拥有一个健康、可爱的宝宝！

如何让宝宝远离遗传病？

遗传病是指由于遗传物质改变所引起的疾病，包括基因突变或染色体畸变。遗传病具有先天性、家族性、终身性和遗传性等特点，病人通常表现为智力低下、发育异常、死产和新生儿死亡等。遗传病不仅病种繁多，而且发病率高。资料显示，遗传病患儿病例占儿童医院总病例的20%～25%。由于遗传病难于治疗或根本无有效的治疗方法，一旦发生便困扰终生。那么怎样才能让我们的宝宝远离遗传病呢？

遗传性疾病有哪些种类？

目前已经发现的人类遗传病已达上万种，主要分为单基因病、多基因病和染色体病三大类。

1. 单基因遗传病

单基因遗传病指单个基因突变而引起的疾病。目前已知约有4000

多种单基因遗传病，发生率约为 1/200 个新生儿。单基因遗传病包括血友病、假肥大型进行性肌营养不良、地中海贫血、苯丙酮尿症、多囊肾病、家族性高胆固醇血症、溶酶体贮积症、白化病、成骨发育不全等。

2. 多基因遗传病

多基因遗传类疾病涉及多个基因，由环境因素和多个基因突变综合作用所致。多基因遗传病包括哮喘、唇裂、精神分裂症、无脑儿、高血压、先心病、癫痫、关节炎、糖尿病、肿瘤和肥胖等。

3. 染色体病

染色体病是由于染色体数目或结构异常所致的疾病，病人常表现出一系列临床综合征。染色体病包括唐氏综合征（21－ 三体综合征）、18－三体综合征、13－ 三体综合征、猫叫综合征及性染色体病如 Turner 综合征、Klinefelter 综合征等。

遗传性疾病如何预防？

1. 婚前健康检查

婚前检查是预防遗传病的重要方法之一。它不仅可筛选出不宜结婚或需治疗痊愈后才能结婚的人群，还可初步筛选出可能患有遗传病的人或致病基因携带者。我国平均每 106 对夫妻中就有一方为染色体异常携带者。这类人群虽然外表正常，婚后却容易生出畸形儿等。为了未来家庭的幸福，准备结婚的青年一定要进行规范的婚前检查。检出异常者应针对病因进一步进行婚前遗传咨询，采取必要措施避免缺陷患儿出生。如常染色体显性遗传病能致死、致残、致愚者，下代患病风险达 50%，故此类病人不宜生育。隐性遗传病杂合子间婚配是生育重型遗传病患儿的最主要来源，因为一种致病基因在亲属中的频率大大高于一般人群，近亲结婚所生的子女会增加一些遗传病的发生率，因此特别提醒青年朋友们避免近亲结婚。

2. 孕前遗传咨询

随着人类对遗传性疾病认识的不断深入，遗传咨询在公众生活中的作用越来越重要。孕前遗传咨询，即对育龄男女、遗传病病人及亲属通过详细询问病史、家系调查，了解发病者直系亲属的发病情况，必要时进行实验室检测，确认是否患有遗传病，并做出正确诊断。同时，医生帮助推算下一代发病风险，并对生育提出指导性对策或切实建议。对发病率较高的遗传病，在高发区应对致病基因携带者进行普查，例如我国两广地区地中海贫血的发病率特别高（占人群8% ～ 12%，有的省或地区更高），因此建议婚前检测男女双方是否为地中海贫血杂合子。通过孕前检查配合产前诊断，不仅可以防止患儿出生，而且可以防止不良基因在群体中播散。

有以下情况者在怀孕前或怀孕后应进行咨询：

（1）高龄（即分娩时年龄≥ 35 岁）。

（2）有遗传病家族史。

（3）原发性不孕的夫妇。

（4）近亲结婚的夫妇。

（5）夫妇一方有遗传病或是染色体异常的携带者。

（6）有生育畸形儿史。

（7）原因不明的习惯性流产、早产、死产、死胎史的夫妇。

（8）有致畸物质接触史，如接触放射线、同位素等。

（9）早孕期有病毒感染史，如感染风疹、流感等。

（10）怀孕后羊水过多或过少者。

（11）妊娠期检测结果异常者。

3. 产前筛查

预防遗传病的发生，首要是找出高危人群。确定高危人群的方法是通过遗传病筛查检测出含风险基因的个体，以利于遗传咨询和遗传病产前诊断，达到控制遗传病、预防遗传病再发生的目的。筛查中如发现唐氏综合征（21－三体综合征）、18－三体综合征、13－三体综合征等各种高风险的孕妇，建议进一步做产前诊断以确诊胎儿是否为染色体异常患儿。对成骨发育不全、神经管畸形高危者可通过产前超声系统检查，有效防止患儿出生。

4.产前诊断

对产前筛查高风险者进行产前诊断是预防遗传病患儿出生的有效手段。产前诊断是在胎儿出生前通过穿刺取得羊水、脐带血或绒毛组织，利用细胞遗传学检查、酶学分析、蛋白质分析和基因诊断等手段诊断胎儿是否存在遗传缺陷、先天畸形及遗传代谢性病等。也可采用超声扫描、胎儿镜检查对胎儿体表畸形进行产前诊断。

需要做产前诊断的情况有：

（1）夫妻一方或双方有染色体病或基因病。

（2）曾经生育过遗传病儿的夫妻。

（3）曾有不明原因的流产史、畸胎史、死胎等。

（4）有明显致畸因素接触史的孕妇，如孕早期病毒感染、接触过有毒有害物质等。

（5）高龄（即分娩时年龄≥35岁）。

（6）羊水过多或过少的孕妇。

5.孕期治疗

对一些产前确诊的病例，可以在宫内进行治疗，可在一定程度上改善胎儿症状。如对高胆红素血症患儿，在分娩前孕妇通过口服小量苯巴比妥，以减轻或预防新生儿高胆红素血症；对产前确诊的半乳糖血症患儿，孕妇通过禁食含有乳糖的食品，可减轻或避免新生儿出现半乳糖血症症状。

6. 新生儿遗传病筛查、诊断和治疗

新生儿遗传病筛查是指对所有出生的婴儿进行某项遗传病的简单检查，对高危者进行诊断，在症状出现前开始治疗，防止症状发生。新生儿遗传病筛查也为遗传病的早期治疗提供可能。目前我国主要对新生儿苯丙酮尿症、先天性甲状腺功能低下和葡萄糖－6－磷酸脱氢酶缺乏症（南方地区）进行筛查，使患儿在刚出生时得到及时诊断和特定的饮食限制治疗，避免智力低下和呆小症等的发生。

目前，随着遗传病科学研究的不断深入，通过婚前检查、孕前咨询、产前筛查、产前诊断及新生儿筛查、诊断和治疗等几个环节，就可以让宝贝远离遗传病并拥有一个美好的未来。

优生必须重视产前诊断

目前，优生优育、提高人口素质是我国一项基本国策。如何才能做到优生优育呢？孕妈咪在怀孕时规范围产保健，重视产前诊断，避免缺陷儿的出生，无疑是最为有效的一种优生方法。

什么是产前诊断？

产前诊断又称宫内诊断，是指在胎儿出生前用各种方法诊断胎儿是否患有某种遗传或先天性疾病的一种手段。对产前筛查高风险者及时行产前诊断，可预防先天缺陷儿出生；同时产前诊断也可以为遗传病高风险家庭提供充足可靠的信息，使他们在妊娠期间做出适当的选择。例如一些单基因遗传病家系，如果夫妻之一（或双方）为致病基因携带者或已生育过患儿，可对妊娠中胎儿进行产前基因诊断，基因检查确诊胎儿为患儿时，可考虑进行引产，避免患儿出生。

为什么要做产前诊断？

由于遗传、环境或母体等因素，均可使胚胎发育时出现形态、结构、功能、代谢等方面的异常，导致某一器官或系统功能异常或多发畸形。当患儿出现生理功能和代谢缺陷时，常导致先天性聋哑、智力低下等；当某一器官形态结构异常时，患儿常表现为先天畸形，如无脑儿、脊柱裂、兔唇、四肢异常等。目前，全世界每年约有 500 多万缺陷儿出生，我国约有 100 万，占出生人口的 5%。目前出生缺陷是婴儿出生后一年内死亡的首要原因，而存活下来的部分患儿，由于残疾而丧失生活、劳动能力，需要大量医疗费、社会保障费和福利费等，给家庭、社会带来严重的精神和经济负担。因此，重视产前诊断，避免缺陷儿出生，才能从根本上提高人口素质。

哪些人群需要做产前诊断？

在 2001 年我国颁布的母婴保健相关的法律法规中，要求对所有年龄大于 35 岁的初产妇进行产前诊断，而对于 35 岁以下无直接行产前诊断适应证的孕妇推荐产前筛查，对产前筛查高危的孕妇建议进行产前诊断。同时规定对存在以下情况的孕妇均进行产前诊断：①夫妻一方有染色体病或基因病，或为基因携带者；②以往曾经生育过遗传病患儿的夫妻；③曾有不明原因流产、畸胎及死胎病史的孕妇；④曾发生新生儿死亡或生育过先天畸形儿或智力障碍儿的孕妇；⑤有明显致畸因素接触史，如孕早期病毒感染、接触过有害化学物品或辐射；⑥孕期超声提示胎儿存在异常或羊水过多或过少的孕妇等。

产前诊断是现代医学科学的重大进步，目前产前诊断取材方法不断发展，由侵入性产前取材逐渐向非侵入性取材过渡。同时，产前诊断实验室技术的不断进步也极大地推动了产前诊断的发展，各种检测技术特别是分子生物学技术的发展，使得越来越多的胎儿疾病可以进行产前诊断。目前，除了染色体核型检测，一些单基因病、代谢病、宫内感染及其他胎儿疾病都可以进行产前诊断，为我国的优生优育创造了条件。

新生儿疾病筛查——人生第一步"安检"

2013年2月1日中央电视台CCTV-1频道《今日说法》栏目报道了一桩官司，是江苏省一位徐先生将当年迎接儿子呱呱坠地的乡镇卫生院告上法庭的故事。儿子今年6岁了，徐先生为什么会在几年之后才将医院告上法庭呢？因为儿子比同龄孩子发育严重滞后，不仅智力低下，1岁多时还不会站立行走，不能开口说话。父母带着儿子到上海各大医院求治，终于确诊孩子患的是苯丙酮尿症。医生告诉这位父亲，给孩子看得太晚了，儿子的智力及其他方面可能终生不能完全恢复。后来父亲才知道，如果当年儿子出生的乡镇卫生院在孩子出生后例行常规给孩子做新生儿疾病筛查，孩子的病就能及时被发现，若及时诊治，孩子的智力可能不会受到影响。

什么是新生儿疾病筛查？

新生儿疾病筛查是指对每个出生的宝宝，通过检测发现某些危害严重的先天性遗传代谢性疾病，做到早诊断、早治疗，避免宝宝智力、体力发育障碍甚至死亡。新生儿疾病筛查现已列入我国《中华人民共和国母婴保健法》，是提高人口素质的一大举措。我国大多数地区主要筛查苯丙酮尿症、甲状腺功能低下症和听力障碍等疾病，在南方地区还筛查葡萄糖-6-磷酸盐去氢酶缺乏症等。这些疾病都可引起宝宝智力低下，但如果宝宝在出生后不久能得到及时诊断和治疗，其智力和体格发育可以达到正常水平。

新生儿疾病筛查什么时间采血最佳?

标本采集应当在婴儿出生 72 小时并充分哺乳后进行,若在新生儿刚出生还未哺乳、无蛋白负荷的情况下采血,容易出现筛查呈假阴性或假阳性等错误结果。对于由于各种原因提前出院、转院的婴儿不能在 72 小时之后采血的,采血时间最迟不宜超过出生后 20 天。

新生儿疾病筛查可以检查多少种疾病?

目前我国对上述发病率较高,致死、致残、致愚后果严重,有较准确筛查方法且筛出的、有办法防治的疾病采取政府买单、免费筛查策略。随着现代医学的发展和诊疗技术的不断提高,除上述几种疾病外,一些公司和机构可以通过血液或尿液快速对新生儿进行 48 种先天代谢缺陷病筛查。一些先天性代谢性疾病尽管发病率较低,但严重危害健康,轻者影响患儿发育或引起智能低下,重者导致死亡。若在患儿临床症状尚未发生之前得以早期诊断、早期治疗,可以避免患儿重要脏器不可逆性损害所致的死亡或智能发育的落后。

筛查出新生儿患有先天性遗传代谢疾病怎么办?

患有先天性遗传代谢性疾病的患儿在出生时常没有临床症状,但由于机体缺乏某些必要的酶类或其他物质,会造成机体代谢紊乱,不仅影响孩子的体格和智力发育,还可对孩子健康造成严重损害。一旦孩子不幸得了这种病,应按照医生的嘱咐,迅速对患儿进行必要的饮食治疗或其他治疗,以防止或缓解这些疾病所造成的严重后果。

我国是出生缺陷高发国家,每年大约有 90 万新生儿有出生缺陷。近年来,我国大力促进新生儿遗传代谢性疾病的筛查,力争做到早诊断、早治疗,以防止患儿发生不可逆的损伤,大大降低了先天性疾病的致残、致死率,取得了积极的成效。

1. 苯丙酮尿症

苯丙酮尿症（PKU）是一种先天性遗传代谢疾病，为常染色体隐性遗传。由于遗传或基因突变导致病人肝脏中苯丙氨酸羟化酶缺陷，使体内苯丙氨酸不能代谢，导致苯丙氨酸及酮酸等中间代谢产物在体内大量蓄积。由于这些中间代谢产物的毒性作用引起中枢神经系统损伤，患儿常表现为智力低下、发育落后、惊厥发作等症状。大量的苯丙酮酸可从患儿尿液和汗液中排出，使患儿的尿液和汗液有一种特殊的鼠尿臭味，因而称该疾病为苯丙酮尿症。在不同种族中，苯丙酮尿症的发病率也不同，美国约为1/14 000，日本为1/60 000，我国为1/16 500。患儿出生时大多表现正常，未经治疗者数月后逐渐出现症状。患儿若能通过新生儿疾病筛查得到诊断，及时改用特殊的低苯丙氨酸配方奶粉喂养并进行饮食控制和治疗，约90%的患儿智力可接近正常。否则，患儿会出现严重的体能及智能发育障碍。

2. 先天性甲状腺功能低下症

先天性甲状腺功能低下症俗称"呆小病"，是一种先天性内分泌代谢病，发病与地方性缺碘密切相关，但非缺碘地区也有散发患儿。本病多由甲状腺发育缺陷，引起体内甲状腺激素分泌不足所致。患儿生长发育迟缓，智力落后。我国属于该病的高发地区，发病率约为1/3624。患儿在新生儿期常无明显症状，仅表现为吃奶欠佳、腹胀、便秘，可有脐疝、生理性黄疸延长等，不易引起家长注意。随着年龄增长，逐渐出现舌外伸、目光呆滞、眼距增宽等特殊面容，智力及体格发育均落后于同龄儿，最终成为矮小畸形的痴呆儿。

3. 听力障碍

听力障碍是由于耳传导通路发育异常或基因改变等导致的听力缺失，可以直接影响患儿语言和智力发育，进而使其接受教育、社会交往及就业都受到影响。我国听力语言残疾居五类残疾之首，现有听力语言残疾者约 2000 万人，并以每年 2 万～4 万新发聋儿的速度递增。新生儿出生后 6～18 个月是语言发育的重要阶段，此时听力障碍会严重影响患儿语言、认知和情感的发育，使患儿语言交流困难、智能发育障碍。语言发育的滞后还可影响儿童心理、智力和社会交往能力的发展，给家庭、社会带来沉重负担。听力障碍患儿在 6 个月前进行医学干预，佩戴助听器或植入电子耳蜗，早期开展听觉语言训练，可减轻语言学习和交流障碍，使语言功能得到正常发育，如错过儿童语言快速发育的时期，会延误康复的最佳时机。

总之，如果家族中曾有类似遗传代谢性疾病患儿，或有不明原因智力运动落后或智力倒退患儿出生的，或曾有新生儿出现不明原因惊厥、意识障碍，甚至昏迷或死亡等不良妊娠史的孕妇，再次生育时一定要进行先天性代谢疾病的筛查。

唇腭裂是如何发生的？

随着"嫣然天使基金"的设立，先天性唇腭裂引起了社会的关注。那么，什么是先天性唇腭裂？它是如何发生的呢？

什么是先天性唇腭裂？

先天性唇腭裂是口腔颌面部最常见的先天性畸形，平均每出生 700 个活婴中就有 1 个患唇腭裂。若患儿一侧或两侧嘴唇部分或完全裂开，俗称为"兔唇"，医学上叫唇裂；如果患儿上牙膛、小舌头也裂开，俗称"狼咽"，医学上叫腭裂。这两种病都是出生时即伴有的，为先天性畸形。若患儿同时患有唇裂和腭裂，即称唇腭裂。唇腭裂不仅严重影响面部美观，患儿还常因口、鼻腔相通直接影响发育，并招致上呼吸道感染，并发中耳炎。患儿常因吮奶困难而导致营养不良，给患儿及家长造成严重的心理创伤。

先天性唇腭裂是如何发生的？

先天性唇腭裂的发生并不是因为母亲怀孕时吃了兔子肉，或冲撞了"胎神"所致，主要是由于孕妇在怀孕第 4 ～ 10 周接触了某些致病因素，导致胎儿面部发育障碍，其致畸因素主要包括：

1. 遗传因素

先天性唇腭裂属多基因遗传病，约 20% 左右的患儿有遗传病家族史。若父亲患病，后代患病率为 3%；若母亲患病，则后代患病率为14%。健康夫妻生育第一胎发生唇腭裂的概率为 1/600，若第一胎为唇腭裂，第二胎发生的概率则增加为 3/100。近亲结婚者其子女发病率更高。

2. 环境因素

母亲怀孕早期（即妊娠第 4 ～第 10 周）接触致畸因素，如孕妇感冒或感染风疹病毒等；服用抗癫痫、类胆固醇、抗过敏、抗癌等药物；遭受严重精神刺激、身体损伤等；孕早期患有贫血、糖尿病、严重营养障碍等慢性疾病；孕早期呕吐、厌食、偏食等，导致维生素D、叶酸、铁、钙等缺乏；孕早期接触 X 线、微波、污染环境、吸烟、酗酒、缺氧等，都可能造成遗传基因的突变，使胎儿唇腭裂发生的概率大大增加。另外，妊娠时夫妻双方的年龄偏大，孩子患先天性唇腭裂的概率也会增加。

先天性唇腭裂如何预防？

从胚胎发育学角度讲，母亲怀孕第 4 ～第 10 周，正是上唇和上腭相连接的时候，此时一旦受到上述某种因素的干扰，就可能影响胚胎颌面部正常的生长发育，导致唇腭裂的发生。所以预防唇腭裂的关键在于怀孕早期。准备做父母的夫妇应该在有准备的情况下要孩子。怀孕前应纠正贫血、糖尿病、严重营养障碍等慢性疾病；怀孕前几个月要戒烟戒酒；停用抗癫痫、类胆固醇、抗过敏、抗癌等药物；避免接触特殊的化学药物及放射线，并在医生指导下适量补充叶酸等；孕早期应避免感冒、风疹病毒及疱疹病毒感染，避免重大精神刺激，不偏食。

提倡优生优育，禁止近亲结婚。若为唇腭裂疾病的病人，应避免与患同种遗传病者婚配。此外，为减少唇腭裂患儿，父母要早点儿要孩子。先天性唇腭裂一般男性多于女性，如果男方为唇腭裂病人，应在婚前进行检查，咨询是否遗传以及如何预防。此外，若孕妇在孕早期接触过上述致畸因素，可在怀孕第17～第18周后，通过B超检测胎儿是否患有唇腭裂。

先天性唇腭裂如何治疗？

如果孩子为先天性唇腭裂畸形，父母也不要太担心，只要悉心照顾，好好喂养，及时手术治疗，孩子也会正常发育，成为一个可爱的孩子，正如今天聪明可爱的李嫣。如果先天性唇腭裂的患儿没能及时治疗，常常出现面形、心理、语言、听力、体格、兴趣、能力等多方面的障碍。因此，及时有效的手术矫治不仅是先天性唇腭裂病人恢复正常面部形态及功能的唯一方法，也是扫清以上各方面障碍的前提。

为获得满意的手术效果，选择整复手术的时间非常重要。先天性唇腭裂总的治疗原则为越早越好，但也要看具体情况。目前一般认为，单侧唇裂患儿选择出生后3个月时手术效果最好，双侧唇裂患儿则为6个月时手术效果最佳。如果患儿唇裂伴有腭裂，则应在出生后10个月左右时进行手术治疗。总之，先天性唇腭裂患儿只有及时通过手术矫治，使其在面部外形、口腔及颌面部发育和语言等功能上得到恢复，才能使其和正常人一样拥有一个健康的生理和心理。

色盲会遗传吗？

　　小丽到堂姐家里玩，陪着堂姐的儿子天天搭积木。天天已经 1 岁 9 个月了，小家伙活泼可爱。小丽发现天天对于积木的形状、大小方面学习能力很强，但是，对于颜色却总是分辨不清楚。小丽想起自己的父亲和伯父都是红绿色盲病人，就怀疑天天也是色盲，建议堂姐尽快到医院给天天做检查。小丽自己也有要宝宝的计划，于是去医院进行了相关检查。在得知自己是色盲基因携带者后，小丽寝食难安，担心将来自己的宝宝会像天天一样。那么，色盲会遗传吗？小丽将来会有健康的孩子吗？

什么是色盲？

　　色盲的学名叫先天性色觉障碍，是指不能分辨自然光谱中的各种颜色或某种颜色。色盲分为全色盲和部分色盲。红绿色盲是最常见的部分色盲，男性发病率约为 5%，女性发病率约为 0.6%。有些人虽然能看到正常人所看到的颜色，但是对颜色的辨别能力差，称为色弱。

色盲的病因

　　色盲分为先天性色盲和后天性色盲。红绿色盲是伴性遗传中的隐性遗传，为先天性色盲。科学家研究发现，红绿色盲取决于 X 染色体上的两对基因，即红色盲基因和绿色盲基因。由于这两对基因在 X 染色体上是紧密连锁的，所以红、绿色盲往往同时出现，表现为红绿色盲。鉴于红绿色盲是隐性遗传，只有当女性两条 X 染色体均携带色盲基因，才表现为色盲。如果只有一条 X 染色体携带色盲基因，该女性表现正常。但是由于她携带致病基因，被称为携带者。而男性仅有一条 X 染色体，如果携带色盲基因就表现为色盲。因此，男性患色盲的概率远远高于女性。

　　由上述理论可见，如果正常女性与色盲男性婚配，男性的色盲基因可随 X 染色体遗传给他们的女儿（即携带者），生育的儿子为正常人。女儿再把父亲遗传来的色盲基因传给她的儿子，这种现象称为交叉遗传。如果色盲女性与正常男性婚配，儿子均为色盲，女儿为携带者。小丽的父亲是色盲病人，所以小丽是携带者。如果小丽与正常男性婚配，将来若生的是男孩，有 1/2 的概率患红绿色盲；若生的是女孩，有 1/2 的概率是携带者，1/2 的概率是正常人，均不会出现红绿色盲。可见，在父母一方携带色盲基因的情况下，生女孩也许是明智的选择。

色盲对生活的影响

红绿色盲是常见疾病。病人从小就没有正常辨色能力，不易被人察觉，往往在体检时才被发现。由于红绿色盲病人不能辨别红色和绿色，不适宜从事美术、纺织、印染、化工等对色觉要求高的工作，除此之外，对病人的正常生活无显著影响，仅仅是对五彩斑斓的大千世界感知少些而已。由于红绿色盲是非致命性病变，因此医学上不推荐对此病进行产前诊断。

地中海贫血会遗传吗？

广西的一个孕妇在怀孕 20 周时，B 超检查发现胎儿为水肿综合征，后于妊娠 30 周时胎死宫内，娩出死胎呈重度贫血貌，水肿，合并肝脾肿大及腹胸水。采集胎儿组织进行基因分析，诊断胎儿为重型地中海贫血。进一步对夫妻双方进行检测，结果显示二者为同一型地中海贫血基因携带者。外表及其他方面与正常人"无异"的一对夫妻，怎么会"生出"一个重型地中海贫血患儿呢？

什么是地中海贫血？

地中海贫血又称海洋性贫血，是基因缺失或突变所致的一种或几种珠蛋白合成障碍的一组遗传性溶血性贫血。本病以地中海沿岸国家和东南亚各国多见，我国长江以南各省均有报道，广东、广西、海南、四川、重庆等省区发病率较高，在北方较为少见。

地中海贫血分为哪些类型？

按照组成珠蛋白肽链的不同，地中海贫血分为多种类型，其中 α 型和 β 型较为常见。本病病人大多婴儿时即发病，表现为贫血、虚弱、腹内结块、发育迟滞等。重型病人由于珠蛋白肽链合成被抑制，或红细胞脆性增加、寿命缩短等，使患儿呈慢性溶血性贫血。贫血和缺氧刺激使促红细胞生成素的分泌量增加，促进骨髓造血，引起骨骼的改变。贫血使肠道对铁的吸收增加，加上在治疗过程中反复输血，使铁在组织中大量贮存，导致含铁血黄素沉着，使患儿生长发育不良，多于成年前死亡。轻型及中间型地中海贫血病人临床症状及病理生理改变较轻微，一般可活至成年并能参加劳动，若注意休息及饮食可改善症状，减少并发症。

地中海贫血是如何遗传的？

地中海贫血是一种遗传性疾病，孩子是否患病与父母双方都有关系。若父母双方都不是地中海贫血的基因携带者，他们的下一代将不会有这种基因。若父母只有一方是地中海贫血基因携带者，每次怀孕他们的子女有 50% 的机会成为地中海贫血基因携带者，但不发病。若父母二人属同一类型的地中海贫血基因携带者，每次怀孕他们的孩子成为"正常人"的概率是 25%，成为地中海贫血基因携带者的概率是 50%，成为重型地中海贫血病人的概率是 25%。地中海贫血基因携带者其外表及其他方面与正常人无异。轻型地中海贫血病人由于临床表现不典型，常常被忽略。要想知道自己是否为轻型地中海贫血病人或基因携带者，过程很简单，只需抽取少量血液样本进行检测即可。

如果父亲没有地中海贫血的致病基因，而母亲是地中海贫血基因携带者，则孩子患病的概率是50%。即使孩子遗传了这种病，临床表现也有轻有重。若母亲是轻型病人，孩子病情应该也不会太重。患有地中海贫血的母亲同其他类型的贫血病人一样，在怀孕期间贫血可能会加重，同时出现感染、妊娠期高血压、前置胎盘等的概率也会增加，而且会影响胎儿发育。所以，患有地中海贫血的孕妇在孕期更要注意检查，以早期发现问题并及时治疗。

地中海贫血如何预防？

由于地中海贫血基因携带者其外表、成长与正常人无异，故对于地中海贫血高发区人群，如我国两广地区人群应开展普查及婚前检查，做好婚前指导及遗传咨询工作，避免地中海贫血基因携带者之间联姻。若婚前检查发现夫妻为同一类型地中海贫血基因携带者，妊娠后胎儿必须接受产前检查，以证实胎儿是否为重型贫血病人。由于等化验结果出来常常需要一定的时间，因而产前检查必须于怀孕初期进行，常于妊娠12周以后通过羊水细胞和绒毛膜细胞进行基因分析，若确诊胎儿患有重型地中海贫血，应终止妊娠，避免重症患儿出生。

地中海贫血是一种以溶血性贫血为特征的遗传性疾病，目前仍没有行之有效的治疗方法。该病不仅给病人带来极大的痛苦，也给家庭带来极大的精神压力和经济负担。因而积极进行婚前、孕前、产前检查，避免地中海贫血患儿出生是目前预防本病行之有效的方法。

什么是血友病？

提起血友病就不得不提维多利亚女王——第一个以"大不列颠和爱尔兰联合王国女王和印度女皇"称呼的英国君主，也是因将血友病带入欧洲王室而闻名的君主。维多利亚的父系和母系祖先都没有血友病遗传史，推测在她身上发生了基因突变而使其成为血友病致病基因携带者。维多利亚女王一生曾育有9个子女，4个王子5个公主，不幸的是4个王子中有3个是血友病病人，虽然5个公主个个健康美丽，但都是血友病基因携带者。由于她们与欧洲王室联姻，最终导致血友病这一可怕的疾病在欧洲王室中蔓延。

何为血友病？它是如何遗传的？

正常人在受到外伤或静脉穿刺时，血液中的10多种凝血因子会启动凝血途径，使出血部位或血管破损处形成血块而止血。但血友病是一组由于先天性凝血因子的缺乏，导致病人出血后凝血功能障碍而出血不止的遗传性凝血异常性疾病。目前我国血友病发病人数约8万～10万。根据病人血液中先天缺乏凝血因子的不同，可将血友病分为甲、乙两类。甲型血友病是由于凝血因子Ⅷ缺乏所致，约占血友病的80%～85%；乙型血友病是由于凝血因子Ⅸ缺乏所致，发病率约为15%～20%。

甲型血友病，即先天性因子Ⅷ缺乏，为典型的X-连锁隐性遗传病。由于男性仅有一条X染色体，当X染色体上带有血友病基因就会发病，而女性有两条X染色体，需同时具有一对致病的等位基因，才会表现异常。因此，血友病常表现为女性为致病基因携带者，再将该基因传递给儿子而发病，因而表现为女性携带男性发病的"交叉遗传"的规律，男性病人明显较女性多。患病男性与正常女性婚配，子女中男性均正常，女性均为致病基因携带者；携带该基因的女性再与正常男性婚配，其子女中男性半数为病人，女性半数为基因携带者；患病男性与携带基因的女性婚配，所生男孩半数正常，半数为血友病病人，所生女孩半数为血友病病人，半数为基因携带者。统计显示，甲型血友病病人中约30%无遗传家族史，其发病可能因基因突变所致，正如维多利亚女王为父母家族无血友病家族史，而本人由于基因突变成为致病基因携带者，并使其子女发病且遗传至后代。

血友病有何症状?

血友病的特征是伤口出血时凝固非常缓慢;自发性的出血较少见,通常是由创伤或外科手术引发的出血不止。关节的小创伤也会引起关节内出血。因此,血友病的临床表现为关节、肌肉外伤后出血或自发出血,如果不及时治疗,将会导致极度疼痛,关节损害、畸形,终身残障,甚至危及生命。

由于病人血浆中缺乏某种凝血因子,血管破裂后,血液较正常人难以凝固,流血较多。病人体表伤口引起的出血通常并不严重,而内出血则较严重。内出血一般发生在关节、组织和肌肉内部。当发生内脏或颅内出血时,常会危及病人生命。

关节出血在血友病病人中是很常见的,最常出血的部位是膝关节、肘关节和踝关节。血液淤积于病人的关节腔,使关节活动受限,功能暂时丧失,例如膝关节出血后病人常不能正常站立行走,如关节反复出血则可导致滑膜炎和关节炎,造成关节畸形。

每个凝血因子的基因都有一串复杂的序列,即使同一种类型的血友病病人,由于致病基因不同,凝血因子活性水平也各不同,据此可将血友病病人分为重型、中型和轻型。

重度血友病病人血浆中缺乏的凝血因子的活性程度达不到正常人的3%,一个月内可数次出血,出血常为自发出血;关节出血更普遍。

中度血友病病人缺乏的凝血因子活性程度为正常人的3%～6%,出血常由小创伤,例如运动损伤导致;关节出血一般在外伤后发生。

轻度血友病病人缺乏的凝血因子活性程度为正常人的6%～25%,一般只在外科手术、拔牙或严重外伤后出血不止;关节出血较少。

血友病如何治疗?

血友病主要表现为关节、肌肉外伤后出血或自发出血，甚至会出现颅内及腹腔出血，严重危及生命。因此，积极治疗血友病对病人和社会都有重要的意义。

(1) 避免外伤和手术，如发生关节出血，应固定患肢。切忌服用影响凝血功能的药物。

(2) 替代治疗：给病人输注缺乏的凝血因子，补充相应凝血因子的不足，帮助止血。如给血友病甲病人输冷沉淀物、新鲜冰冻血浆或因子Ⅷ浓缩物；给血友病乙病人输注新鲜冰冻血浆、因子Ⅸ浓缩物等。

(3) 手术治疗：因关节严重畸形而影响正常活动的病人，可在严格替代治疗情况下行矫形手术。

(4) 局部出血：对于局部出血病人，主要以压迫止血为主。

血友病如何预防?

(1) 避免对病人进行静脉注射和肌内注射。

(2) 本病属遗传性疾病，让病人及家属了解该病的遗传规律及优生优育的道理，指导妊娠。若产前诊断确诊胎儿为血友病病人，应建议孕妇终止妊娠，以减少血友病患儿的出生率。

(3) 调情志：因精神刺激可诱发出血，应让病人保持精神愉悦，避免诱发出血。

(4) 一旦发生外伤或其他原因引起出血，要及时处置。

(5) 若需手术，必须在手术前按病人血浆Ⅷ水平及手术大小、部位，用Ⅷ因子治疗，达到替代治疗效果。

(6) 禁止使用一切抑制血小板聚集的药物。

食疗调补，吃出好"孕气"

不孕不育病人怎样选择食物?

不孕不育是一种常见疾病，其发生与日常饮食有一定关系。不孕不育病人通过合理的饮食调理，对受孕有一定的帮助。那么哪些食物可以起到助孕作用呢? 下面跟大家谈谈不孕不育病人日常食物的选择。

不孕不育病人要注意营养的全面摄取，均衡的营养素摄入是健康的基础，更是成功受孕的保障。建议食物多样、营养丰富、清淡适口，要吃适量的鱼、肉、蛋、奶，多吃新鲜蔬菜和水果，注意荤素搭配，禁烟酒和咖啡，少食辛辣刺激性食物、腌制品和熟食。

在此基础上，建议增加以下营养成分的摄入。

富含锌食物

锌不仅可以促进生长发育，提高机体免疫力，而且可以促进垂体促性腺激素和促生长激素的分泌，以维持性腺功能，提高受孕概率。尤其能促进精子的代谢，提高精子的活力。据报道男性体内雄激素水平愈高，锌的含量愈多。饮食中缺锌可导致不育。动物性食物是锌的良好来源，牡蛎中含锌最为丰富;此外，扇贝、牛肉、鸡肝、蛋类、羊肉、猪肉等含锌也较多。植物性食物中含锌量比较高的有豆类、花生、小米、萝卜、大白菜等。

富含维生素 E 的食物

维生素 E 俗称生育酚，有促进人体新陈代谢和抗衰老的作用，同时还能促进精子生成和提高活力，有增强卵巢分泌功能的作用，用于不孕不育的辅助治疗。含维生素 E 丰富的食物有植物油、小麦胚芽、坚果类和豆类等，建议以植物油作为食物脂肪的主要来源。

富含精氨酸的食物

精氨酸是精子形成的必需成分，能够提高精子质量，增强精子的活动能力，对男子生殖系统正常功能的维持有重要作用。富含精氨酸的食物有鳝鱼、海参、墨鱼、章鱼、蹄筋、豆制品、芝麻、花生、核桃等。

富含钙、镁的食物

富含钙、镁的食物有助于调节女性的代谢，维持体内的酸碱平衡，给精子创造一个适宜生存的环境；同时可以促进卵巢的功能，增加女性受孕的概率。奶类及其制品含钙丰富，吸收率也高，是钙的理想来源。其他含钙较多的食物有虾皮、海带、豆类、坚果类、芝麻酱等。含镁丰富的食物有绿叶蔬菜、大麦、黑米、荞麦、木耳、香菇、坚果等。

动物内脏

动物肝脏、肾脏、脑等食物中含有较多的胆固醇，人体摄入的胆固醇约有 10% 可转化成为肾上腺皮质激素和性激素，因此，适当食用这类食物，对增强性功能有一定作用。

具有雌激素作用的食物

豆类、谷类、茴香、葵花子、洋葱等含有植物雌激素，对于女性排卵和受孕有好处。

具有弱雄激素作用的食物

山药既是食用的佳蔬，又是常用的药材。临床上常用的治疗卵巢储备功能下降的脱氢表雄酮（DHEA）就是从山药中提取出来的，因此，山药可以改善卵巢功能。木耳炒山药、蓝莓山药都是我们日常生活中最熟悉不过的菜肴了，既美味又有营养，并且对改善女性的卵巢功能有帮助。

哪些食物具有雌激素调节作用？

每一个健康的成年女性，自身都有分泌雌激素的功能。雌激素主要来源于卵巢，当卵巢功能减退、雌激素分泌不足时，不仅会造成月经不调、衰老过快、皮肤暗黄，还会造成不孕，所以调节体内雌激素的分泌是很重要的。那么如何调节雌激素的分泌呢？除了疾病状态下需要使用雌激素类药物外，可以用一些食物调节雌激素的平衡。下面我们就了解一下哪些食物有调节雌激素的作用。

黄豆及其制品

黄豆和豆制品含有大量大豆异黄酮。大豆异黄酮具有植物雌激素活性，在结构上类似于体内产生的雌激素。当雌性激素不足时，可起到类雌激素作用，而雌性激素过剩时又起到抗激素作用。黄豆及豆制品这种对女性体内雌激素水平具有双向调节的神奇作用，是其能有效帮助女性预防与雌激素相关癌症的主要原因。另外，黄豆还富含维生素 B_6，可调节女性内分泌腺的代谢和激素平衡。因此，建议女性每天早餐喝一杯豆浆或午餐吃一份含豆腐的菜。

蜂王浆

蜂王浆含有微量的天然雌激素，可以恰到好处地弥补女性雌激素的不足，是雌激素降低病人的最佳选择。蜂王浆中还含有大量的氨基酸、维生素和微量元素，能补充人体营养，从而满足女性的生理需要。中医学认为，鲜蜂王浆具有扶正固本且效果持久的特点，对女性生殖有益。

坚果

坚果对人体的健康作用已被大家所熟知，除了补脑益智、补充营养素外，还有调节雌激素的作用。坚果富含 ω−3 不饱和脂肪酸，能改善因雌激素缺乏引起的焦虑症状，帮助疏解身心压力。而人体掌控雌激素分泌的下丘脑、垂体对于压力状态很敏感，因而适量吃些坚果有助于维持体内雌激素的平衡。

富含硒和锌的食物

富含硒和锌的食物对平衡雌激素也有特殊功效。硒和锌有助于维持生殖功能，可调节雌激素的分泌，硒还有抑制癌细胞发生的作用。含硒丰富的食物有海产品、动物内脏、荠菜、大蒜、香菇、番茄、南瓜等；含锌丰富的食物有牡蛎、青花鱼、鳗鱼、海带、豆类、芝麻、胡桃等，其中牡蛎的含锌量尤为可观。

富含维生素 E 的食物

维生素 E 有调控雌激素分泌的功效。维生素 E 含量丰富的食物有植物油、小麦胚芽、坚果类、豆类、谷类，建议女性以进食植物油为主，少吃动物脂肪。

富含维生素 D 的食物

维生素 D 与激素调节有一定的关系，食物获取的维生素 D 含量愈高，与雌激素相关的乳腺癌死亡率愈低。富含维生素 D 的食物有牛奶、海鱼、蛋黄等。女性朋友如果长期坚持每天喝奶和吃鱼，能起到调节雌激素平衡的作用。

亚麻籽及芝麻

亚麻籽粉及芝麻酱含有丰富的木聚素。木聚素也是一种植物雌激素，可以通过调节促性腺激素的分泌，达到双重调节雌激素的作用，可预防与雌激素有关的肿瘤。

卷心菜

卷心菜含有能促进雌激素分泌的矿物质——硼，而且富含食物纤维，除了能润肠通便、促进排毒、有益皮肤健康外，还能减少饱和脂肪的吸收，减少雌激素过度分泌，可维持雌激素的平衡状态。

鸡蛋

鸡蛋中含的胆固醇是人体制造雌激素的原料，女性最好每天吃1个。鸡蛋蛋白中的氨基酸组成符合人体需要，营养价值非常高，被称为"完全营养食品"。

其他

目前已发现的含有植物性雌激素的食物将近400种，除了黄豆、黑豆、扁豆外，谷类、茴香、葵花子、洋葱等食物中植物性雌激素含量也很丰富。另外，野生葛根富含异黄酮类物质，能模拟雌激素作用，长期服用可以调理女性本身雌激素的分泌和平衡。

众所周知，女性需要一定的雌激素才能维持自身的生理机能和女性特征，缺乏雌激素或体内雌激素水平不平衡均会对身体产生危害。通过对上述食物的了解我们发现，利用丰富多彩的饮食去调理雌激素水平，可谓益处多多。

冰糖木瓜炖雪蛤——子宫内膜过薄病人青睐的美食

小玲，36 岁，有 3 次人工流产史。现在小玲打算怀孕了，去医院检查，发现子宫内膜过薄。怎么办呢？

如果将胚胎比喻为种子，子宫内膜就可以喻为土壤。种子能否存活取决于土壤是否肥沃，胚胎能否种植成功也与子宫内膜息息相关。许多女性由于人工流产、诊断性刮宫等，损伤了子宫内膜，导致子宫内膜变薄，使胚胎无法着床，引起不孕。子宫内膜过薄令许多不孕女性苦恼，也令医生感到非常棘手。

什么是子宫内膜过薄？众所周知，女性在月经过后内膜变薄，可达到 0.5cm。随着卵泡的长大和雌激素的分泌增加，内膜逐渐生长。当卵子长到 1.5cm 时，如果内膜厚度依然达不到 0.7cm，就是内膜过薄了。

治疗子宫内膜过薄时常使用大剂量的雌激素、阿司匹林、维生素 E 等，长期服用这些药物会对身体有不良影响。俗话说"药疗不如食疗"。雪蛤油（又称林蛙油，简称雪蛤）由生长于中国东北长白山林区的一种珍贵的雌性雪蛤的输卵管和卵巢、脂状物制备而成。由于它含有丰富的氨基酸、不饱和脂肪酸、多种微量元素等，在增强免疫功能、抗氧化、降血脂等方面有较高的药用价值，素有"软黄金"之称，是历史悠久的名贵药材。

与其他滋补类药材相比，雪蛤的独特之处在于含有甾类激素，对女性有更重要的应用价值。科学家们发现，雪蛤中雌二醇含量为 25.03μg/g，人促绒毛膜性腺激素（hCG）含量为 107.5μg/g，维生素 E 含量为 100.5μg/g，并含有孕激素和少量的雄激素。雌二醇和维生素 E 能刺激子宫内膜增生。因此，雪蛤油能提高雌激素水平，促进子宫内膜增生，有效增加子宫内膜的厚度，有利于胚胎着床。

冰糖木瓜炖雪蛤是许多高档饭店的一道美食，已经成为子宫内膜过薄的不孕症病人日益青睐的食物。不孕病人如果需要长期食用，最好学会在家烹制。首先要学会选购优质雪蛤，到正规药店如同仁堂购买的雪蛤质量肯定没有问题。如果到市场购买，需要注意有假冒伪劣品。优质雪蛤呈不规则片状，弯曲重叠，长 1.5 ～ 2cm，厚 1.5 ～ 5cm；表面黄白，蜡质状，微透明，有脂肪样光泽，偶带有灰白色薄膜状干皮；摸之有滑腻感，在温水中浸泡后体积可膨胀 10 ～ 15 倍；气腥、味微甘，嚼之有黏滑感。雪蛤以片状多而粒状少的为佳。

冰糖木瓜炖雪蛤的制作方法：

（1）雪蛤的涨发：取雪蛤 2g，温水或冷水浸泡 12 小时以上，至涨发。除去黑色筋膜，用冷水清洗 2 ～ 3 次。雪蛤泡好之后颜色雪白，膨大，松软而有弹性。注意：为了保持雪蛤的营养成分，切不可用开水浸泡雪蛤，一定要用凉开水或者温水。

（2）将木瓜（约 750g 重）外皮洗干净，自顶部 2/5 处切开，上面的做盖，挖出核和瓤，将木瓜放入炖盅内。

（3）将雪蛤、冰糖、水一起放入木瓜内，加盖，用牙签插实木瓜盖，隔水炖 1 小时即可食用。

冰糖木瓜炖雪蛤味美甘甜，不仅具有美容养颜、滋补功效，而且能补充雌激素，增加子宫内膜的厚度，帮助子宫内膜过薄的女性孕育宝宝，日益受到女性朋友的青睐。然而，由于冰糖木瓜炖雪蛤含有甾类激素，每 2 ～ 3 天服用 1 次为宜，不宜过多服用。

卵巢储备功能下降的女性如何进行生活调理？

"全面二孩"政策放开了，35 岁的小艳蠢蠢欲动，决定怀二胎。孕前去医院检查，医生做出如下诊断：卵泡数量减少，卵巢储备功能下降，生育能力减退。医生建议小艳在药物治疗的同时，进行生活调理。

什么是卵巢储备功能下降？

卵巢储备功能下降是指卵巢产生卵子的能力减弱，即卵子数量减少，卵子质量下降，进而导致女性生育能力下降及性激素的缺乏，表现为月经稀发、经量减少甚至闭经，以及生育能力或性能力减退，严重影响女性的身心健康及生活质量。在临床上，月经第 2 天血卵泡刺激素（FSH）水平 $> 10IU/L$、雌二醇（E_2）$> 80pg/ml$ 或者双侧窦卵泡数 < 7 个、抗苗勒式管激素（AMH）$< 1.1ng/ml$，均提示卵巢储备功能下降。

卵巢储备功能下降的综合调理

1. 建立科学的生活方式

健康的生活方式、良好的心态是维护卵巢功能最有效的方法。女性的生殖内分泌系统受大脑皮层的影响，长期劳累、精神紧张或抑郁寡欢的人，大脑皮层也受抑制，可直接影响女性内分泌功能。增强保健意识，改变不良生活方式，合理安排生活节奏，做到起居有常、劳逸结合，对于保持身心健康、预防卵巢功能减退十分有益。日常生活中要禁烟酒，避免饮用浓茶、咖啡、碳酸饮料等，注意饮食规律并摄取全面的营养，杜绝偏食、挑食、暴饮暴食、盲目节食等不良习惯。

2. 保持乐观的情绪和愉悦的心情

女性长期抑郁不舒、肝气郁结直接影响卵巢功能，因此要避免情绪消极化，力争始终保持心情愉快。女性朋友要学会心理调适和情绪调节，正确对待心理冲突，可以采取旅游、找朋友聊天或咨询心理医生等途径及时宣泄不良情绪。另外，通过培养兴趣爱好，如养花、听音乐、练书法、绘画等，以怡人情志、调和气血，有利于心理健康。

3. 饮食合理，营养均衡

卵巢功能低下的女性应做到平衡膳食、合理营养，注重饮食调理，宜选择高蛋白、高维生素、低脂肪、低胆固醇、低盐的食物。高脂肪和高胆固醇饮食易导致卵巢动脉硬化，使卵巢萎缩变性；高盐饮食影响体液代谢，均应避免。日常食物应多选择瘦肉、鱼类、豆制品、鸡蛋、牛奶、蘑菇、木耳、海带、紫菜、水果、叶菜、冬瓜、绿豆、红豆等。准备怀孕的女性还要多摄取优质蛋白质，而最好的蛋白质来源于鱼类，食鱼可避免脂肪摄入过多，同时鱼油还含有降低炎症反应的营养素。为了延缓卵巢功能衰退，可多吃豆类、小麦、黑米、葵花子、洋葱等富含植物雌激素的食物，以及山药、核桃、猪肾这些调节内分泌的食物。此外，多摄入维生素 E 有助于提高卵巢功能，富含维生素 E 的食物有植物油、小麦胚芽、坚果、豆类、玉米等。

4. 保证充足的睡眠

充足的睡眠是保证身体健康的必需品。女性一定要避免长期熬夜工作，否则直接损津伤气，影响卵巢功能。良好的睡眠才能让卵巢功能尽快恢复，同时，午睡的习惯对于延缓卵巢衰老也有益处。平时应注意每天最好在晚 11 时前入睡，因为人在睡后一个半小时即能进入深睡状态，如在晚上 10～11 时上床，则人的深睡时间在午夜 12 时至次日凌晨 3 时，这时人体的体温、呼吸、脉搏及全身状态都已进入最低潮，利于机体功能恢复。起床时间则应以早晨 5～6 时为宜。

5. 适当的体育活动

运动有利于新陈代谢及血液循环，可延缓器官衰老和功能减退。专家指出，如果女性长期缺乏运动，同样会使卵巢功能严重受损，导致卵巢功能下降。因此在平时生活中，女性朋友一定要注意加强体育锻炼。建议每天至少进行适宜的有氧运动 30 分钟，比如每天早晚分别慢跑 20 分钟以上，也可以爬楼梯、骑车、打球、做广播操、打太极拳等。运动时应该量力而行，循序渐进，持之以恒，千万不能偷懒。有资料显示，在患卵巢早衰的人群中，久坐者占很大比例，切记：能步行就步行，能站着就不要坐着。

6. 选择适宜的保健品或中药调理

（1）脱氢表雄酮（DHEA）：为野山药提取物。DHEA属于雄激素，是激素合成原料。它在女性体内与雄激素受体结合，能促进卵泡发育和成熟。科学家们发现，卵巢储备功能下降的病人雄激素水平下降，处于一种雄激素缺乏的状态。使用DHEA后雄激素水平升高，卵泡数量增多，卵子、胚胎质量得到改善，妊娠率提高。据统计，世界上大约1/3的生殖中心使用DHEA改善卵巢储备功能下降女性的妊振结局，可作为不孕病人提高卵子质量的首选保健品。

（2）植物雌激素：对于延缓卵巢衰老，医学上最经典的方法就是补充雌激素。但有些病人不适合用雌激素制剂，专家建议这些人以植物雌激素作为雌激素的替代品。大豆异黄酮就是非常接近人体的植物类雌激素。女性每天喝500ml豆浆或食100g以上的豆制品，对改善雌激素水平有良好作用。

（3）蜂王浆：蜂王浆含有微量雌激素，可以恰到好处地弥补女性雌激素的不足。

（4）辅酶Q_{10}：是一种脂溶性抗氧化剂，具有抗氧化、抗疲劳、抗肿瘤、保护心脏、延缓衰老、提高免疫力、改善卵巢储备功能的作用。科学家们发现，辅酶Q_{10}能增加卵子数量，改善卵子质量，提高不孕病人生育能力。

（5）肌醇胆碱：肌醇是人体必需的营养物质，参与脂代谢，有预防动脉硬化和镇静作用。肌醇与胆碱结合可以提高卵巢功能和促排卵。

（6）中药：中医认为卵巢储备功能下降为肾精不足，故治疗以补肾填精为主。肾精化肾气，肾气充足，天癸始能泌至，卵巢方能募集到多个卵泡。天人合一、药食同源是中医的养生之道。百合枸杞玫瑰花茶具有补肾、疏肝、安神的功效，可一年四季饮用，方便易行。其中百合性平、味甘、微寒，无毒，入心、肺二经，有滋阴、润肺、止咳、安神、养心、清热、利尿的作用。中医认为百合可补肺启肾，肺金生肾水，通过补肺以达到补肾的目的。药理研究证实，百合对雌二醇、卵泡刺激素和黄体生成素等激素水平有较好的调节作用。枸杞性甘、平，归肝、肾经，可滋补肝肾、益精明目，直接补充肾精之不足，改善卵巢功能。玫瑰花味甘微苦、性微温，归肝、脾、胃经，可以疏肝活血。现代女性在生活与职业的双重压力下，心理呈现多思多虑的状态，所以经常表现为情绪波动、暴躁易怒或忧郁寡欢。中医认为，肝郁不舒，肝气郁滞，则肾气不宣。只有肝气调达、肾精充足，卵巢才可能发挥正常的生理功能。可使用百合10g、枸杞10g、玫瑰花6g，沸水冲泡10分钟左右，待药物有效成分充分析出，放至常温即可饮用；也可加入少许冰糖、蜂蜜或大枣调味，味道会更好。

卵巢是女性的生命健康之源和青春的驱动力，随着年龄的增长，卵巢储备功能不可避免地出现衰退趋势，综合调理会延缓卵巢的衰老，放慢青春的脚步，让您的生育周期延长，并永葆健康和活力。因此，女性朋友要珍视卵巢健康，重视卵巢的保养。

肥胖的不孕症病人如何减重？

丽丽结婚3年，准备怀孕也2年了，可就是怀不上。无奈之下，小两口便去了生殖中心。丈夫的检查很简单，仅化验了精液，报告结果提示正常。丽丽想肯定是自己的毛病了，于是准备系统检查一下。但是当大夫看到她胖墩墩的身材时，首先就给出了减重建议，其次才让她完善不孕症的相关检查。于是丽丽开始了艰难的减重之旅。

"管住嘴，迈开腿"是公认的减肥秘籍。"管住嘴"主要是指从饮食角度减少能量的摄入。从食物中吸收的糖类、蛋白质、脂肪均为供能物质，要想减肥，首要的就是少吃，其次是会吃。"迈开腿"就是从运动角度增加能量的消耗，通过肌肉运动，促进体内脂肪的燃烧，减少脂肪的形成和蓄积。如此长期的能量负平衡，才能达到减重的目的。有专家明确指出，减轻体重可显著改善肥胖女性的生育能力。当体重减轻5%～10%时，肥胖症女性生殖内分泌的异常得到明显改善，胰岛素抵抗得到纠正，排卵恢复，对促排卵药的反应提高。通过改变饮食习惯及进行有效的有氧运动达到减重的目的，并保持理想体重，可作为治疗肥胖性不孕的一线方法。

控制饮食

肥胖病人养成一个长期健康的饮食习惯至关重要。饮食总要求为低热量、低脂肪、低碳水化合物、低盐，足够的蛋白质、维生素、无机盐和膳食纤维。如何达到此要求呢？主要从以下几方面入手：

1.逐步减少总热量

减少膳食中总热量的摄入，可促进机体贮存的体脂燃烧，以达到减肥的目的。进食量要循序渐进地减少，每日减少500千卡热量的食物（相当于1碗米饭、1两肉类、半两豆类和10g油脂），持续半个月到1个月时间，适应后再减少，这样可避免因节食引起的饥饿感和对心理及情绪产生不良影响；减至1000千卡左右应停止减少，最低不应低于1000千卡／日，或者体重达到理想体重时停止减少热量，并维持此时的状况。一般每周减轻体重0.5～1kg为好，每年减重8%～10%为宜。

2.合理调配产热营养素

建议三大产热营养素的产热比为蛋白质占总热能的25%，脂肪占10%，糖类占65%。因脂肪是产热最高的能源物质，故应减少脂肪摄入，少食肥肉及动物内脏；适量摄入糖类，富含糖类食物的优点在于它比富含脂肪的食物更能迅速地给人以饱腹感，但用量要适度，避免能量摄入过多。

3. 保证蛋白质的充分摄入

肥胖者减少摄食期间，迫使机体尽可能多地消耗脂肪，与此同时，机体的蛋白质也会被消耗掉。如果膳食中蛋白质供给不足，则机体抵抗力会下降，容易患病。因此，减肥期间必须提高蛋白质的质量和数量，其中优质蛋白质应占 1/2，供给量以每日每千克体重 1g 蛋白质为宜。由于日常食用的优质蛋白多为动物性食品，其脂肪含量亦高，故应选择脂肪含量低的肉类，如兔肉、鱼肉、禽肉和适量的瘦猪肉、牛肉、羊肉及蛋、奶类，并多吃豆制品。

4. 供给足量的蔬菜、水果

蔬菜和水果含热量低，是肥胖者较为理想的食物。尤其是新鲜的蔬菜和水果，不仅热量低，而且富含维生素和膳食纤维，对肥胖者非常有益，并且适量摄入膳食纤维可避免因热量减少而发生便秘，又可增加饱腹感。富含维生素、植物蛋白和膳食纤维的食物还包括粗粮、豆类、菌类及海产植物如海带、海藻等。还有一些能吸收大量水分但不产热或热量低，又能给人以饱腹感的食物，如琼脂、魔芋等，对肥胖者也适用。

5. 饮食要清淡

烹调菜肴时还要控制用油量，烹调用油每日 20g 以下，以植物油为主，少吃动物油。烹调方法以蒸、煮、烤、炖等少油法为宜，不宜吃油炸、油煎食物及喝肉汤。食盐能潴留水分，使体重增加，因此要将食盐的用量限制在每日 6g 以下。

6. 培养良好的饮食习惯

一日三餐定时定量，减少不必要的进食，切忌暴饮暴食、偏食、挑食等。三餐的能量分配为：早餐30%，中餐40%，晚餐30%；而且晚餐最好不要吃得过饱，也不要吃得太晚，晚上8：00后不应再进餐。减肥期间要多饮水，肥胖者每超过理想体重13.5kg，则需增加饮水500ml左右，每天至少要饮8杯水。另外，吃饭时应细嚼慢咽，从而延长用餐时间，每餐至少要花20分钟；亦可先吃低热量的蔬菜类，借以充饥后再吃主食，二者均可早些达到饱腹感，从而减少总食量。

7. 少吃或不吃零食

很多女性对自己一日三餐的饭量控制得很严格，但对于吃零食却毫无顾忌，结果还是吃胖了。吃零食的量虽然不会比正餐多，但零食热量高，更容易发胖。例如：两大把花生就有800千卡的热量，几乎等于3碗饭，不知不觉就热量超标了。因此，要想减肥防胖，就要抵御美食的诱惑，戒掉爱吃零食的习惯。

合理运动

1. 运动方式

运动减肥是最科学、最健康的减肥方式，通过一定量的有氧体育锻炼，能够促进新陈代谢，消耗身体多余的脂肪。既能有效减重又能助孕的有氧运动包括游泳、慢跑、变速跑、跳绳、爬楼梯、做健身操、打乒乓球等。另外，运动要保持多样性，定期变换运动形式，可以给予身体不同的刺激，从而使能量的消耗直线上升。户外运动比室内运动消耗的能量多，而且户外空气和环境好，令人心情更舒畅，体重不易反弹，因此可多进行户外运动。重要的一点是无论您选择哪种运动，都能起到消耗能量的作用，但贵在坚持！

2. 运动强度

运动的关键是要有效地消耗能量，也就是达到合理的运动强度，切忌运动过量。理想的运动强度是：运动后目标心率应达到最大心率的70%左右；最大心率＝220－年龄。如果您今年30岁，则运动后理想心率应为133次／分，并且做完运动后有舒服的感觉，不会太喘息，也不感觉太累，可说话，但无法正常唱歌，则表明运动适量。

3. 运动时间

建议长期坚持中等或低强度活动，每周3～5次，每次30～90分钟。研究表明，人体连续运动40分钟以上，脂肪才会开始燃烧，因此要尽可能把运动时间拉长，把运动计划分段完成。

俗话说："胖子是一口一口吃出来的。"减肥也要慢慢来，重点在于持之以恒。要想把吃出来的体重减下去，就要从口入手，每天少吃一口，才能把多余的能量消耗掉。在此基础上，通过合理运动，才能更快地消耗能量和脂肪，如此坚持下去，就会拥有健康的体重和苗条的身材，这样更利于受孕和分娩。

营养不良会导致不孕不育吗？

许多人都认为不孕不育主要由男性或女性的生殖器官疾病引起，殊不知营养不足或营养过剩这些营养不良性因素也可造成不孕不育。营养不良可影响女性的排卵规律，也可影响男子的精子质量。长期营养不均衡可使夫妻受孕力降低，引发不孕不育。

体形对生育的影响

人的胖瘦取决于能量摄入的多少，也就是一个人吃的食物的多少。能量摄入过多，消耗少，造成能量过剩，变成脂肪积聚在体内就造成肥胖；反之，能量不足则引发消瘦。

肥胖可引起女性内分泌、代谢紊乱，造成月经不调、排卵障碍；对于男性来讲，则可引起睾丸缩小、阴茎短小、少精弱精症和性功能下降。此外，肥胖还可引发各种慢性健康问题，例如高血压、糖尿病、心脏病等。这些疾病也可能是造成男女双方不孕不育的原因。病态式肥胖的女性尝试助孕治疗的成功率也会较低。

和胖子对应的另一类人群是过于消瘦者。现在减肥之风比较流行，很多女孩子节食减肥，减到一定程度都会出现一些月经紊乱的症状，甚至闭经，最终造成卵巢、子宫功能异常，引起不孕。有些女孩子甚至因减肥引起神经性厌食，这是极不可取的。医学专家指出，女性的体脂百分比至少要达到17%，才能维持正常的月经周期和性欲水平，这也是她们将来能够正常怀孕、分娩及哺乳的最低体脂标准。而男性太瘦同样会影响生殖器官的功能，导致精子质量差，影响生育力。

营养素对生育的影响

食物脂肪可影响女性的排卵规律，脂肪太少可干扰女性月经周期。另外，脂肪中的胆固醇是合成雌激素的原料，胆固醇摄入不足，体内雌激素含量少，没有雌激素的刺激，子宫内膜就不会增厚，就会造成月经延迟或闭经。因此，女性如果为了形体美而全素饮食，可能影响受孕能力。另一方面，过多摄入油煎、炸、熏烤的高油脂食物，很容易导致体重急剧上升，而肥胖可影响内分泌，其结果就是男性精子异常，女性月经不调、排卵不良。饮食中的反式脂肪酸过多，可减少雄激素分泌，影响生精能力，降低精子活力，增加不育的机会。常见的含反式脂肪酸最多的食物就是人造黄油和人造奶油，应避免食用。

蛋白质营养不良可影响生殖功能。体内一些性激素的合成需要以蛋白质为原料。当蛋白质不足时，性激素的产生就会减少，进而引发不育不孕。同时长期低蛋白饮食，可造成机体抵抗力下降和器官功能受损，人易患病，不利于受孕。

　　锌、铜、铁、镁、钙等微量元素与生殖系统的功能有密切关系，它们均可影响精子或卵子的功能和质量，导致不孕不育或生殖内分泌障碍。例如饮食中摄入锌不足，可致男性性腺功能低下，影响雄激素的分泌，使精子生成受阻或受精能力下降。对于女性而言，缺锌会造成卵泡生长、成熟及排卵障碍，性功能低下，月经紊乱、闭经，不孕等。饮食中铜离子不足会使输卵管蠕动受抑制，从而妨碍卵子的运行，影响受精卵的着床而致不孕。高铜同样对生殖功能有影响，除了有抑精作用，还能干扰受精卵的着床。铁缺乏是世界范围内最常见的营养缺陷，最突出的临床表现是贫血。女性长期缺铁可导致贫血，并引起性欲减退和性功能低下、月经紊乱、排卵障碍等。钙、镁缺乏可降低卵巢功能，导致机体代谢紊乱，不利于受孕。

　　维生素的过量或者缺乏也是造成不孕不育的因素之一。维生素 A 能促进蛋白质的合成，维持男性性功能。如果维生素 A 摄入不足，可造成精子生成障碍、活动力减弱，也可导致睾丸萎缩、精囊变小；但若维生素 A 摄入过量，可增加流产的概率。维生素 E 可调节性功能，如果摄入不足，可影响精子的生成和活力以及卵巢的分泌功能；如果摄入过量，可引起女性月经过多或闭经，导致不孕。维生素 C 能降低精子的凝集，有利于精液液化。维生素 C 摄入不足，可导致精子受精能力减弱以致不育。女性摄入过量的胡萝卜素可影响卵巢激素的分泌，造成月经紊乱、无月经、不排卵，导致不孕。

　　由此可见，营养不良可导致不孕不育。所以要保持食物营养平衡，平时要养成不偏食的习惯，一旦发现营养物质不足，要适时加以补充。

偏瘦的不孕病人如何食补？

　　众所周知，肥胖的女性容易患上不孕症。殊不知，女性偏瘦也是不孕症的原因之一。如果体形太瘦的话，体重降至正常体重的 85% 以下，体脂成分过少会造成不排卵甚至闭经，怀孕就会变得极其困难。因此，正常的体重对于女性的身心健康、生殖能力都是十分重要的。忠告那些准备怀孕或因消瘦而不孕的女性朋友不要再追求"骨感美"了，应该好好地把自己养胖点儿。

如何确定消瘦？

体重是否正常，可以参考体重指数（BMI）这个指标。BMI 小于 $18.5kg/m^2$，为低体重，即体形过瘦；BMI 在 $18.5 \sim 24kg/m^2$ 为标准体重。一般来说，怀孕前的体重指数在 $21 \sim 22kg/m^2$ 比较合适。

瘦子如何增重？

建议偏瘦的女性通过增加食物量和规律运动来增重，最好在孕前 1 年就开始注意饮食调理。不仅要保证高能量、高蛋白的摄入，还应注意营养全面，不偏食、不挑食，不暴饮暴食。要养成好的饮食习惯，食物搭配要合理，还要注意调换口味，要一如既往地坚持，不可急于求成，在孕前达到较佳状态即可。

1. 能量充足，营养均衡

对于体重不足者，饮食要提供比身体所需能量更多的热量。只有这样，过多的热量才能转变为脂肪贮存于体内。若女性除体重不足外，身体组织还存在营养不良，则除了给予高能量外，还需配合高蛋白质饮食，并保证维生素和无机盐的补充。通常每天摄取的热量要比个体所需能量高出 500 千卡，例如每天增加 200g 牛奶、粮谷类或肉类 50g、蛋类或鱼类 75g，则每周可增加约 500g 的体重。

饮食以易消化、高热量、高蛋白为原则，用循序渐进的方式逐步提高各种食物的摄入量。每天要摄入足够量的糖类、优质蛋白、维生素、矿物质、微量元素和适量脂肪，建议多吃富含优质蛋白质的鱼、虾、瘦肉、奶制品、豆制品、蛋类等，也可多吃些动物内脏，以便增加脂肪的摄入。每日三餐定时定量，选择食物要多样化，注重荤素搭配和粗细搭配，口味符合个人喜好，适当使用调味品，以促进食欲。

2. 少食多餐，零食补充

进食方面建议少食多餐，除 3 顿正餐外，每天应有 1 ～ 2 次加餐，但不要增加每餐的饭量。因为身材消瘦的人大多胃肠功能较弱，一餐吃得太多往往不能有效吸收，反而会增加肠胃负担，引起消化不良，可以把每天的进餐次数改为 4 ～ 5 餐。在三餐之间可以增加 1 ～ 2 次点心，吃一些高热量、高营养的食物，如水果、面包、蛋糕、乳酪、坚果等。睡前也可以吃宵夜来增肥，但要注意的是尽量在睡前 2 小时进食，以免影响消化功能，可以吃吐司涂花生酱或奶油，再喝一杯牛奶或豆浆，但不要吃得过饱，否则影响睡眠。

除了正规的用餐外，可以适量吃些零食。平时不妨在伸手可及的地方放一些含有一定热量的零食，如饼干、面包、绿豆糕、葡萄干、肉干、酸奶、巧克力等，想吃就能吃到。吃零食时佐以橙子、橘子等水果，或在酸奶里加入果汁，都能辅助身体摄入更多的热量。但要避免吃刺激性强、易产气、粗纤维过多的食物，因为这类食物易使人产生饱腹感而减少食物的摄入量。必要时可补充适量的维生素和微量元素制剂。

3. 适度运动，充足睡眠

运动方面"增肥"的真正概念是增加体重和肌肉，并不仅仅是简单的增肥、增胖。因此身体消瘦的人除了以上的饮食调理以外，应该积极参加适度的运动，对身形的重塑大有益处。要使身材匀称、肌肉健壮，瘦弱者不妨先从慢跑、打乒乓球、游泳、俯卧撑等小运动量的运动项目开始，随着身体状态的调整和适应，再到健身中心去进行一些有利于局部肌肉塑造、体形恢复的大运动量的健身器械的训练，但要适度，不能过量。此外，日常生活中可在方便的时候进行如下的"健胃运动"：空腹时仰卧床上，双腿自然伸直，深吸一口气后，将双膝向上屈起，用双手抱住双腿使大腿尽量贴紧腹部数秒钟，放松双腿，恢复原状，反复做5次。

生活起居方面要保证高质量的睡眠。睡眠期间是人体能量形成和肌肉生长的重要时段，也是生长激素分泌活跃的时期，所以保证夜晚的睡眠品质是让体形健美起来的前奏。首先要拥有一个良好的睡眠环境，在安静的状态下入睡。其次，临睡前可缓缓地做几次深呼吸，能宁心安神，促进睡眠。此外，在睡前痛快地洗个热水澡或用热水泡脚，亦能解除困乏，有助于顺利入眠。

女性朋友们，为了您和宝宝的健康，在怀孕前把苗条的身材养得丰满一些吧。正常的体重将会为您顺利怀孕提供保障，也将使您更有女性和妈妈的韵味。只要您有计划、有步骤地进行准备，合理食物营养配合适宜的增重运动，一定使您能以最佳的身体状态去迎接新生命的来临。

孕前为什么需要补充叶酸和微量元素？

邻居小丽准备怀孕了，孕前小夫妻去医院检查了一下，所有的化验指标均正常，但是医生还是建议她和老公补充叶酸，多吃富含叶酸以及富含钙、铁、锌、碘等微量元素的食物，这是为什么呢？经过医生的详细解释，她弄清了原因，高高兴兴地回家去做营养准备了。下面我们看看医生是怎样解释的。

首先说说叶酸。"叶酸缺乏是神经管畸形发生的主要原因"已被公认，"孕前3个月开始补充叶酸"的倡议也已经为大多数人所接受。但是，在一些偏远山区和不发达地区，一些自认为营养充足的人对此还未足够重视。那么，孕前即开始补充叶酸有什么好处呢？

叶酸是一种水溶性 B 族维生素，参与人体新陈代谢的全过程，是合成人体重要遗传物质 DNA 的必需维生素。若人体缺乏叶酸，首先会影响血液中红细胞 DNA 的合成，出现红细胞无效生成，造成巨幼红细胞贫血。孕妇缺乏叶酸也是引起胎儿先天性畸形，如无脑儿、脊柱裂、心脏畸形的主要原因，在补充叶酸后这些畸形可减少 80% 左右。另外，孕前和孕期缺乏叶酸可使妊娠期高血压疾病、胎盘早剥发病率增高，还能影响胎儿在子宫内的发育，造成早产和低体重儿。新的研究表明，叶酸充足还可以降低儿童患白血病的风险。

我们每日如果正常饮食是不会发生叶酸摄入不足的。但是由于叶酸遇光、遇热不稳定，容易失去活性，所以人体真正能从食物中获得的叶酸并不多，每天为 0.2 ~ 0.3mg，并且人体不能合成叶酸，孕妇仅仅依靠每天从食物中摄入叶酸，远远不能满足胎儿生长的需要。因此，准备怀孕者需要有计划地在孕前补充足够的叶酸。

合理饮食有助于改善机体的叶酸水平。叶酸常存在于菠菜、芹菜、西蓝花、梨、橘子和草莓等深色蔬菜和水果中，动物肝肾、鸡蛋、豆类、坚果类也富含叶酸。孕前应当多食这些富含叶酸的食物，才能为孕期打下良好的基础。但是孕妇对叶酸需求量增多，每日达到 0.6mg，孕期开始补充为时已晚。因此备孕女性应在孕前 3 个月开始补充叶酸，除了食物来源之外，每日应口服叶酸增补剂 0.4mg，并持续整个孕期。除了备孕妈妈需要补充叶酸外，备孕爸爸也需要补充叶酸。有研究显示，男性精子数量少、活力低与体内叶酸缺乏有一定的相关性；叶酸有助于 DNA 的合成，叶酸缺乏也会引起精子的染色体异常。因此对于想做父母的夫妇来说，补充叶酸是夫妻两个人的事。

通过以上知识的介绍，我们知道了孕前开始补充叶酸的重要性。接下来，咱们再谈谈微量元素的补充。微量元素对维持机体的生理功能有重要作用，那么人体容易缺乏的微量元素有哪些呢？孕前如何补充呢？

1. 钙

钙是人体中含量最丰富的矿物质，虽然不属于营养学定义的微量元素，但它是人体内有重要生理作用的营养元素。钙不但能维持骨骼的强健和牙齿的健康，而且能调节肌肉及神经的活动并参与血液凝固等。只有备孕期体内钙充足，在孕期钙才能随时被动员参与胎儿生长发育，不至于因满足胎儿对钙的需要而引起孕妇骨骼中的钙大量流失，造成孕妇骨质疏松。奶类及其制品含钙丰富，且容易被吸收，是钙的理想来源，建议多食用，最好保证每天喝奶 300 ～ 400ml。其他含钙较多的食物有鱼虾、坚果、豆类及其制品。如果存在钙缺乏，建议补充钙制剂。

2. 铁

铁是肌红蛋白和血红蛋白的重要组成部分，与多种酶的活性、激素的合成及其作用的发挥、正常免疫功能有关。孕前铁缺乏可引起缺铁性贫血，导致工作和学习能力下降及机体的免疫和抗感染能力降低，严重贫血还会引起不孕。孕期缺铁除造成自身贫血外，还可造成流产、早产、胎儿发育障碍和宫内缺氧，也会导致产褥感染率增加。因此孕前要纠正贫血，保证充足的铁储备。瘦肉、肝脏、动物血等动物性食物含铁丰富，备孕期宜多吃。为了促进膳食铁的吸收和利用，建议同时食用含维生素 C 丰富的蔬菜和水果。

3. 锌

锌是体内多种酶的组成成分，并参与蛋白质的合成，对胎儿的生长发育至关重要。缺锌可造成胎儿多种先天畸形，甚至影响胎儿生长发育而造成侏儒症；缺锌还会影响胎儿的脑功能，使脑细胞数量减少，导致智力低下。因为在备孕期的你也不确定何时会怀孕，所以，一定得在孕期补足锌才行哦。另外，补锌还能增强备孕妈妈的免疫力和生殖功能。为了尽快受孕，千万不要挑食和偏食，应适当进食富含锌的食物。贝壳类海产品、瘦肉、动物内脏都是锌的极好来源，干果类、豆类、蛋类、谷类胚芽和燕麦中也富含锌。

4. 碘

碘堪称"智力营养素"，是人体合成甲状腺素不可缺少的原料。甲状腺素参与胎儿期大脑细胞的增殖与分化，是胎儿不可缺少的决定性的营养成分。缺碘则会引发甲状腺肿大，也就是我们常说的"大脖子病"。对于备孕妈妈来说，甲状腺肿可导致甲状腺功能低下，造成流产、胎儿先天畸形、死胎等。胎儿期严重缺碘可引起呆小病。科学研究发现，孕前补碘比孕期补碘对下一代脑发育的促进作用更为显著。也有数据表明，补碘产妇的孩子，其体重、身高及智商水平均高于未补碘产妇的孩子。因此建议准备怀孕的女性检测一下尿碘水平，以判断身体是否缺碘。缺碘者应在医师指导下服用含碘酸钾的补充剂，并且坚持食用碘盐，以及每周吃一次富含碘的食物，如紫菜、海带、贝类、海参、海蜇等，以满足体内碘需求和增加一定量的碘储备，从而促进胎儿的生长发育，使孩子的智能和体能赢在起跑线上。

众所周知，孕妈妈需要大量的营养素来维持自身代谢和宝宝生长发育，而如果孕妈妈在孕前就营养不良，或者说营养素储备不足的话，怀孕后就更容易缺乏，不但对宝宝的发育不利，也让孕妈妈在孕期感到种种不适或患病。所以，当你准备怀孕时，别忘了补充有特殊需要的营养素和微量元素。

备孕者不宜喝哪些饮品？

生孩子是人生大事之一。为了拥有一个健康聪明的宝宝，备孕的小夫妻需做好孕前准备。大家都知道，备孕期应禁食一些食物，如腌制食物、辛辣刺激性食物以及过敏性食物等。那么您知道哪些饮品是不能喝的吗？下面咱们就来探讨一下吧。

酒精类饮品

"孕前至少6个月禁酒"已被大众所公认，而且大多数备孕女性已经做到了，可是不少备孕爸爸还没意识到严重性哦。科学研究发现，过量的酒精会影响睾丸功能，甚至使睾丸萎缩，导致生精功能下降、雄性激素分泌不足，从而引发男性不育；即使生育，下一代发生畸形的可能性也较大。对于女性来说，饮酒可导致月经不调、闭经、卵子发育异常或停止排卵等，从而造成女性不孕。另有研究发现，孕期大量饮酒是造成胎儿畸形和智力障碍，即胎儿酒精综合征的重要原因。这是由于酒精可以在没有任何阻碍的情况下通过胎盘进入胎儿体内，使胎儿体内的酒精浓度和母体内酒精浓度一样。酒精继而对胎儿大脑、心脏和肝脏造成严重的不良影响，导致出生缺陷。虽然孕期酒精暴露未必都造成胎儿酒精综合征，但是美国国立卫生研究院依然建议孕妇应为降低胎儿酒精综合征风险而戒酒。为了宝宝的明天，备孕爸妈一定要远离酒精类的饮品。

咖啡

备孕女性如果长期大量饮用咖啡，会使心率加快、血压升高，不仅影响女性的生理健康，还会造成受孕率降低。研究表明，咖啡中的咖啡因作为一种能够影响女性生理变化的物质，可以在一定程度上改变女性体内雌、孕激素的比例，同时还会间接抑制受精卵在子宫内的着床和发育。因此，习惯喝咖啡的女性朋友为了拥有健康的下一代，一定要割爱喽。

浓茶

我国有悠久的饮茶历史。因为饮茶有益人体健康，所以多数人习惯喝茶。但是准备怀孕的女性不宜喝浓茶，因为浓茶含有丰富的咖啡因和茶碱，会造成体内雌激素分泌减少，而体内雌激素水平下降会引起卵巢排卵障碍，导致不孕症。此外，孕妇如果在孕期大量喝茶，茶中的鞣酸易与铁结合，影响铁吸收，可导致缺铁性贫血。有数据显示，平均每天喝2杯浓茶的女性受孕率比不喝者降低10%。

碳酸饮料

甜甜的、冒着小气泡的碳酸饮料是多数年轻人钟爱的饮品，其中以可乐为代表。殊不知这类饮料会不经意地损害您的生殖能力。首先，碳酸饮料可直接杀伤精子，造成男性不育。其次，碳酸饮料可造成受精卵异常，致使其不着床、不发育，即使成功受孕，也可能引发胎儿畸形或先天性痴呆。第三，这类饮料含有咖啡因、色素、糖精、防腐剂等不利于健康的物质，因此我们还是远离它吧。

高糖饮料

怀孕前，夫妻双方尤其女方若经常饮用高糖饮料，可能引起糖代谢紊乱，甚至成为潜在的糖尿病病人。怀孕后，孕妇摄入糖量增加或继续维持怀孕前的饮食结构，则极易出现妊娠期糖尿病及体重增加过多。孕期糖尿病不仅危害孕妇本人的健康，更重要的是危及孕妇体内胎儿的生长发育，极易导致早产、流产或死胎，亦可能使宝宝成为巨大儿或智障病人。所以，高糖饮料要少喝。

灌装浓汤

汤类营养价值高，有益于健康，而且价格低廉，易于制作。但是目前市售的方便食品之一的罐装浓汤最好不要喝。因为灌装汤品是由盐、脂肪、人造添加剂、防腐剂、脱水蔬菜调制成的营养价值非常低的"混合物"，为了保证鲜香的味道，配入的调味品较多，钠含量严重超标。因此，备孕的夫妇还是自备骨头、肉和蔬菜，亲手熬一碗热腾腾、香喷喷的汤来喝吧。

低脂牛奶

在营养学家看来，低脂牛奶可以降低心脏病等慢性病风险，并且有减肥功效，常喝低脂牛奶可以保持健美的体形。但是对于备孕期的女性来说，万万不可长期喝低脂牛奶。因为有研究发现，长期食用低脂牛奶会增加妇女无排卵性不孕的风险。

因此，我们建议备孕女性喝水就喝白开水，少喝饮料，多喝鲜榨果蔬汁；喝奶要喝全脂奶或孕妇奶；喝汤还是自己熬，这样又放心又健康。

食物"养精"，靠谱不？

我国是一个有着悠久历史的国家。在现代医学引入中国之前，中医一直是看病的唯一选择，中医的各种理论已经深入地整合到了大家的生活和思想中。直到现在，经常有人在医院就诊或咨询时，询问某一种疾病的注意事项，其中最常问的就是有没有"忌口"。其实，真正"忌口"的病少之又少，但不问这个，貌似就没有什么可问的了……可见，饮食与健康的关系，早已在不经意间融入了每个人的生活中。不仅在中国，其他国家的人也关注饮食与健康的关系，但像我国这样"深度整合"的，貌似很少。为什么我国是"深度整合"呢？因为大家已经对"忌口"不满足了，都开始寻找"养精"的偏方了……

比如有人说"大蒜可以治不育"，这是民间流行的一个偏方。实际上，民间流传的还有很多据说可以治疗不育的食物。有网络报道：记者接到一位读者的电话，原来，这位读者的丈夫在3年前查出患有少精症，经多家医院治疗也没有效果。去年，一位朋友告诉他们一个偏方，就是每天吃一头大蒜能治不育，而且这位朋友也是少精症，也是因为用了这个偏方才喜得贵子的。这位朋友也解释了大蒜治不育的"原理"，就是大蒜能杀菌，也可以养精。听了朋友的话，多年来一直想要宝宝的这对夫妻如获至宝，满心欢喜地开始试用偏方，"但他每天吃一头蒜，一连吃了近一年，却并未见效。"这位读者十分着急。在临床上也有不少精子质量差的男性，一听说精子数量少就开始大补特补，什么鳖肉、鹿鞭、狗肉、人参、羊腰等，一股脑地乱"补"，这种做法并不可取。

其实，真正能"养精"的食物并不存在。精子的生成需要睾丸内复杂的内环境来调节，其涉及的条件均为微观层面，比如相应精子生成基因的表达、生殖相关激素的水平、曲细精管内精子成熟的调控，等等。而我们通常吃的食物，相对生精内环境的微观层面来讲，已经极其宏观了。食物要经过胃肠道消化吸收，无论吃了什么，最终均转化为蛋白质、氨基酸、葡萄糖、维生素以及其他营养物质，通过血液循环再运送至全身。大家常说的"吃什么补什么"更多的是一种自我安慰的想法……

不过，针对目前已知的精子生成过程中必需的原料进行适量的补充，可能对提高精子质量有一定帮助。目前研究已经证实，男人随着年龄的增长，精子 DNA 断裂和染色体重排的危险越大，导致不育或后代出生缺陷的概率增加。而富含维生素 C、维生素 E、微量元素锌和叶酸的饮食，有一定的抗细胞氧化的功能，能对精子起到关键的保护作用。因此，经常从水果和蔬菜中补充维生素 C、维生素 E 以及叶酸，精子受损概率会相对低一些。

与其相信有"养精"的食物，不如选择健康的生活方式、适当的体育锻炼以及合理的饮食，这才是完整的"养精"方案。

吃什么可以辅助治疗抑郁或焦虑？

伴随着社会竞争的加剧，人们或多或少都会产生抑郁或焦虑的情绪，严重者还会发展为病态，即发展为抑郁症或焦虑症。尤其是不孕症的夫妇，被众多的不良情绪所侵扰，而又忌讳或不宜药物治疗，在单纯的心理疏导不完全奏效的情况下，建议通过饮食调理进行辅助治疗。

哪些营养素与抑郁、焦虑等不良情绪有关？

1. 维生素

大量研究证实，情绪忧郁与 B 族维生素缺乏有关，如叶酸的缺乏或不足与抑郁症的发生发展关系密切；维生素 B_{12} 可作为抗抑郁、抗焦虑的辅助用药；维生素 B_1 即硫胺素缺乏可导致糖代谢失调，引起精神淡漠、焦虑、抑郁等；维生素 B_6 对维持正常精神、情绪起着重要作用，当维生素 B_6 缺乏、血中高半胱氨酸增多时，可造成中枢神经损害。另外，维生素 C 可通过改善铁、钙和叶酸的利用，促进与情感、情绪相关的色氨酸、酪氨酸的代谢。

2. 微量元素

据报道，能够影响精神情感的微量元素有钙、镁、铁、铜、锌、硒、铬。缺钙可引起神经传导异常，使人紧张、易疲劳、脾气变坏；缺镁使人易激动、忧郁、好斗等；缺锌或锌铜比例失衡可引发精神失常；缺铁使人抑郁；补充硒、铬可以缓解抑郁情绪，改善心境。

3. 氨基酸

与抑郁、焦虑情绪相关的氨基酸有色氨酸、酪氨酸、蛋氨酸、半胱氨酸、苯丙氨酸。其中色氨酸最重要，它是神经递质 5- 羟色胺即血清素的前体，其缺乏是抑郁症的主要原因。酪氨酸可由苯丙氨酸转变而来，是神经递质多巴胺和去甲肾上腺素的前体，多摄入酪氨酸可以抵抗抑郁情绪。

4. 其他营养素

脂肪酸和碳水化合物的摄入也与抑郁、焦虑的出现有关。调查研究显示：饮食中 $\omega - 3$ 不饱和脂肪酸缺乏可引起情绪障碍，经补充可以提高抑郁病人的治疗效果。复合性的碳水化合物通过提高体内胰岛素水平，从而刺激 5- 羟色胺的生成，能够改善情绪，防止抑郁。

哪些食物有抗抑郁和焦虑的作用？

1. 粮食类

（1）小米：小米中色氨酸的含量在所有谷物中独占鳌头，每百克小米中色氨酸含量高达 202mg；另外，小米富含易消化的淀粉，进食后能使人产生温饱感、满足感，同时可促进人体胰岛素的分泌，进一步提高脑内色氨酸的数量，使人愉悦。

（2）南瓜：南瓜不仅能降血糖、降血压，还能制造好心情。南瓜富含维生素 B_6 和铁，这两种营养素都能帮助血糖转变成机体可利用的葡萄糖。葡萄糖作为脑部唯一的燃料，能帮助人体维持旺盛的精力。另外，南瓜子仁富含色氨酸，有改善不良情绪的作用。

（3）全麦面包：全麦面包提供的碳水化合物可以促进体内神经递质之一——血清素的产生，所以有专家说："有些人把面食、点心这类食物当作可以吃的抗忧郁剂是很科学的。"

（4）燕麦：燕麦富含 B 族维生素，有助于平衡中枢神经系统，能帮您缓解精神压力，使心情平静，可谓是"早上一碗麦片粥，轻松愉悦一整天"。

2. 动物类

（1）深海鱼：经调查，住在海边的人快乐感比较高。这不仅是因为大海让人神清气爽，还因为住在海边的人更常吃鱼。有研究指出，海鱼中的 $\omega-3$ 脂肪酸与常用的抗忧郁药如碳酸锂有类似作用，能阻断神经传导，增加血清素的分泌，从而预防忧郁。

（2）鸡肉：英国心理学家给参与测试者吃了 100μg 的硒后，他们普遍反映心情变好，而鸡肉中含有丰富的硒。

3. 蔬菜类

研究人员发现，缺乏叶酸会导致脑中的血清素减少，导致情绪忧郁，而菠菜中富含叶酸。

4. 水果类

（1）香蕉：香蕉中含有一种被称为生物碱的物质，可以振奋精神和提高信心；香蕉是色氨酸和维生素 B_6 的最好来源，这些都可以帮助大脑制造血清素，减少忧郁情绪。

（2）葡萄柚：葡萄柚香味浓郁，可以净化繁杂思绪，提神醒脑；葡萄柚含有丰富的维生素 C，不仅可以增强机体抵抗力，还参与人体多巴胺、肾上腺激素等"兴奋"物质合成。

（3）樱桃：樱桃被西方医生称为自然的阿司匹林，可以用于抗炎。樱桃中有一种叫作花青素的物质，能够制造快乐。美国科学家认为，人们在心情不好的时候吃 20 颗樱桃比吃任何药物都有效。另有报道指出，长期面对电脑工作的人会有头痛、肌肉酸痛等毛病，也可以吃樱桃来改善状况。

5. 饮品

（1）茉莉花茶：茉莉花茶有理气开郁、行气止痛、清肝明目、消炎解毒、抗衰老等作用，还有松弛神经的功效，可用于抑郁症、焦虑症的辅助治疗，因而想消除紧张情绪的人不妨来一杯茉莉花茶，在获得幸福感的同时，也有助于保持情绪稳定。

（2）绿茶：日本的研究学者发现，老年人每天喝几杯绿茶，可以减少抑郁症的发生。这要归功于绿茶中所含的茶氨酸对大脑的镇静作用，所以饮绿茶会"让您感觉良好"哦！

（3）薄荷茶：薄荷茶清新的香味能够缓解焦虑不安的情绪，并让处于紧张的心情慢慢放松下来，同时对于头痛等症状也有一定的缓解作用。

（4）低脂牛奶：美国一项研究发现，让有经前紧张综合征的妇女每天吃 1000mg 的钙 3 个月后，75% 的人感到更容易快乐，不容易紧张、暴躁或焦虑了。而日常生活中，低脂或脱脂牛奶是钙的最佳来源。

6. 调味品

大蒜虽然会带来不好的口气，却会带来好心情。德国一项针对大蒜的研究发现，吃了大蒜之后，人感觉不易疲倦，焦虑减轻，不容易发怒。

综上所述，食疗可以改善焦虑和抑郁状态。但我们不能过分迷信和依赖饮食治疗，必要时还是需要上医院看病和药物治疗的。

伴有甲状腺疾病的不孕病人如何选择食物？

甲状腺疾病是当今生活中比较高发的一组疾病。常见的甲状腺疾病有甲状腺功能亢进（甲亢）和甲状腺功能低下（甲减），二者均会引起女性卵巢功能异常和月经不调，从而导致生育能力下降或不孕。这两种疾病均属于营养相关性疾病，除了要遵从医嘱、应用药物治疗外，同时还要注意饮食方面的一些问题。

甲亢病人如何选择食物？

甲亢是由多种原因引起的甲状腺激素分泌过多所致的一组内分泌疾病，表现为甲状腺肿大、心慌、多汗、怕热、多食、消瘦、乏力、易激动、失眠、眼球凸出、手舌颤抖等。甲亢可导致女性月经过少、闭经和不孕。

专家指出，甲亢病人饮食上应遵循"三高一低一忌一适量"的原则，即高热量、高蛋白、高维生素、低盐饮食，忌碘，适量补充钙、磷、钾，以纠正因代谢亢进而引起的消耗增加，改善全身症状。

1. 增加能量供应

甲亢病人由于甲状腺激素过量分泌，引起机体代谢率升高，消耗增多，因而饮食上要保证供给足够的营养物质。每日供给能量 3000 ～ 3500 千卡，比正常人增加 50% ～ 75%。饮食中应有足量的碳水化合物和蛋白质，以纠正过度的能量消耗。粮食的供给量通常要占总能量的 60% ～ 70%（正常人饮食中碳水化合物占 55% ～ 60%）。蛋白质供给量应高于正常人，保证每天每千克体重 1.5 ～ 2.0g（正常人每天每千克体重 1.0 ～ 1.2g）。

2. 合理膳食调配，增加餐次

根据病人平时的饮食习惯进行膳食调配，可选用各种含淀粉食物，如米饭、面条、馒头、粉皮、马铃薯、南瓜等；各种肉类，如牛肉、猪肉、羊肉、各种鱼类等，以及蛋类、奶制品、豆制品；各种新鲜蔬菜、水果。因为动物蛋白有刺激神经系统兴奋的作用，应该适当少吃，用大豆等植物蛋白代替；并且通过增加餐次，弥补能量不足，如在每日三餐外、两餐之间给予加餐 2 ～ 3 次，以改善机体的代谢紊乱。甲亢病人切记做到少食多餐，不能暴饮暴食。

3. 增加维生素的供给

甲亢病人因高代谢状态而消耗大量的维生素，容易引起维生素尤其是 B 族维生素缺乏，同时机体对维生素 A 和维生素 C 的需要量也增加。维生素 D 是保证钙、磷吸收的主要维生素，应保证供给量。可食用大量水果、蔬菜来增加维生素的供给，必要时还可以补充维生素制剂。

4. 低盐饮食

甲亢病人本身存在黏液性水肿，过咸的食物会引起水钠潴留，加重水肿，因此应限制食盐量，每日无碘食盐量不超过 2g。

5. 忌碘

碘是合成甲状腺激素的原料，大量的碘可使甲状腺激素合成增多，从而诱发甲亢或使甲亢症状加重，所以应忌用含碘的食物和药物。含碘食物，如海带、紫菜、发菜、碘盐等应禁用；中药如牡蛎、昆布、海藻、夏枯草、丹参等也应忌用；各种含碘的造影剂也应慎用。

6. 适当供给钙、磷

甲状腺激素有利尿作用，可以促进电解质排泄，导致低钾血症，还能促进骨骼的更新，引起骨质脱钙和骨质疏松，因此甲亢病人应适量增加钙、磷、钾的供给。富含钾的食物有橘子、香蕉、菠菜、马铃薯等；富含钙、磷的食物有牛奶、果仁、鳝鱼等。

7. 其他注意事项

甲亢病人应禁烟酒及兴奋性饮料，如浓茶、咖啡等；少吃辛辣刺激食物，如辣椒、葱、姜、蒜等。还要限制膳食纤维的摄入，因甲亢病人常伴有排便次数增多或腹泻症状，而膳食纤维有通便的作用，所以对高纤维食物如粗粮制品、芹菜、苦瓜等应加以限制。

甲减病人如何选择食物？

甲减是由于甲状腺激素缺乏，机体代谢活动下降所引起的临床综合征，表现为特征性的黏液性水肿、表情淡漠、反应迟钝、皮肤粗糙、畏寒肢冷等。甲减可造成女性性欲减退、生育力下降或不孕，甚至流产或者胎儿畸形。

1. 补充适量碘

甲减是因为体内缺碘引起的疾病，因此要增加碘的摄入。甲减病人日常饮食中应有适量海带、紫菜，还可选用碘盐、碘酱油、碘蛋和面包加碘。

2. 忌用致甲状腺肿的食物

甲减病人避免食用卷心菜、白菜、油菜、木薯、核桃等，以免发生甲状腺肿大。

3. 限制脂肪和富含胆固醇的饮食

甲减病人因血浆胆固醇排出缓慢，往往伴发高脂血症，这在原发性甲减病人中更明显，故应限制脂肪的摄入。每日脂肪供给占总热量的 20% 左右，忌用富含胆固醇的食物，如奶油、动物脑及内脏等。限用高脂肪食物，如食用油、花生米、核桃仁、杏仁、芝麻酱、火腿、五花肉等。

4. 补充蛋白质

每人每天蛋白质的供给量至少应超过 20g，才能维持人体蛋白质的平衡。每日约有 3% 的蛋白质在更新，而甲减时小肠黏膜更新速度减慢，消化液分泌受影响，酶活力下降，蛋白质消化能力下降，体内白蛋白下降，故应供给足量的蛋白质，才能改善病情。补充蛋白质可选用蛋类、乳类、肉类、鱼类，考虑到动、植物蛋白的互补，也可选用黄豆及各种豆制品、干果等。

5. 供给丰富的维生素

因甲减导致贫血的病人应多食用含铁丰富的食物，比如动物肝脏，以及新鲜蔬菜、水果等含维生素丰富的食物，必要时还可以应用叶酸和铁制剂。

综上所述，合并甲状腺疾病的不孕女性切记要注重饮食调理。在饮食方面不能太大意、太随意，要时刻记住上面的饮食原则和饮食禁忌。饮食调理不仅能辅助治疗甲状腺疾病，还可以避免对生殖功能的损害，为您早日怀孕助一臂之力！

伴有糖尿病的不孕症病人如何调节饮食？

朋友文文结婚 2 年了，未避孕未怀孕 1 年，被诊断为不孕症。经过完善检查，确定不孕原因为多囊卵巢综合征，且发现她患有糖尿病。本身就肥胖的文文很沮丧，带着"我还能不能怀宝宝"的疑问敲开了医生的门。生殖医生告诉她："多囊卵巢综合征及肥胖病人多数合并糖尿病，但是糖尿病病人在血糖控制良好的情况下是可以生育的，建议你到内分泌科去调理血糖，血糖正常后再怀孕。"内分泌医生为文文进行了一系列糖尿病相关的检查后，指出其病情轻微，仅仅饮食治疗就行，于是给文文制订了一套糖尿病合并不孕症病人的饮食调节方案。

首先，糖尿病的治疗应是综合治疗，主要包括宣传教育、饮食治疗、药物治疗、运动疗法及自我监测等综合措施，俗称"五驾马车"。在糖尿病治疗的这"五驾马车"中，饮食治疗是最重要、最基本的措施，无论病情轻重，无论使用何种药物治疗，均应长期坚持饮食调节。

糖尿病人饮食治疗的原则

1. 控制热量，合理配餐

控制总热量是糖尿病的基础治疗。总热量要根据病人的体重、劳动强度、工作性质进行个体化的计算得来。一般来说，正常体重的病人摄入的热量能够维持正常体重或略低于理想体重为宜；肥胖者必须减少热能摄入以利于减肥；消瘦者可适当增加热量，以达到增加体重的目的。

糖尿病病人的饮食也应膳食平衡。实际上，糖尿病病人什么都可以吃，关键是吃多少量。单一食物不能满足人体的多种营养素的需要，所以必须通过多样化的食物，达到营养平衡。平衡膳食应遵循以下原则：

食物多样，粗细搭配，荤素搭配，不挑食、不偏食，每天的食物要包括主食、各种副食、烹调油、零食等。按照世界卫生组织的规定，主食应占总热量的 55%，蛋白质占总热量的 15% ～ 20%，脂肪占总热量的 25% ～ 30%，因此，糖尿病病人每天的饮食都应有一定量的粮食、肉类、奶类、蛋类、豆制品、蔬菜、水果、植物油等。

2. 科学进食，合理分餐

糖尿病病人应尽量保持血糖的平稳，避免出现较大波动。尤其是使用降糖药物和胰岛素的病人，降糖不可急功近利。为了降糖而盲目节食或某一顿饭不吃都是不可取的，不规律的饮食不利于控制血糖，而且还会引起低血糖的发生，所以饮食应定时、定量，合理加餐。

糖尿病病人要养成"定时定量和化整为零"的饮食习惯。定时定量是指正餐，一日三正餐要规律进食，每顿饭进食量基本保持恒定，每顿正餐主食以不多于 100g 为宜，避免加重胰腺的负担而出现血糖忽高忽低的情况。为了适应人体的消化能力，建议进餐时间为：早餐 6:30 ～ 8:30，午餐 11:30 ～ 13:30，晚餐 18:00 ～ 20:00。在此基础上最好能将正餐中的部分主食作为加餐，在两餐之间食用，可以更好地缓解正餐后的血糖压力。化整为零是指加餐，全天的能量分配为早餐 1/5、午餐 1.5/5、晚餐 1.5/5、加餐 1/5。加餐可以进食水果、坚果、奶类或正餐吃不到的食物，以及从正餐中匀出 25 ～ 50g 主食在分餐时食用。加餐时间：上午 9:00 ～ 10:00，下午 3:00 ～ 4:00，晚上睡前。晚上睡前的加餐，除主食外尚可配半杯牛奶或 1 个鸡蛋或 2 块豆腐干等富含蛋白质的食物，以延缓血糖的吸收，防止夜间出现低血糖。在血糖控制良好的情况下，可以吃水果补充维生素。但吃法与正常人不同，一般不要饭后立即进食，建议选择饭后 2 小时吃水果并将水果分餐，如将一个苹果分 2 ～ 3 次吃完，而不要一次吃完。水果含糖量高，分餐次数越多，对血糖影响越小。

3. 清淡饮食，合理烹调

糖尿病饮食属于称重治疗饮食。对一切食物，包括主食、副食、蔬果、烹调油和盐，均应在烹调前称重，按需食用，并且是将食材的皮、根、骨等不能食用部分去除后称重、加工，然后进行烹调。"清"是指少油，"淡"则是指不甜不咸，避免肥甘厚味。糖尿病病人尽量不吃含糖食物，仅可以适当吃一些含糖量少的水果，并作为加餐食物。食用油要选用植物油，如花生油、玉米油、大豆油、橄榄油等，每日不超过 20g 为宜（2 瓷勺），忌用动物油（猪油、牛油、肥肉、奶油等）。食盐量每日不超过 6g（3 盐勺）。酱、醋、葱、姜、花椒、大料等调味品可随意选用，但不宜过量。烹调宜采用清蒸、水煮、凉拌、涮、炒、烧、烤、炖、卤等方式，不用糖醋烹调方式，以及做菜不加糖。少吃或不吃油煎、炸、熏烤、油酥类食物。

4. 低脂高纤，合理营养

为了防止和延缓糖尿病、心脑血管疾病以及妊娠期并发症的出现，建议低脂、低胆固醇饮食。禁止食用猪皮、鸡皮、鸭皮等含油脂高的食物；少吃胆固醇含量高的食物，如脑、肝、肾、蟹黄、虾卵、鱼卵等。鸡蛋含胆固醇也很丰富，每日吃 1 个或隔日吃 1 个为宜。花生、核桃、榛子、松子仁等坚果脂肪含量较多，也要适当控制。流行病学调查提出膳食纤维具有吸水性，能够促进肠蠕动，缩短食物在胃肠道的停留时间，因此有降低空腹血糖、餐后血糖以及改善糖耐量的作用。建议糖尿病病人多选用富含膳食纤维的食物，如全谷类的主食，未加工的豆类、蔬菜及水果等，不仅有利于防止餐后血糖急剧升高，还能减轻体重，保持大便通畅。

糖尿病病人代谢相对旺盛，并且易并发感染或酮症酸中毒，同时易引起糖尿病眼底病变和神经病变，要注意补充维生素和无机盐，尤其应多食用含维生素 B 较多的食物，如粗粮、干豆类、鸡蛋、牛奶、牛羊肉、动物内脏等，必要时补充维生素 B 制剂，以改善神经症状。另外，也要注意维生素 C 的补充，要多摄入新鲜蔬菜、水果。机体无机盐的平衡，有利于糖尿病病人纠正代谢紊乱和防治并发症。在保证无机盐基本供给量的基础上，还可适当增加钾、钙、铬、锌等元素的供给。含钾丰富的食物有黄绿色的蔬菜水果、玉米、瘦肉等；含钙丰富的食物有奶制品、海产品、豆制品等；含铬丰富的食物有干酪、酵母、肝、蘑菇等；含锌丰富的食物有牡蛎、瘦肉、猪肝、鱼类等。

糖尿病病人如何正确选择食物？

1. 主食

谷薯类是碳水化合物的主要来源，被称作主食。谷类的选择应注重粗细搭配，其中粗粮最好能够占全部主食的 1/3 左右。粗粮指未经过精加工的全谷物和传统意义的粗粮，如小米、薏米、高粱、燕麦、莜面、玉米面等。薯类包括土豆、地瓜、山药、芋头等，由于它们的主要成分是淀粉，可以为人体提供能量，所以也被当作主食食用。薯类有能量较低、消化速度较慢、对血糖的影响较小等优势，因此用其代替部分主食以利于血糖控制。除黄豆以外的豆类，如红豆、绿豆、蚕豆、芸豆、豌豆及其制品粉条、粉皮等，主要成分也是淀粉，也要算作主食的量。每天主食必须吃够，不得少于 300g（生重）。但禁止食用各种糖果、含糖饮料、巧克力、冰淇淋、糕点等食品。

2. 蔬菜

糖尿病病人适合选用一些能量较低而膳食纤维含量较高的蔬菜，尤以叶类菜为好。蔬菜每天必须吃够 500g 以上，绿色蔬菜不少于 1/2，且适当超量也不受限制。含糖低的蔬菜有大白菜、小白菜、芹菜、菠菜、油菜、油麦菜、茼蒿、黄瓜、西红柿等。其中黄瓜、西红柿不仅能量较低，还可以作为加餐食用，在两餐之间起到缓解饥饿的作用。

3. 动物性食物

精瘦肉、家禽类、鱼虾、鸡蛋、牛奶、豆制品等均属优质蛋白、低脂肪食物。应保证每天摄入肉类150g、豆制品50～100g、1个鸡蛋（50g）、一杯奶（300ml）。肉类首选鱼类及其他水产品。由于鱼、虾、贝类等水分含量较高，相应的能量较低，因此选择水产品可以适当增加食用量。其次可以选择鸡、鸭等肉类，需要注意的是禽类的皮中脂肪和胆固醇含量很高，食用时应弃去。畜肉中脂肪含量较鱼类高，且以饱和脂肪酸为主，为减少脂肪摄入，建议避免选择排骨、牛腩等，宜选择里脊。

4. 水果

新鲜水果除了含有丰富的维生素外，还含有大量对人体有益的植物化学物。但水果中往往含糖量较高，对血糖的影响较大。糖尿病人选择水果应以含糖量较低的苹果、梨、柑橘、柚子、草莓、猕猴桃等为主。每日食用水果的量不宜超过200g，并且水果应在两餐之间吃，可以将血糖的波动控制在最小范围内。

5. 高膳食纤维食物

高膳食纤维食物包括麦麸、玉米、糙米、大豆、燕麦、荞麦、茭白、芹菜、苦瓜、水果等。

最后，来说说监测血糖的问题。伴有不孕症的糖尿病病人要严格监测血糖，如果打算怀孕的话，血糖控制的标准为：空腹血糖3.3～5.3mmol/L，餐后2小时血糖4.4～6.7mmol/L。

综上所述，糖尿病病人必须终生进行饮食控制，合理的饮食控制是最基础和最重要的治疗手段。饮食应符合平衡膳食的要求，在控制总热量的前提下供给足够的营养素，从而满足人体维持标准体重及体力活动的需要。病情较轻、无严重并发症、年龄较大、身体肥胖而症状不明显者可单纯用饮食控制治疗，而对病情较重、有并发症或仅靠饮食不能控制者，则需在饮食治疗基础上酌情加用口服降糖药物或胰岛素治疗。

总之，糖尿病病人的饮食并不是尽量不吃或少吃，而是要有较好的饮食习惯和合理的饮食结构。其实糖尿病病人的饮食与正常人并没有多大差别，关键记住两点：一要控制总入量，管住嘴；二要化整为零，分好餐。

现在您能做到吗？

科学运动，收获孕育惊喜

运动是否有助于受孕？

传统的观念告诉我们，女性备孕期间要尽量减少外出活动或体育运动，否则会影响受精卵着床和造成流产。这种说法正确吗？备孕期间可以运动吗？这是很多准备怀孕的夫妻迫切想要了解的问题。在这里非常肯定地告诉大家：适宜的运动有助于受孕。接下来我们就一起探讨一下运动对助孕的有利影响。

众所周知，运动只要不是过于激烈，对于任何人都是有好处的。随着科学与医学的进步，越来越多的证据表明，即使在怀孕期间，健康的孕妇也是需要适当的运动的，而备孕期的女性更需要运动。通过适当的有氧运动，比如走路、慢跑、游泳、瑜伽、跳绳、爬楼梯等，对提升受孕力可以起到事半功倍的作用。

专家指出，适当的运动是不会影响受精卵着床的。事实上，多运动会提高精子、卵子的质量和受精能力，促进女性体内各类性激素的分泌和平衡，有利于卵巢、子宫、乳房等器官的功能完善，尤其能促进子宫内膜的发育，为受精卵着床提供良好的环境，降低孕早期流产的发生。

研究也证实，爱运动的女性比不爱运动的女性更容易怀孕，所以经常运动有助于怀孕。夫妻双方在计划怀孕前的一段时间内，若能进行适宜而有规律的运动，不仅可以使男女双方维持正常体重，协调和完善全身各系统的功能，增强机体抵抗力和代谢能力，避免生病，而且可以保持体力和精力的充沛。通过运动产生的使人心情愉快的物质，有助于放松心情和缓解不良情绪，可以提高怀孕的成功率。

最为关键的一点是，备孕期女性通过良好的运动训练，能够增强心肺功能，促进血液循环，提高肌肉组织的柔韧性和关节的稳定能力，降低孕期并发症的风险，减少和避免妊娠期高血压疾病及妊娠期糖尿病的发病率，从而保证孕妇及胎儿的安全。另外，适宜的运动可以促进胎儿的正常发育和日后宝宝身体的灵活度，还可以减轻孕妇分娩时的紧张和疼痛，并且有助于产后身材的恢复。

因此，给准备当爸爸妈妈的夫妻一个建议：在计划怀孕前的 3～6 个月，就要开始运动了！适宜、合理、规律的运动将会起到助孕作用，为您的怀孕、分娩打下坚实的基础。

适合不孕不育病人的运动方法有哪些？

实践证明，孕前 3～6 个月开始进行科学而有规律的健身运动，对于助孕有极大的帮助。那么，备孕期间适合做哪些运动呢？下面介绍几种适合不孕不育病人的运动方法，咱们一起来学习一下吧。

走路或散步

走路是一个最简单却很有效果的运动方法，人人都能做到。走路作为一种日常的消耗能量的运动方式，除了促进新陈代谢，还可以增强心肺功能，加速血液循环，对怀孕颇有益处。我们每天除了可以利用琐碎的时间走路，例如走路上班、走路买菜、工作中的行走外，还可以晨起或饭后散步，每天走路的步数达到 6000 ～ 10 000 步为宜。

散步作为一项休闲、温和的有氧运动，不仅能够提高机体耐力，而且能够促进气体交换，满足身体对氧气的需要，因此散步时要尽可能挑选空气清新、安静优雅的环境，不必走得过快，也不用走太长时间，每天走 1 小时左右即可。

初始 5 ～ 10 分钟要慢走，达到热身效果，以后可加快速度走。但不要走得过急，以免造成疲劳和不适。因为走路不是剧烈的运动，身体受牵拉的情况少，比较安全和随意，身体受伤的危险也很小，因此非常适合女性朋友。但是在雾霾天、雨雪天就不要外出散步了，以免损害健康或发生事故。

慢跑或快步走

慢跑或快走的作用和走路其实是一样的，但是强度要大于走路，而且能消耗更多能量，燃烧多余脂肪和有效增加腿部的肌肉耐力。有研究显示，规律、连续的慢跑锻炼还能增强心血管系统和呼吸系统的功能，起到辅助降血压、降血脂的作用。此外，适度的慢跑运动还可以消除紧张情绪，缓解精神及心理压力，从而使人保持良好的身心状态，提升工作与应变能力，提高性生活质量，因此是不孕不育的夫妻最佳的运动选择。

和散步一样，进行慢跑锻炼也要长期坚持，并且逐渐增加运动量，最好隔天跑 1 次，并根据自己的身体情况调整运动时间，不宜劳累，尽量在空气新鲜、空间宽敞的环境中进行。慢跑期间如果出现不舒服的情况，切记暂停，待身体恢复后再运动。

瑜伽

瑜伽训练的重点在于身心的平衡，所以进行瑜伽的练习可以消除浮躁、紧张的情绪，有益于改善睡眠质量和保持平和的心态。另外，练习瑜伽可以增强肌肉的张力，增强身体的平衡感，提高肌肉组织的柔韧度和灵活度，同时加速机体血液循环，促进生殖腺的激素分泌，因此可以大幅度地提升助孕能力，特别适合不孕的女性。

此外，柔软的瑜伽运动还能帮助备孕女性很好地掌握呼吸控制方法和加强身体的力量，有助于提高骨盆和脊椎的灵活性，加强盆底韧带的承托力，减轻盆腔瘀血症状，利于日后分娩。

游泳

游泳是一种全身均衡的男女皆宜的运动，使身体的各部分都能得到锻炼。

首先，游泳不仅可以增强心肺功能，改善血循环，减轻关节的负重，而且能提高耐力和身体的柔韧性，同时又是一个对协调性要求很高的运动，对女性适应孕期和分娩期身体的变化有好处，有利于准妈妈成功顺产。

其次，游泳时水的温度一般低于体温，所以我们需要消耗更多的能量去维持体温，这就意味着，在同样时间、同样强度的运动中，游泳会消耗更多的热量，有减肥的功效。

最后，游泳是一种舒展、放松的运动，能改善情绪、愉悦心情，有助于女性在备孕期间保持良好的心态。

需要注意的是，游泳时动作要轻缓，不要过度疲劳，运动时间不宜过长，水不能过冷，否则会造成肌肉痉挛。

跳绳

跳绳适合于男女老幼，不受季节、地点限制，是受大家喜爱的运动之一。跳绳可以提高身体素质，对于备孕男女非常合适，且能帮助肥胖、超重的不孕症者有效减肥。

跳绳跟其他运动一样，要循序渐进地进行。开始时1分钟应原地跳，跳完 1 分钟后做些放松运动，休息 1 分钟，再跳 2 分钟。3 天后即可跳 5 分钟（先跳 2 分钟，做些放松运动，休息 1 分钟，再跳 3 分钟），以后逐渐增加，1 个月后可持续跳 10 分钟，也可以花样跳绳。跳绳要注意速度，开始时速度可稍慢，逐渐达到每分钟 100 次左右。如果需要减肥，则速度再快些，每分钟达 120 次左右。但是运动时间和速度要因人而异，以身体不过于劳累为准。

普拉提

普拉提是一种舒缓全身肌肉及提高人体躯干控制能力的运动，适合任何年龄段的女性。其对腰腹部的锻炼作用非常明显，同时可增加身体的柔韧性，是非常适合备孕期女性的运动方式。

良好的腰腹肌肉对女性日后怀孕、分娩、产后恢复都有非常重要的作用。研究显示，在怀孕前即开始练习普拉提的女性，自然分娩率明显高于未练习者。

备孕期间的小夫妻们，为了孕育一个聪明健康的宝宝，结合自身的实际情况，赶紧去制订您的运动计划吧！

如何选择适合自己的助孕运动？

大量科学研究表明，备孕期间进行科学、合理的体育运动有助于受孕成功。适宜的有氧运动有很多种，我们如何选择适合自己的助孕运动呢？下面就听听专家们的讲述。

适宜的运动方式

专家指出，备孕女性应根据个人的身体状况、作息时间、工作和生活环境选择适宜的有氧运动方式。重要的是选择一两个比较擅长的项目长期坚持下去。有氧运动是指人体在氧气充分供应情况下进行的体育锻炼，如走路、慢跑、游泳、瑜伽、跳绳、爬楼梯、骑车、打球、太极拳、健身操等。

有些运动可以因地制宜，就地取材进行锻炼，有很大的随意性。比如走路，无论在室内、室外，无论工作、休息时，可以随时随地进行。有些运动，比如游泳、跳绳等需要做好热身，避免手脚抽筋、肌肉损伤等。

为了能吸收更多的新鲜空气，要尽量选择户外运动。带有比赛性质的运动容易造成精神紧张，备孕女性不宜参与。考虑到生殖器官的正常位置及骨盆结构的稳定，建议备孕女性不要做过多从高处跳下的运动，以免使身体受到过分震动。

合理的运动强度

循序渐进是所有运动锻炼的基本原则。运动强度应从低强度向中等强度逐渐过渡，持续时间应逐渐加长，运动次数由少到多，以上这些都要在个人可适应的范围内缓慢递增，不要急于求成！

运动强度的衡量可以从以下几个方面进行评价：

1. 心率

衡量有氧运动的客观标准是心率。合理的运动强度主要表现为：运动后心率应达到最大心率的 50% ～ 70% 左右。最大心率 = 220 - 年龄。如果您今年 30 岁，最大心率是 190 次 / 分，则运动后心率以 95 ～ 133 次 / 分为宜。另有使用"靶心率"衡量的，此法简单实用，靶心率 = 170 - 年龄，运动后心率接近而不超过靶心率才算是合适而有效的运动强度。比如您 30 岁，靶心率就是 170 - 30 = 140（次 / 分）。在运动时，您可随时数一下脉搏，心率控制在 140 次 / 分以下，运动就不算过度。当然这是指健康的运动者，体弱多病不宜运动者除外。如果运动时的心率只有 70 ～ 80 次 / 分，离靶心率相差甚远，就说明还没有达到有氧运动的锻炼标准。

2. 自我感觉

自我感觉是掌握运动量和运动强度的重要指标。

如果感到轻度呼吸急促、有点心跳、周身微热、面色微红、微微出汗，这表明运动适量；如果有明显的心慌、气短、心口发热、头晕、大汗、疲惫不堪，表明运动超限，必须立即停止运动。

如果你的运动始终保持在"面不改色心不跳"的程度，心率无明显增快，那就说明你的锻炼未达到增强体质和耐力的目的，还需要再加点量。

3. 后发症状

后发症状即运动过后的不适感觉，也是衡量运动强度是否适宜的尺度。一般人在运动后，可有周身轻度不适、稍感疲劳、肌肉酸痛等感觉，短暂休息后可消失，这是正常现象。如果疲惫明显，肌肉疼痛，而且一两天不能消失，这说明体内乳酸堆积过多，这就是无氧运动的结果了，下次运动时就要减量了。

运动时间

专家建议：健康成人每次有氧运动时间不应少于20分钟，以每天1小时为宜，可长达2小时，主要根据个人体质和主观感觉情况而定。每周应进行3～5次有氧运动，次数太少难以达到锻炼目的。

大量研究表明，经常进行体育锻炼不仅可以促进备孕妈妈的身心健康，提高各器官、系统的功能，使之更好地胜任工作和生活，而且能够增强身体各部位肌肉的力量，促进其柔韧性和协调性，有利于顺利怀孕和分娩！

女性朋友们，不要再等待了，动起来吧！在准备怀宝宝之前，建议您为自己制定一个适宜的运动处方，依方锻炼，您会有意想不到的收获哦！

不孕病人对运动环境有哪些要求？

多数事实证明，多运动能预防不孕不育。许多女性经常久坐不运动，其实这可能就是引发不孕不育的因素之一。对于不孕症病人来说，除了要选择合理的运动方式并长期坚持下去以外，还要注意运动环境的选择。那么，什么样的环境适合不孕症病人进行运动呢？

温度对运动的影响

温度对运动有影响吗？答案是肯定的。

科学研究表明，室外运动最适宜的温度是 4 ～ 30℃。在适宜的温度下进行室外锻炼，对于运动者的身心健康和锻炼效果都有积极的影响；相反，如果环境温度过高或过低则不利于人体健康。气温超过 35℃时不适合进行室外锻炼。

这是因为，在外界温度与人体温度接近的较热的环境中进行运动，可能因大量出汗、体液丢失而出现循环血量下降，导致运动效果下降，甚至造成脱水、中暑等病症。气温低于 − 7 ～ − 8℃时也不宜进行室外锻炼。过低的气温除了会对人体造成冻伤外，也会让机体血液流速、循环代谢速度减慢，从而影响运动能力的发挥。

在这样的情况下进行锻炼，还可能导致抽筋、岔气等症状的发生和关节、肌肉的运动性损伤。

因此，当环境温度在 4 ～ 30℃内，尤其在 15 ～ 22℃时，人体感觉最为舒适，体内外温差适宜，运动过程中热交换稳定，体内代谢不会出现紊乱，且人体温度将维持在相对稳定的 37.5℃上下，运动后的舒适感最佳。

当寒冷的冬季来临，户外被雾霾笼罩时，最好在室内营造出舒适的环境来进行运动。室内的温度最好保持在 15 ～ 20℃，否则会产生不利影响。室内温度过低的话，人体会感到不适，而且运动后人体会出汗，冷风或冷空气的刺激会对机体造成伤害。如果是游泳的话，游泳池的水温最好为 26 ～ 28℃，以利于散热平衡和锻炼肌肉力量。

湿度对运动的影响

湿度反映了空气的干燥程度，其对人体的影响直接体现在排汗、散热和水及盐分的代谢方面。当空气湿度过大时，环境中的水汽趋于饱和，气压降低，不仅皮肤潮湿感过重，不利于汗液蒸发和机体散热，很大程度上影响运动耐力，而且会使机体细胞产生"惰性"，外在表现为无精打采、萎靡不振、烦恼、郁闷等，显然，这样的消极情绪状态是不适宜运动的。

而湿度过低时，人们最直观的感受就是空气干燥。这时，干燥的空气会使人体水分蒸发加快，导致皮肤干燥，甚至出现皲裂。而随着人体上呼吸道黏膜的水分大量丧失，运动者还会感觉口干舌燥，出现咽喉肿痛、声音嘶哑和鼻出血等症状，并可能诱发感冒。

此外，一些生物学研究也表明，空气湿度过大或过小时，都将有利于一些细菌和病毒的繁殖和传播。经测定，当空气湿度高于65%或低于38%时，病菌繁殖滋生最快。这时，空气中存在大量的细菌与病毒，这些细菌、病毒会随着运动者的呼吸进入人体，影响身体健康。

大量研究表明，空气湿度在40%～60%时，进行如慢跑等强度不高的有氧运动，身体会感觉比较轻松。而在气温适宜的前提下，50%～60%的相对湿度则为室外运动的最佳湿度。在这样的湿度环境下运动，人体排汗正常，呼吸顺畅，体内调节功能稳定，既不会出现胸闷、气喘等不适症状，也能达到最佳的锻炼效果。

空气环境对运动的影响

近年来我国空气质量日渐下降，雾霾天气增多，对人体健康的影响日益受到人们的重视。科学家们研究发现，雾霾能使受孕能力降低，使自然流产率、早产率增加，引起胎儿宫内发育迟缓，导致新生儿体重下降。

因此，建议不孕症病人选择空气清新的时候到远离马路的公园、操场、河岸边等地方进行锻炼。不要在雾霾天，或噪声大、机动车密集、尾气排放重的马路边进行运动，这对心情和呼吸系统都不利。在空气污浊、大雾、大雨、电闪雷鸣等天气环境下，不建议进行室外运动。

日光对运动的影响

目前尚无证据表明日光对运动效果有直接影响。但可以肯定的是，阳光中的紫外线有杀灭病原微生物的作用。

首先，日光照射皮肤可以增加维生素 D 的合成。维生素 D 是促进机体钙吸收必不可少的营养素，因此常晒太阳可增强机体的功能，预防感染，避免生病。

其次，享受明媚的阳光能影响机体的内分泌功能，有助于排卵，提高怀孕的概率。

最后，明媚的阳光有利于不孕症病人保持情绪稳定和心情舒畅，在愉悦的状态下去运动会达到事半功倍的效果。中医学也有晨起锻炼"必待日光"的说法，认为随着太阳的升降，身体的阳气也在升降，尤其是秋冬两季，在阳光充足的时候去锻炼，对身体的好处很多，这的确是可以借鉴的。

但是切记，不要为了享受日光浴，在烈日炎炎、高温闷热的时候去运动哦！

哪些不孕病人不适合剧烈运动?

剧烈运动是指爆发性强、动作幅度大、频率高、对抗性强，使心肺承担过多负荷的运动，比如快跑、踢足球、打篮球、打羽毛球、快速骑车等。

多数不孕病人偶尔进行剧烈运动，对于提高肺活量，增强心脏功能，调节血压、血脂、血糖，提高免疫力和释放心理压力等有好处，对助孕有帮助。尤其肥胖的不孕病人，进行剧烈运动有良好的减肥和提高生育力的功效。然而，伴随以下疾病的不孕病人不宜进行剧烈运动。

器质性心脏病

先天性心脏病、风湿性心脏病、冠状动脉粥样硬化性心脏病、心肌炎、严重心律失常等病人不可以参加剧烈运动。因为剧烈运动时心脏负担会大大加重，致使有病的心脏不能承受，可加重病情，引发心力衰竭或猝死。

高血压

高血压病人不宜做过于激烈的运动，否则容易使血压突然升高而导致血管破裂，诱发心脑血管事件。因此，建议患高血压的不孕病人做些舒缓的运动，如慢走、游泳、打太极拳等。

控制不满意的糖尿病

糖尿病病人的运动有讲究，要根据自身情况量力而行，运动过度可能会引起乳酸堆积，严重者会发生乳酸中毒。尤其血糖控制不佳的人，是不能进行剧烈运动的，否则会因为血糖波动过大而出现意外。专家建议，糖尿病病人以中等强度的有氧运动为主，配合小强度的力量锻炼，才可以获得良好的锻炼和降糖效果。

急、慢性肝炎

急性肝炎病人转氨酶升高明显，转氨酶高的人不宜做剧烈运动，但可以适当做一些轻松的运动，比如打太极、散步、练瑜伽等，不仅可以使人的气血畅通，还可以怡情养肝，达到保肝护肝的目的。

病毒性肝炎、脂肪肝、肝硬化等疾病病人就更不能做剧烈运动了。因为这些病人的肝脏本来就不好，剧烈运动会加重肝脏的负担，导致病情恶化。

甲亢

甲亢病人基础代谢率比常人高，过于剧烈的活动或体力劳动会增加病人耗能及心脏负担，所以甲亢病人应注意休息，避免过劳和剧烈运动，以减少能量消耗，减轻心脏负担，像长跑这样高耗能的剧烈运动是绝对禁止的，否则会导致甲亢急性发作。

哮喘

据报道，约有 70% ～ 80% 的哮喘病人在剧烈运动后诱发哮喘，称为运动性哮喘。典型的病例是在停止运动后 1 ～ 10 分钟支气管痉挛最明显，出现咳嗽、胸闷、气急、喘鸣等临床表现。为避免哮喘发作，患哮喘的不孕病人要防止剧烈运动。

痛风

现在痛风病人越来越多，且越来越低龄化。一旦患了痛风，许多人都知道要控制饮食、多运动。但是，痛风病人不宜进行剧烈运动。因为剧烈运动后会大量出汗，导致血容量和肾血流量减少，尿酸排泄减少，出现一过性高尿酸血症。而且剧烈运动后体内乳酸增加，可竞争性地抑制尿酸排泄，导致暂时性血尿酸升高，加重痛风症状和诱发痛风性关节炎。

关节炎

关节炎的种类很多，但其病理机制是基本一致的，即关节组织由于劳损或炎症等原因，局部出现生理上的病变，最后导致功能障碍。有关节炎的不孕病人不能参加剧烈运动，因为较大的运动负荷会加重患病关节的劳损和病变的程度，这对于患病关节的康复是极为不利的。

高度近视

高度近视是指近视度数超过 6 个屈光度（俗称 600 度）。高度近视时由于眼球前后径增长，视网膜和脉络膜不能相应地变长，导致视网膜和脉络膜弥漫性萎缩，玻璃体性状发生改变。当剧烈运动时，视网膜受到牵引而容易发生脱离。

因此，不建议患高度近视的不孕病人做剧烈运动，就是为了避免发生视网膜脱离。一般认为，高度近视的度数越大，发生视网膜脱离的可能性越大。

其他疾病

一些疾病，如肺结核、严重支气管炎、肺炎等急性期病人不宜剧烈运动；感冒发热有可能引起心肌炎，所以感冒后也不能进行剧烈运动；患有癫痫的不孕病人也不宜参加剧烈和大运动量的体育活动，否则会因为过度换气而诱发癫痫发作。

胚胎移植后能否运动？

"试管婴儿"作为现代医学里程碑式的进步，为不孕不育病人带来了福音。很多病人在胚胎移植后，担心运动会使移植后的胚胎从宫腔里掉下来而绝对卧床休息，一动不动，过着衣来伸手、饭来张口的生活，甚至还有人在未成功时因未保持绝对卧床休息而自责。这样做真的有必要吗？下面咱们看看专家是怎么解释的吧。

首先，胚胎体积很小，就几百微米，只有在显微镜下才能看到。因此，这点重量可以说是微乎其微。此外，子宫内膜经过增生期的生长，现在已经呈分泌期改变，腺体扩大、屈曲，并且出现了分泌现象，在电镜（即放大很多倍数的显微镜）下出现像"胞饮突"一样的结构，外表面积增大，能吸附胚胎。

移植进入宫腔的胚胎也不是静止不动的。移植后的 1 ～ 2 天内，胚胎在子宫内缓慢游走，充分吸收营养而继续进行分裂，成为一个囊胚（含有内细胞团和滋养细胞）。滋养细胞在合适的部位侵入内膜，完成胚胎种植。科学家们发现，胚胎多半是种植在移植部位。

可见，胚胎的这种游走也是有限的。如果宫腔环境不好，胚胎为了寻找适于种植的部位，可能会游走到宫腔外如输卵管、卵巢等部位，就会形成宫外孕。

其次，因为促排卵使体内雌激素处于超乎生理状态的高水平，血液处于高凝状态，在胚胎移植后绝对卧床休息可增加血栓形成风险，并且还会造成体位性低血压，因此适当运动是有必要的。另外，移植后应用黄体支持类药物可使肠道肌肉松弛、肠蠕动减慢，容易造成消化不良和便秘。为了减轻胃肠道症状，孕妇除了要多吃富含膳食纤维的蔬菜、水果外，还要加强肢体运动。

再次，移植后一般卧床休息半小时至 1 小时即可，其后可以进行正常的活动，这样有利于子宫的血液循环，更有助于胚胎着床。科学家们发现，胚胎移植后从事中等量的劳动有利于胚胎种植，可提高妊娠率和活产率。大量的临床数据也显示，胚胎移植后正常工作和生活组的胚胎着床率高于卧床休息组，这可能有两点原因：

一是因为胚胎体积小，内膜组织发生改变，使女性站立后并不影响胚胎位置。

二是正常生活使女性更自信、更放松，这种状态有利于她们获得妊娠。但是由于促排卵过程中卵巢体积增大，重量增加，建议病人在胚胎移植后运动量不宜过大或不要进行大幅度旋转运动，以防卵巢扭转。

最后，移植后要选择适宜的运动，尤其以散步为最佳，避免慢跑或者骑车等用力气的运动。走路是一种简单、有效、温和的有氧运动方式，既健康又安全，不仅能够增加机体耐力，而且可以提高神经系统和心肺的功能，促进血液循环和新陈代谢，对于受孕和维持妊娠有帮助。

专家们建议"带着胚胎去散步"。散步时最好选择空气清新、安静优雅的场所，如公园、林荫道等，一般每日散步不超过 1 小时，走5000 ～ 6000 步为宜。

对于大家经常问到的病人在胚胎移植后能不能坐车、乘飞机、爬楼梯等，想一想，如果是自然怀孕的话，在没有确定怀孕之前，有谁知道这个时候胚胎种植到子宫了呢？因此，胚胎移植后病人也是可以正常工作和运动的，只要避免剧烈运动及重体力劳动，自己不感到疲劳就行，并且以轻松愉快的心情等待宝宝的到来。

怀孕后是否可以继续运动？

国人的传统观念认为，孕妇一举手、一投足之间，稍不小心的话就会导致流产或早产，所以很多孕妇自怀孕开始就安静地在家安胎了，更有甚者寸步不行。还有些准妈妈在怀孕前积极运动和锻炼，孕后因为有顾虑也不敢运动了。其实这样做是不对的。怀孕后坚持运动的女性，母子平安的概率更高，因此没有必要因为怀孕就放弃运动。

众多学者的研究证实，若无医学禁忌证，多数活动和运动对孕妇都是安全的，建议孕妇每天进行 30 分钟中等强度的运动。其实，孕妇根据自己的身体状况和以往的运动习惯选择一些适宜的运动有诸多好处。就妈妈而言，首先，孕期规律的运动能调节神经系统、增强心肺功能，促进血液循环，减轻腰酸腿痛、下肢浮肿等压迫性症状，可以减少孕期血栓形成；还能增进食欲、促进消化，减少便秘，促进睡眠，使身体状况得到锻炼和优化；并能提高抵抗力，减少疾病的发生，有利于孕妇顺利度过整个孕期。其次，经常运动有助于增强肌肉、韧带及关节的力量及弹性，提高腰腹、盆底肌肉的柔韧性，有助于自然分娩。第三，运动能够调节孕妈妈的心理状态，帮助其消除紧张不安的情绪，使其心情更加舒畅。除此以外，适当的运动可以帮助准妈妈把体重控制在合理的增重范围内，可防止妊娠期高血压疾病、糖尿病、巨大儿的发生，并且有利于产后恢复。

就胎儿来说，运动的好处也是很明显的。胎儿的生长发育不仅依赖妈妈妊娠期间的营养和健康状况，而且与妈妈运动也有密切的关系。首先，胎儿的正常发育需要适当的运动刺激。运动能促进胎盘血液循环，增加氧的吸入，提高胎儿血氧含量，加速羊水的循环，从而促进胎儿的大脑、感觉器官、平衡器官以及循环和呼吸器官的发育。其次，适当运动可以促进母体及胎儿的新陈代谢，从而促进胎儿良好的生长发育，并使胎儿的免疫功能、抗感染能力有所增强。第三，孕妇运动对胎儿是一种很好的胎教形式。此外，孕妇通过运动使自身肺活量提高的同时，能为胎儿的大脑提供充足的氧气；孕妇运动会使羊水摇动，摇动的羊水可刺激胎儿全身皮肤，就好比给胎儿做按摩，这些都有利于胎儿的大脑发育和今后良好性格的形成。

既然孕妇运动有很多好处，那么孕妈妈该选择哪些运动方式呢？其实有很多种选择，比较温和的运动有散步、爬楼梯、瑜伽；稍微剧烈点的运动有游泳、慢跑、跳舞、打球、做健身操等。选择哪种运动并不重要，重要的是要坚持去做。应依据个人具体情况，每天定时做一两项运动，并要量力而行、循序渐进，逐步达到理想的运动强度，即主观感觉稍疲劳，休息 10 分钟可恢复。建议运动时间每次不少于 30 分钟，每周至少保证 3 ～ 5 次。

总而言之，对于每一位准妈妈来说，需要转变"怀孕就不能动"的旧理念。为了优生优育，在孕期选择安全、科学的运动方式势在必行。您还等什么？赶紧行动起来吧。

哪些孕妇不适合运动？

众所周知，准妈妈进行适宜的运动有诸多好处，但并不是所有的孕妇都适合运动。哪些孕妇不适于运动呢？下面我们就来介绍一下。

有早产、反复流产史等

有早产、反复流产史、宫颈机能不全病史或本次妊娠有流产、早产症状出现时，比如有阴道出血、阵发腹痛、腹坠感、早期胎膜破裂、前置胎盘病人，绝对卧床是最明智的选择，不适当的运动只能加重流产或早产的发生。临床上宫颈机能不全也称为子宫颈口松弛症，主要是由于宫颈发育不良或宫颈创伤而形成。子宫颈在日益膨胀的子宫的压力下，不到胎儿成熟期便扩张开来，造成无痛性流产、早产。因该病症不会自动痊愈，怀孕后流产、早产的现象反复发生，所以病人在确诊怀孕后应严格卧床休息，并在怀孕第 14 ～ 18 周时运用各种手术方法将子宫颈缝合起来，至孕足月拆除缝线，使胎儿自然分娩。因此，有该病史的孕妇不宜运动。

怀孕期出现高血压

怀孕期出现高血压的病人，不建议进行运动。如果孕妇在孕期监测的收缩压≥ 140mmHg 或舒张压≥ 90mmHg，就可诊断为妊娠期高血压疾病，需要加以重视和控制。尤其是血压不稳定的病人，要注意休息，及时治疗，避免运动。因为运动可以使血压升高，引发心脑血管意外。初期的妊娠期高血压疾病如果不及时控制，盲目参加运动，很容易发展为先兆子痫甚至子痫，发生抽搐、昏迷，危及母子生命。

有慢性基础性疾病

有慢性基础性疾病，如明确的心脏病、严重的肺部疾病、血糖控制不佳的 1 型糖尿病、癫痫反复发作、未能理想控制的甲亢、严重贫血、身材过瘦即体重指数（BMI）< 12kg/m²、身体畸形或骨骼异常而使运动受限等病人，除了不适于运动，还要注意休息，避免劳累，防止各受损器官因"带病工作"而出现不良后果。一些患有心脏病的孕妇运动后会加重心脏负担，引发心力衰竭，因此要避免体力活动。

多胎妊娠

多胎妊娠的病人不要随意运动。一些孕妇被诊断为怀了双胞胎，虽然是件喜事，但是在高兴之余还要格外小心，不要过于激动和随意运动。由于子宫过度膨胀、宫腔压力大，容易出现胎膜早破，提前出现宫缩、阴道出血等现象，引起流产或早产，一旦出现这些迹象，是绝对不能运动的，此时必须卧床静养，不得有半点含糊！

总之，怀孕期间是否适合运动要听从医生的建议！

图书购买或征订方式

关注官方微信和微博可有机会获得免费赠书

 淘宝店购买方式：
直接搜索淘宝店名：**科学技术文献出版社**

 微信购买方式：
直接搜索微信公众号：**科学技术文献出版社**

 重点书书讯可关注官方微博：
微博名称：**科学技术文献出版社**

 电话邮购方式：

联系人：王　静
电话：010-58882873，13811210803
邮箱：3081881659@qq.com
QQ：3081881659

汇款方式：

户　　名：科学技术文献出版社
开户行：工行公主坟支行
帐　　号：0200004609014463033